XIANDAI FUCHANKE YU SHENGZHIJIBING ZHENLIAO

现代妇产科与生殖疾病诊疗

主编 李 境 叶 蔚 颜露春 等

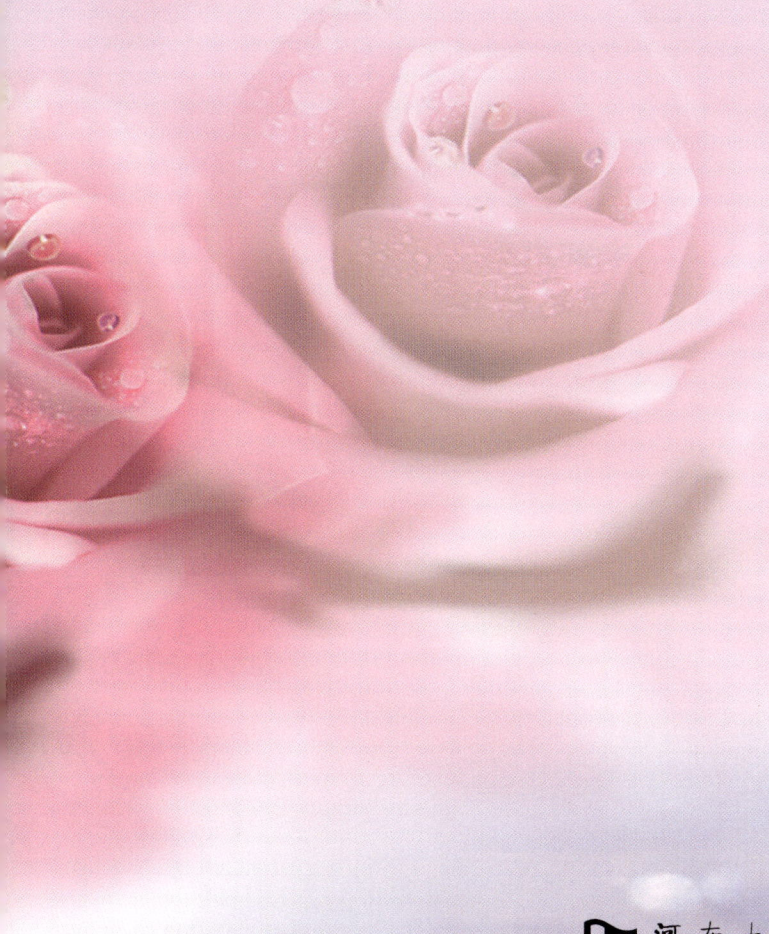

河南大学出版社
HENAN UNIVERSITY PRESS
·郑州·

图书在版编目（CIP）数据

现代妇产科与生殖疾病诊疗 / 李境 等主编 . -- 郑州：河南大学出版社，2020.1
ISBN 978-7-5649-4134-5

Ⅰ.①现… Ⅱ.①李… Ⅲ.①妇产科病 – 诊疗②女生殖器 – 疾病 – 诊疗 Ⅳ.① R71

中国版本图书馆 CIP 数据核字 (2020) 第 023621 号

责任编辑：付会娟
责任校对：聂会佳
封面设计：卓弘文化

出版发行：	河南大学出版社
地址：	郑州市郑东新区商务外环中华大厦 2401 号
邮编：	450046
电话：	0371-86059750（高等教育与职业教育出版分社）
	0371-86059701（营销部）
网址：	hupress.henu.edu.cn
印　刷：	北京虎彩文化传播有限公司
版　次：	2020 年 4 月第 1 版
印　次：	2020 年 4 月第 1 次印刷
开　本：	880mm × 1230mm　1/16
印　张：	11.25
字　数：	365 千字
定　价：	68.00 元

（本书如有质量问题，请与河南大学出版社营销部联系调换）

编 委 会

主　编　李　境　叶　蔚　颜露春
　　　　　陈海霞　沈　雷　项云改

副主编　姚　枫　甘霏霏　韩永梅
　　　　　张　淼　刘　洋　吴国选

编　委（按姓氏笔画排序）

　　　　叶　蔚　广东医科大学附属医院
　　　　甘霏霏　深圳市罗湖区人民医院
　　　　刘　洋　重庆市开州区人民医院
　　　　吴国选　中国人民解放军联勤保障部队第九八八医院
　　　　陈海霞　东莞康华医院
　　　　张　淼　重庆市开州区人民医院
　　　　沈　雷　深圳市人民医院（暨南大学第二临床医学院）
　　　　李　境　梅州市人民医院（中山大学附属梅州医院）
　　　　项云改　郑州大学第二附属医院
　　　　姚　枫　湖北省第三人民医院
　　　　韩永梅　河南中医药大学
　　　　颜露春　广东医科大学附属医院

前　言

妇产科学是一门独立性较强、涉及面较广的学科，是与内科学、外科学及儿科学并驾齐驱的医学主干课程。随着医学科学的进步，医疗新技术、新方法的不断涌现，妇产科学取得了飞速的发展。这在帮助妇产科医务人员提高诊疗水平的同时，也对妇产科医务人员的知识理论和医疗水平提出了更高的要求。因此，编写一部简明实用、体现现代诊疗水平的妇产科参考用书势在必行。鉴于此，我们组织了一批长期工作在临床一线的医师、专家们编写了此书。

本书首先对妇产科常用检查做了简单介绍，然后重点讲述了生殖器官发育异常、女性生殖器官炎症、急性下腹痛性疾病、妇科手术急症、妇科肿瘤及子宫内膜异位症等妇科常见疾病的诊断及治疗；接着讲述了病理妊娠、产前出血、羊水病变及产力异常等产科常见疾病的诊断与治疗；最后介绍了不孕症的相关知识。

在编写过程中，编者竭尽所能，力求内容简洁明了，深入浅出，写出新意，尽可能使本书既能体现出现代妇产科学的发展，又具有可读性和实用性。本书既可作为执业医师、实习医师的学习用书，也可在临床工作中作为快速查找的参考用书。

由于编者众多，文笔、风格不尽一致，且水平有限，书中难免存在疏漏之处。希望广大读者多提宝贵意见及建议，我们不胜感激。

编　者
2020 年 1 月

目　　录

第一章　妇产科常用检查	1
第一节　妇科基础检查	1
第二节　产科基础检查	3
第三节　输卵管通畅检查	8
第二章　生殖器官发育异常	13
第一节　阴道发育异常	13
第二节　子宫发育异常	16
第三节　输卵管发育异常	19
第四节　卵巢发育异常	20
第三章　女性生殖器官炎症	21
第一节　外阴炎症	21
第二节　阴道炎症	23
第三节　子宫颈炎	26
第四节　子宫炎症	28
第五节　盆腔炎症	30
第四章　急性下腹痛性疾病	36
第一节　宫外孕	36
第二节　急性附件扭转	48
第三节　卵巢破裂	52
第四节　痛经	54
第五章　妇科手术急症	58
第一节　腹爆开	58
第二节　经阴道脏器脱出	58
第三节　切口疝	59
第四节　阴道脱垂	60
第五节　术后感染	60
第六章　妇科肿瘤	64
第一节　外阴癌	64
第二节　阴道肿瘤	66
第三节　宫颈癌	72
第四节　子宫肌瘤	80
第五节　子宫内膜癌	83
第六节　卵巢肿瘤	87

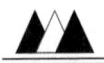

第七章 子宫内膜异位症 … 94
第一节 发病机制和病理生理学 … 94
第二节 子宫内膜异位症的病理学 … 101
第三节 子宫内膜异位症的临床表现及诊断 … 104
第四节 子宫内膜异位症的特殊检查 … 108
第五节 子宫内膜异位症的药物治疗 … 112
第六节 子宫内膜异位症的手术治疗 … 122
第七节 药物与手术联合治疗 … 130

第八章 病理妊娠 … 131
第一节 妊娠剧吐 … 131
第二节 异位妊娠 … 133
第三节 过期妊娠 … 138
第四节 多胎妊娠 … 140

第九章 产前出血 … 145
第一节 前置胎盘 … 145
第二节 正常位置胎盘早期剥离 … 150

第十章 羊水病变 … 154
第一节 羊水过多 … 154
第二节 羊水过少 … 157

第十一章 产力异常 … 160
第一节 子宫收缩过强 … 160
第二节 子宫收缩乏力 … 161

第十二章 不孕症 … 165
第一节 排卵障碍 … 165
第二节 子宫性不孕不育 … 173
第三节 输卵管性不孕 … 174
第四节 免疫性不孕症 … 175

参考文献 … 176

第一章

妇产科常用检查

第一节 妇科基础检查

体格检查应在采取病史后进行。检查范围包括全身检查、腹部检查和盆腔检查,除急诊外,应按列出先后顺序进行。盆腔检查为妇科所特有,又称为妇科检查。男性实习医生或男医师不宜对女患者单独进行体格检查,应在女医师或护士或其家属陪同下进行为宜。

一、全身检查

(1)全身一般状况:神志、精神状态、面容、体态、全身发育、毛发分布、皮肤等。
(2)头部器官、颈、乳房、心、肺、脊柱及四肢,以及淋巴结(特别注意左锁骨上和腹股沟淋巴结)和各部分发育以及有无包块、分泌物等。
(3)常规测量:体温、脉搏、呼吸、血压、体重和身高。

二、腹部检查

腹部检查系妇科体格检查的重要组成部分,应在盆腔检查前进行。

(一)视诊

腹部有无隆起或呈蛙腹、瘢痕、静脉曲张、妊娠纹、腹壁疝、腹直肌分离等。

(二)触诊

腹壁厚度、肝、脾、肾有无增大或触痛,腹部有无压痛、反跳痛、肌紧张,有无包块及其大小、性质、压痛形状、活动度、表面光滑度等,若为妊娠,注意子宫底高低或胎位等。

(三)叩诊

有无鼓音、浊音、移动性浊音,以及其分布范围,肝、肾区有无叩击痛。

(四)听诊

肠鸣音,若并发妊娠则听取胎心音。

三、盆腔检查

(一)检查器械

无菌手套、阴道窥器、鼠齿钳、长镊、子宫探针、宫颈刮板、玻片、棉拭子、消毒液、液状石蜡或肥皂水、生理盐水等。

(二)基本要求

(1)检查者应关心体贴检查患者,态度严肃,语言亲切,检查仔细,动作轻柔。
(2)除尿失禁患者外,检查前应排空膀胱,必要时导尿。大便充盈者应先排便或灌肠。
(3)每检查一人,应由医务人员更换置于被检查者臀部下面的垫单(纸),其他器械也均须每次更换,防止交叉感染。

（4）一般盆腔检查时均取膀胱截石位，检查者面向患者，立在患者两脚间。重危者、不宜搬动者在病床上或担架上检查。

（5）月经期不做检查，若有异常阴道出血，检查前应先消毒外阴。

（6）未婚者忌做双合诊及窥阴器检查，仅做直肠腹部联合诊。若确实要做妇科检查应征得本人及家属同意后方可进行。

（7）对腹壁肥厚、高度紧张或未婚患者，在盆腔检查不满意时，宜肌内注射盐酸哌替啶（杜冷丁）或骶管麻醉下进行。

（三）检查方法

1. 外阴部检查

（1）外阴发育及阴毛分布（女性为倒置三角形分布）、阴毛多少，有无畸形、水肿、皮炎、溃疡、赘生物、肿块，皮肤黏膜色泽，有无增厚、变薄、萎缩。

（2）戴消毒手套的拇指和示指分开小阴唇，暴露阴道前庭、尿道口和阴道口。

（3）未婚者处女膜应完整未破，其阴道口勉强可容示指；已婚者阴道口能容两指；经产妇处女膜仅残余痕迹，或见会阴侧切瘢痕。

（4）检查时应嘱患者用力向下屏气，观察有无阴道前壁或后壁膨出，有无尿失禁或漏尿等。

2. 阴道窥器检查

（1）根据阴道松弛程度选用适当大小的窥阴器，未婚者非经本人同意，禁用窥阴器。

（2）先将窥阴器两叶合拢，旋紧其中部螺丝，放松侧部螺丝，用液状石蜡或肥皂液润滑两叶前端；若做宫颈刮片或阴道上1/3段涂片细胞学检查，则不用润滑剂，以免影响检查结果。

（3）置入阴道前先用左手示指和拇指分开两侧小阴唇，暴露阴道口，右手持预先准备好的窥阴器，直接沿阴道侧后壁缓慢插入阴道内，然后向上向后推进，在推进中徐徐将两叶展平，并逐渐张开两叶，直至完全暴露宫颈为止。置入时注意防止窥阴器顶端碰伤宫颈，以免出血。

（4）取出窥阴器前，应旋松侧部螺丝，待两叶合拢再取出。

3. 视诊

（1）检查宫颈：暴露宫颈后，暂时旋紧窥阴器侧部螺丝，使窥阴器固定在阴道内。观察宫口大小、色泽、外口形状，有无糜烂、撕裂、外翻、息肉、腺囊肿、肿块，宫颈管内有无出血、分泌物。宫颈刮片或培养的标本均于此时采集。

（2）检查阴道：旋松窥阴器侧部螺丝，转动窥阴器。观察阴道前后、两侧壁黏膜颜色、皱襞，有无溃疡、赘生物、囊肿以及有无阴道隔等先天畸形。阴道内分泌物量、色泽、性状，有无臭味。白带异常者取分泌物做涂片或培养，找滴虫、念珠菌、淋球菌及线索细胞，以及测定阴道pH、白带清洁度等。

4. 双合诊检查

（1）检查者一手的二指（示指和中指）或一指（示指）放入阴道，另一手在腹部配合检查，称为双合诊。

（2）目的是扪清阴道、宫颈、宫体、输卵管、卵巢、子宫韧带和宫旁结缔组织，以及盆腔内其他器官和组织是否有异常。

（3）惯用右手（或左手）戴好手套，示指、中指涂润滑剂后，轻轻通过阴道口，沿后壁放入阴道，检查阴道通畅度、深度，有无畸形、瘢痕、结节、肿块，有无触痛。

（4）再扪及宫颈大小、形状、硬度、宫颈外口形态，有无接触性出血、拨动宫颈有无疼痛（称宫颈举痛），宫颈周围穹隆情况。

（5）根据宫颈及外口朝向估计子宫位置（宫颈外口方向朝后时宫体多为前倾，朝前时宫体多为后倾，宫颈外口朝前且阴道内手指伸达后穹隆顶部即可触及宫体时，子宫为后屈）。

（6）扪清子宫情况后，将阴道内两指由宫颈后方移至侧穹隆，尽可能往上向盆腔深部扪诊，与此同时，另一手从同侧下腹壁髂嵴水平开始，由上往下按压腹壁，与阴道内手指相互对合，以触及子宫附件有无肿块、增厚、压痛。

若扪及肿块应注意其位置、大小、形状、软硬度、活动度、与子宫关系，有无压痛。输卵管正常不能扪及，卵巢偶可扪及。

5. 三合诊

（1）三合诊检查即腹部、阴道、直肠联合检查，一手示指放入阴道，中指放入直肠，另一手放在腹部联合检查。

（2）目的是弥补双合诊的不足，特别注意子宫后壁、直肠子宫凹陷、宫骶韧带、盆腔后部的病变，肿瘤与盆壁关系，阴道直肠隔，骶前或直肠内有无病变。

6. 肠腹部诊

（1）一手示指伸入直肠，另一手在腹部配合检查，称直肠-腹部诊。

（2）可用于未婚、阴道闭锁或其他原因不宜进行双合诊的患者。

（四）记录

通过盆腔检查，应将检查结果按下列解剖部位先后顺序记录。

（1）外阴：发育情况，婚产式（未婚、已婚或经产术），有异常发现时详加描述，如阴毛分布、稀疏或炎症、畸形等。

（2）阴道：是否通畅，黏膜情况，分泌物量、色、性状，以及有无臭味。

（3）宫颈：大小、硬度，有无糜烂、撕裂、息肉、腺囊肿，有无接触性出血、举痛等。

（4）宫体：位置、大小、硬度、活动度、有无压痛等。

（5）附件：有无块物、增厚、压痛，若扪及包块，记录其位置、大小、硬度、表面光滑与否、活动度、有无压痛等，左右分别记录。

第二节　产科基础检查

一、早期妊娠的诊断

早期妊娠指第12周末以前的妊娠。确诊早期妊娠主要依靠临床症状、体征和实验室检查。

（一）症状

（1）停经：健康育龄妇女月经周期正常，一旦月经过期，应首先想到妊娠。

（2）早孕反应：约于停经6周开始出现头晕、乏力、嗜睡、喜酸食、流涎、恶心、晨起呕吐，至妊娠12周多能自行消失。

（3）乳房胀痛：多发生在妊娠8周以后，初孕妇明显。

（4）尿频：妊娠10周起，增大的前位子宫压迫膀胱所致。当妊娠12周以后，子宫进入腹腔，尿频症状自行消失。

（二）体征

（1）乳头及乳晕着色，乳晕周围出现深褐色的蒙氏结节。

（2）外阴色素沉着，阴道黏膜及宫颈充血，呈紫蓝色且变软。

（3）双合诊触及子宫峡部极软，宫颈与宫体似不相连，即黑加征（Hegar sign）。

（4）双合诊触及子宫体增大变软，开始前后径变宽略饱满，于妊娠5~6周子宫体呈球形，至妊娠8周时子宫体约为非孕时的两倍。

（三）实验室检查

1. 超声检查

（1）B型超声：于妊娠5周在增大子宫轮廓中见到圆形光环（妊娠环），其中间为液性暗区（羊水），环内见有节律的胎心搏动，可确诊为早期妊娠、活胎。

（2）超声多普勒：在子宫区听到有节律、单一高调的胎心音，每分钟150~160次，可确诊为早期妊娠、活胎。

2. 妊娠试验　检测受检者尿液中绒毛膜促性腺激素值，采用免疫学方法，近年国内最常应用的是早孕（停经42日以内的妊娠）诊断试验法。

（1）方法：取受检者尿液置于尿杯中，将试纸标有MAX的一端浸入尿液中，注意尿液面不得超过MAX线。一日内任何时间均可测试，但以晨尿最佳。经1~5 min即可观察结果，10 min后的结果无效。

（2）结果判定：在白色显示区上端仅出现一条红色线，为阴性结果，未妊娠。在白色显示区上端出现两条红色线，为阳性结果，妊娠。若试纸条上端无红线时，表示试纸失效或测试方法失败。上端为对照测试线，下端为诊断反应线，试纸反应线因标本中所含HCG浓度多少可呈现出颜色深浅变化。

（3）协助诊断早期妊娠的准确率高达98%。

3. 宫颈黏液检查　早期妊娠时，宫颈黏液量少，质稠，涂片干燥后光镜下见排列成行的椭圆体。

4. 黄体酮试验　利用孕激素在体内突然消退能引起子宫出血的原理，肌内连续3日注射黄体酮注射液20 mg，停药后7日内未出现阴道流血，早期妊娠的可能性很大。

5. 基础体温测定　双相型体温的妇女，停经后高温相超过18日不下降，早期妊娠的可能性很大。必须指出，若妇女就诊时停经日数尚少，症状、体征及实验室检查结果还不能确诊为早期妊娠时，应嘱其1周后复查。

（四）鉴别诊断

容易和早期宫内妊娠相混淆的疾病主要有：

（1）子宫肌瘤：正常妊娠和典型子宫肌瘤不难鉴别。但受精卵着床位置偏于一侧，则该侧子宫角部明显突出，使子宫表面不平及形状不对称，双合诊有可能将早期妊娠的子宫误诊为子宫肌瘤，特别是肌瘤囊性变的病例。借助B型超声和尿妊娠试验极易区分开。

（2）卵巢囊肿：有些早期妊娠的妇女，早孕反应不明显，双合诊因黑加征误将子宫颈部当作整个子宫，将子宫体误诊为卵巢囊肿。有些患者出现停经且伴有盆腔肿块时，易误诊为早期妊娠子宫，若仔细行双合诊，可发现卵巢囊肿多偏向一侧，活动范围较大，甚至可在一侧下腹部触及。

（3）假孕：系因盼子心切所致的幻想妊娠。在精神因素影响下，出现停经、早孕样反应，若仅依据主诉及症状描述极易误诊。双合诊检查子宫正常大，不软，尿妊娠试验阴性，可以排除妊娠。

二、中、晚期妊娠的诊断

中期妊娠是指第13~27周末的妊娠。晚期妊娠是指第28周及其后的妊娠。妊娠中期以后，子宫明显增大，摸到胎体，感到胎动，听到胎心，容易确诊。

（一）诊断依据

（1）有早期妊娠的经过，并逐渐感到腹部增大和自觉胎动。

（2）子宫增大，以手测宫底高度和尺测耻上子宫长度，判断与妊娠周数是否相符（表1-1）。

表1-1　不同妊娠周数的宫底高度及子宫长度

妊娠周数	手测宫底高度	尺测子宫长度/cm
12周末	耻上2~3横指	—
16周末	脐耻之间	—
20周末	脐下1横指	18
24周末	脐上1横指	24
28周末	脐上3横指	26
32周末	脐与剑突之间	29
36周末	剑突下2横指	32
40周末	脐与剑突之间或略高	33

（3）胎动指胎儿在子宫内的活动，是胎儿情况良好的表现。孕妇多数于妊娠18～20周开始自觉胎动，胎动每小时3～5次，妊娠周数越多，胎动越活跃，但至妊娠末期胎动逐渐减少，有时在腹部检查时能看到或触到胎动。

（4）胎心于妊娠18～20周用听诊器经孕妇腹壁能够听到。胎心呈双音，速度较快，每分钟120～160次，需与其他音响相鉴别：子宫杂音、腹主动脉音、胎盘杂音均与孕妇脉搏数相一致；脐带杂音与胎心率一致的吹风样低音响；胎动音及肠鸣音呈杂乱无章音响；听到胎心可确诊妊娠且为活胎。

（5）胎体在妊娠20周后经腹壁能够触清，胎头、胎背、胎臀和胎儿肢体在妊娠24周后能够区分清楚。胎头圆而硬且有浮球感；胎背宽而平坦；胎臀宽而软，形状略不规则；胎儿肢体小且有不规则活动。

（二）实验室检查

最常用的是B型超声，能对腹部检查不能确定的胎儿数目、胎位、有无胎心搏动以及胎盘位置产生作用，也能测量胎头双顶径、股骨长度等多条径线，并可观察胎儿有无体表畸形。超声多普勒法能探出胎心音、胎动音、脐血流音及胎盘血流音。

三、产前检查

（一）定期产前检查的意义

进行定期产前检查（包括全身检查和产科检查）的意义，在于能够全面、系统地了解和掌握孕妇及胎儿在妊娠期间的动态变化，是贯彻预防为主、保障孕妇和胎儿健康、做到安全分娩的必要措施。

（1）产前检查能全面了解孕妇在妊娠期间的健康状况，及早发现妊娠并发症，如妊娠高血压综合征、妊娠合并心脏病等，并予以合理的治疗。

（2）产前检查通过多种途径，能较全面地了解胎儿在母体子宫内的安危和胎儿的成熟程度，提供正确处理的依据，对降低围生儿死亡率和早期发现遗传性疾病、先天缺陷等，均有重要作用。

（3）产前检查能系统地掌握妊娠过程，早期发现妊娠的异常变化（如异常胎位等），及时予以纠正，并能及早决定分娩方式。

（4）产前检查能对孕妇进行必要的孕期卫生指导，使孕妇对妊娠、分娩有正确的认识，消除不必要的疑虑。

（二）产前检查的时间

产前检查应从确诊为早期妊娠时开始，应在妊娠12周前进行一次全面检查，填写在孕产妇保健手册（卡）上，经检查未发现异常者，应于妊娠20周起进行产前系列检查，于妊娠20、24、28、32、36、37、38、39、40周共做产前检查9次，若为高危孕妇，应酌情增加产前检查次数。

（三）产前检查时的病史询问

（1）年龄：年龄过大，特别是35岁以上的初孕妇，因在妊娠期和分娩期较易发生妊娠高血压综合征、胎儿畸形、产力异常等并发症。年龄过小易发生难产。

（2）职业：接触有毒物质的孕妇，应定期检测血常规及肝功能。从事体力劳动、精神高度紧张工作（如建筑高空作业、汽车司机等）及高温作业的孕妇，应在妊娠晚期调换工作。

（3）月经史及孕产史：问清末次月经第1日，计算出预产期，问清胎产次，既往孕产情况，有无流产、早产、死胎、死产、胎儿畸形、妊娠并发症、手术产、产前出血、产后出血、胎盘滞留、产褥感染等病史。问清末次分娩或流产的日期、处理经过及新生儿情况。

（4）本次妊娠过程：妊娠期间有无病毒感染及用药史，有无阴道流血、头晕、头痛、眼花、心悸、气短、下肢水肿等症状。

（5）既往史：着重询问有无高血压、心脏病、结核病、血液病、肝肾疾病等。询问接受过何种手术。

（6）家族史及丈夫健康状况：询问家族及丈夫有无高血压、结核病、双胎妊娠、糖尿病及遗传性疾病等。

（四）产前检查时的全身检查

应注意孕妇的发育、营养及精神状态，心肺情况，肝、脾、甲状腺有无肿大，双肾区有无叩击痛。化验应查血常规、血小板计数、血型、乙型肝炎病毒的两对半检查、尿常规。一年内未做胸透者，在妊娠20周以后必要时行胸部透视。

（1）身高与步态：身高小于140 cm应注意有无骨盆狭窄；步态异常应注意脊柱、骨盆及下肢有无畸形。

（2）体重：每次产前检查时均应测体重。从妊娠5个月起体重增加较快，但每周体重平均增加不应超过0.5 kg，体重增加过快者常有水肿或隐性水肿。

（3）血压：每次产前检查时均应测血压。血压不应超过18.7/12 kPa（140/90 mmHg），或不超过基础血压4/2 kPa（30/15 mmHg），超过者应视为病态。在孕中期应行妊娠高血压综合征预测方法的血压检查（如平均动脉压、翻身试验）。

（4）水肿：每次产前检查时，均应检查孕妇体表有无水肿。

（5）乳房：检查乳房发育情况，有无肿块及慢性病变。注意乳头大小，有无内陷。若有乳头内陷应在妊娠期间予以纠正。

（五）推算预产期的方法

卵子受精是妊娠的开始。鉴于确切的受精日期无法获得，又知妊娠后不再来月经，故通常均以末次月经第1日作为妊娠开始来计算。妊娠全过程实为266日，应加14日相当于9个月零7日。为了能预先计算出分娩的可能日期，每位孕妇均应确切知道自己的预产期。

1. 一般方法　推算预产期的方法为月份减3（末次月经第1日的月份在4月份及以后者）或加9（末次月经第1日的月份在4月份以前者），若超过12月需增加1年。日数加7，日数超过该月份的日数需进位1个月。

2. 其他方法　若孕妇已记不清末次月经第1日的日期，或于哺乳期无月经来潮而受孕者，可根据早孕反应出现的日期或胎动开始出现的日期估计。

（1）根据早孕反应出现的日期估计预产期：早孕反应多数出现在停经6周左右，预产期该在早孕反应开始出现日期再加上34周（34×7 = 238日）。举例：孕妇只知早孕反应开始出现日期为1998年4月8日，估算：4月余22日，5月31日，6月30日，7月及8月均31日，9月30日，10月31日，11月30日，12月加2日共238日，故估计预产期为1998年12月2日。

（2）根据胎动开始出现的日期估计预产期：初孕妇胎动开始出现在停经20周（经产妇则以18周居多）时，预产期该在胎动开始出现日期再加上20周（20×7 = 140日）。举例：孕妇只知胎动开始出现日期为1998年4月8日。估计：4月余22日，5月31日，6月30日，7月31日，8月加26日共140日，故估计预产期为1998年8月26日。

必须指出，上述推算或估计预产期的方法均属概算，与实际分娩日期可能有1～2周的出入。

（六）胎儿大小的估计

正确估计胎儿大小，对判断胎儿是否成熟以及提高新生儿存活率具有重要意义。

1. 以子宫增大程度估计胎儿大小　单胎、羊水量正常的胎儿大小，与子宫增大程度通常是一致的，故可以利用子宫增大程度是否与妊娠周数相符来估计胎儿大小。

（1）手测宫底高度的方法：宫底高度是指以子宫底部与耻骨联合、脐或剑突的距离估计妊娠周数，借以判断胎儿大小，详见表1-1。

（2）尺测耻上子宫长度的方法：以软尺测量耻骨联合上缘至子宫底的弯曲长度估计妊娠周数，借以判断胎儿大小，详见表1-1。也可用公式计算：子宫长度 = 妊娠周数×5/6。

2. 外测量法估计胎儿大小　此法较上法更准确些，主要是测量胎儿坐高径。坐高径是指屈曲姿势的胎儿头顶至臀部尖端的距离。足月胎儿的坐高径为24～25 cm，约为胎儿身长的一半。以特殊的骨盆计一端伸入孕妇阴道内达先露部胎头顶端，另一端置于腹壁上子宫底顶点。将实测数值加倍后，再减去腹壁软组织厚度2 cm即为胎儿身长。胎儿身长除以5即为妊娠月份。其公式为：

胎儿身长 = 胎儿坐高径（cm）× 2
妊娠月份 = 胎儿身长 ÷ 5

举例：测得胎儿坐高径值为 20 cm，乘以 2 为 40，减去 2 为 38，再除以 5 为 7.6 个月，此胎儿约为妊娠 30 周。

3. B 型超声测量胎头双顶径值估计胎儿大小　此法是近年最常用的方法，其优点是简便、安全、准确度高。胎头各径线的增长与胎儿体重的增加是一致的，其中以胎头双顶径更有价值。已知胎头双顶径（BPD）值大于 8.5 cm，约有 90% 的胎儿体重大于 2 500 g，大于 8.7 cm 时约有 98% 的胎儿体重大于 2 500 g，故通常以 BPD 值 8.7 cm 作为胎儿成熟的标准。此法另一优点是能够连续测量，于妊娠 28 周以后，每周 BPD 值约增加 2 mm，若增加数值小于 1.7 mm 则可判断为低体重儿。B 型超声测得 BPD 值后，按下列公式计算出胎儿体重的近似值。

Thompson 公式：BPD 值（cm）× 1 060-6 675（误差 ±480 g）。
Hellman 公式：BPD 值（cm）× 722.2-3 973（误差 ±382 g）。
Kohom 公式：BPD 值（cm）× 623-2 569（误差 ±382 g）。
Sabbagha 公式：BPD 值（cm）× 933.1-5 497.8（误差 ±404 g）。
中泽忠明公式：BPD 值（cm）× 838.3-4 411（误差 ±654 g）。
简便计算公式 I：BPD 值（cm）× 900-5 200。
简便计算公式 II：BPD 值（cm）× 370。

值得注意的是，上述各法均有误差。随着孕周的增加，绘制出 BPD 值增长曲线，若能和子宫长度曲线、母体体重曲线相对照，更能较准确地推测出胎儿大小。

（七）四步触诊法

产科检查通过四步触诊法，能够检查子宫大小、胎产式、胎先露、胎方位，以及先露部是否衔接。在做前 3 步手法时，检查者应面向孕妇；在做第 4 步手法时，检查者应面向孕妇足端。

第 1 步手法：检查者双手置于子宫底部，向下稍加按压，了解子宫外形并摸清子宫底高度，估计胎儿大小与妊娠周数是否相符。然后用双手指腹触摸，判断子宫底部的胎儿部分是胎头还是胎臀。若为胎头，则圆而硬，容易推动且有浮球感（用手指经腹壁或经阴道轻轻触动胎儿某部分，得到胎儿漂动又回弹的感觉），仔细触摸有时能触到胎头与胎背之间有一沟状区域，推动胎头时胎背不动。若为胎臀则较宽且软，形状略不规则，活动度不大，推动胎臀时胎身也随之而动。若为肩先露，子宫底高度较妊娠月份低，宫底处空虚，摸不到胎头或胎臀。

第 2 步手法：检查者两手分别放于腹部两侧。一手固定，另一手轻轻向对侧深按。两手交替操作，仔细分辨胎背和胎儿肢体的位置。若触及平坦饱满部分为胎背，并需确定胎背方向——向前、侧方或向后；若触及高低不平、可变形部分则为胎儿肢体，有时可以感觉到胎儿肢体在活动。

第 3 步手法：检查者右手拇指与其余四指分开，放在耻骨联合上方握住先露部，再次复核是胎头或胎臀，并左右推动判断是否衔接。根据胎头与胎臀形态不同加以区别。若胎先露部未入盆可被推动，若已衔接则不能被推动。

第 4 步手法：检查者的两手分别放在先露部的两侧，沿着骨盆入口方向向下深插，核对先露部入盆程度。完全入盆时，若胎先露为胎头，在两手下插过程中，一手可顺利进入骨盆入口，另一手被胎头隆起部阻挡不能继续深插，该部位称为胎头隆突。若与胎儿肢体同侧有阻挡，为胎头处于俯屈位置的枕先露，胎头隆突为额骨。若与胎背同侧有阻挡，为胎头处于仰伸位置的面先露，胎头隆突为枕骨。

通过产科检查四步触诊法对胎先露部是胎头还是胎臀难以确定时，可行肛诊、B 型超声协助诊断。

（八）骨盆外测量

骨盆大小及形状是决定胎儿能否经阴道分娩的重要因素之一，故骨盆测量是产前检查不可缺少的项目。骨盆外测量虽不能直接测量出骨盆内径，但可以从骨盆外测量各径线的比例中，间接判断骨盆大小及形态，由于操作简便，临床至今仍广泛利用，使用骨盆测量器测量以下 6 个径线和耻骨弓角度。

（1）髂棘间径：测量两髂前上棘外缘的距离，正常值为 23 ~ 26 cm。

（2）髂嵴间径：测量两髂嵴最宽外缘的距离，正常值为 25 ~ 28 cm。以上两径线能间接推测骨盆入口横径长度。

（3）粗隆间径：测量两股骨粗隆外缘的距离，正常值为 28 ~ 31 cm。此径线能间接推测中骨盆横径长度。测量上述3条径线时，孕妇均取伸腿仰卧位。

（4）骶耻外径：孕妇取左侧卧位，右腿伸直，左腿屈曲。测量第5腰椎棘突下至耻骨联合上缘中点的距离，正常值为 18 ~ 20 cm。第5腰椎棘突下相当于米氏菱形窝的上角，此径线能间接推测骨盆入口前后径长度，是骨盆外测量中最重要的径线。骶耻外径值与骨质厚薄相关，此值减去1/2尺桡周径（围绕右侧尺骨茎突及桡骨茎突测得的前臂下端周径）值，即相当于骨盆入口前后径值。

（5）坐骨结节间径：取仰卧位，两腿弯曲，双手抱双膝。测量两坐骨结节内侧缘的距离，正常值为 8.5 ~ 9.5 cm。也可用检查者拳头测量，若其间能容纳成人手拳，则大于 8.5 cm 即属正常。此径线直接测得骨盆出口横径长度。若此径值小于 8.5 cm，应测量出口后矢状径。

（6）出口后矢状径：检查者将戴指套的右手示指伸入孕妇肛门后，指腹向骶骨方向，拇指置于孕妇体表骶尾部，两指共同找到骶骨尖端，尺放于坐骨结节径线上，汤姆斯出口测量器一端放于坐骨结节间径的中点，一端放在骶骨尖端处，看测量器刻度数字即是出口后矢状径长度，正常值为 8 ~ 9 cm。出口后矢状径不小，能弥补坐骨结节间径稍小。只要出口后矢状径与坐骨结节间径之和大于 15 cm 时，表示骨盆出口无明显狭窄。

（7）耻骨弓角度：用两手拇指指尖斜着对拢，放于耻骨联合下缘，左右两拇指平放在耻骨降支上。测量两拇指间的角度即耻骨弓角度，正常值为 90°，小于 80° 为不正常。此角度能反映骨盆出口横径长度。

（九）骨盆内测量

骨盆内测量能较准确地经阴道测知骨盆大小，对估计骨盆类型较骨盆外测量更有价值，适用于骨盆外测量有狭窄者，或临床怀疑有头盆不称者。测量时孕妇取截石仰卧位，外阴部消毒，检查者戴消毒手套，涂润滑油，动作要轻柔，主要测量的径线有：

（1）对角径：测量骶岬上缘中点至耻骨联合下缘中点的距离，正常值为 12.5 ~ 13.0 cm。此值减去 1.5 ~ 2.0 cm 即为骨盆入口前后径长度（又称真结合径）。测量方法：检查者一手示、中指伸入阴道，用中指尖触骶岬上缘中点，示指上缘紧贴耻骨联合下缘，另一手示指正确标记此接触点，抽出阴道内的手指，测量中指尖至此接触点的距离即为对角径。若测量时，阴道内的中指尖触不到骶岬上缘，表明对角径大于 12.5 cm。

（2）坐骨棘间径：测量两坐骨棘间的距离，正常值为 10 cm 左右。测量方法：以一手示、中指放入阴道内，分别触及两侧坐骨棘，估计其间的距离。准确的方法是用中骨盆测量器。伸入阴道内的左手示、中指稍压阴道后壁，右手将测量器合拢放入，在阴道内手指的引导下张开测量器，将两端分别固定在坐骨棘上，读出的厘米数即坐骨棘间径长度。

（3）坐骨切迹宽度：测量坐骨棘与骶骨下部间的距离，即骶棘韧带长度，代表中骨盆后矢状径。将阴道内示、中指并排放于骶棘韧带上，若能容纳3横指（5.0 ~ 5.5 cm）为正常，若小于2横指提示中骨盆狭窄。

第三节 输卵管通畅检查

输卵管通畅检查的主要目的是检查输卵管是否通畅，了解子宫和输卵管腔的形态及输卵管的阻塞部位。常用的方法有输卵管通气术、输卵管通液术、子宫输卵管造影术和选择性子宫输卵管造影术。其中输卵管通气术因有发生气栓的潜在危险，且准确性仅为 45% ~ 50%，故临床上已逐渐被其他方法取代。近年来，随着介入技术的发展和内窥镜的临床应用，已普遍采取选择性输卵管造影术和采用腹腔镜直视下输卵管通液术来进一步明确输卵管的通畅情况，并根据输卵管阻塞部位的不同而进一步通过输卵管介入治疗或腹腔镜治疗改善其通畅程度。此外，还有宫腔镜下经输卵管口插管通液试验和宫腹腔镜联合检查等方法。

一、输卵管通液术

输卵管通液术（hydrotubation）是检查输卵管是否通畅的一种方法，并具有一定的治疗功效。即通过导管向宫腔内注入液体，根据注射液体阻力大小、有无回流及注入液体量和患者感觉等判断输卵管是否通畅。由于操作简便，无须特殊设备，广泛用于临床。

1. 适应证

（1）不孕症，男方精液正常，疑有输卵管阻塞者。

（2）检查和评价输卵管绝育术、输卵管再通术或输卵管成形术的效果。

（3）对输卵管黏膜轻度粘连有疏通作用。

2. 禁忌证

（1）内外生殖器急性炎症或慢性炎症急性或亚急性发作者。

（2）月经期或有不规则阴道出血者。

（3）可疑妊娠者。

（4）严重的全身性疾病：如心、肺功能异常等，不能耐受手术者。

（5）体温高于37.5℃者。

3. 术前准备

（1）月经干净3～7日，禁性生活。

（2）术前半小时肌内注射阿托品0.5 mg，解痉。

（3）患者排空膀胱。

4. 方法

（1）器械：阴道窥器、宫颈钳、长弯钳、宫颈导管、20 mL注射器、压力表、Y形导管等。

（2）常用液体：生理盐水或抗生素溶液（庆大霉素8万U、地塞米松5 mg、透明质酸酶1 500 U，注射用水20～50 mL），可加用0.5%的利多卡因2 mL以减少输卵管痉挛。

（3）操作步骤：

①患者取膀胱结石位，外阴、阴道、宫颈常规消毒，铺无菌巾，双合诊了解子宫的位置及大小。

②放置阴道窥器充分暴露子宫颈，再次消毒阴道穹隆部及宫颈，以宫颈钳钳夹宫颈前唇。沿宫腔方向置入宫颈导管，并使其与宫颈外口紧密相贴。

③用Y形管将宫颈导管与压力表、注射器相连，压力表应高于Y形管水平，以免液体进入压力表。

④将注射器与宫颈导管相连，并使宫颈管内充满生理盐水，缓慢推注，压力不可超过160 mmHg。观察推注时阻力大小、经宫颈注入的液体是否回流，患者下腹部是否疼痛。

⑤术毕取出宫颈导管，再次消毒宫颈、阴道，取出阴道窥器。

5. 结果评定

（1）输卵管通畅：顺利推注20 mL生理盐水无阻力，压力维持在60～80 mmHg以下，或开始稍有阻力，随后阻力消失，无液体回流，患者也无不适感，提示输卵管通畅。

（2）输卵管阻塞：勉强注入5 mL即感有阻力，压力表见压力持续上升而不见下降，患者感下腹胀痛，停止推注后液体又回流至注射器内，表明输卵管阻塞。

（3）输卵管通而不畅：注射液体有阻力，再经加压注入又能推进，说明有轻度粘连已被分离，患者感轻微腹痛。

6. 注意事项

（1）所用无菌生理盐水温度以接近体温为宜，以免液体过冷造成输卵管痉挛。

（2）注入液体时必须使宫颈导管紧贴宫颈外口，防止液体外漏。

（3）术后2周禁盆浴及性生活，酌情给予抗生素预防感染。

二、子宫输卵管造影术

子宫输卵管造影术（hystero salpingo graphy，HSG）是通过导管向子宫腔及输卵管注入造影剂，在X线下透视及摄片，根据造影剂在输卵管及盆腔内的显影情况了解子宫腔的形态、输卵管是否通畅、阻塞的部位、输卵管结扎部位及盆腔有无粘连等，尤其是评价输卵管的最佳方法。

该检查损伤小，能对输卵管阻塞做出较正确诊断，准确率可达80%，且具有一定的治疗作用。

1. 适应证

（1）了解输卵管是否通畅及其形态、阻塞部位。

（2）了解宫腔形态，确定有无子宫畸形及类型，有无宫腔粘连、子宫黏膜下肌瘤、子宫内膜息肉及异物等。

（3）内生殖器结核非活动期。

（4）不明原因的习惯性流产，于排卵后做造影了解宫颈内口是否松弛，宫颈及子宫是否畸形。

2. 禁忌证

（1）内、外生殖器急性或亚急性炎症。

（2）严重的全身性疾病，不能耐受手术者。

（3）妊娠期、月经期。

（4）产后、流产、刮宫术后6周内。

（5）碘过敏者。

3. 术前准备

（1）造影时间以月经干净3～7d为宜，最佳时间为月经干净的5～6d，当月经干净后禁性生活。

（2）做碘过敏试验，阴性者方可造影；如果使用非离子型含碘造影剂不要求做碘过敏试验。

（3）术前半小时可肌内注射阿托品0.5 mg，有助于解痉。

（4）术前排空膀胱，便秘者术前行清洁灌肠，以使子宫保持正常位置，避免出现外压假象。

4. 方法

（1）设备及器械：X线放射诊断仪或数字多动能X线胃肠机、子宫导管、阴道窥器、宫颈钳、长弯钳、20 mL注射器。

（2）造影剂：目前国内外均使用含碘造影剂，分油溶性和水溶性两种。水溶性造影剂又分为离子型和非离子型。油溶性造影剂分为国产碘化油和进口的超液化碘油；油剂（40%碘化油）密度大，显影效果好，刺激小，过敏少，但检查时间长，吸收慢，易引起异物反应，形成肉芽肿或形成油栓；水溶性造影剂（离子型：76%泛影葡胺注射液；非离子型：碘海醇注射液或碘氟醇注射液等多种）中，非离子型造影剂应用较多，其吸收快，检查时间短，可以不做碘过敏试验，有时子宫输卵管边缘部分显影欠佳，细微病变不易观察，但随着碘当量的提高，造影效果明显改善，已经有逐渐取代油剂的趋势。

（3）操作步骤：

①患者取膀胱截石位，常规消毒外阴、阴道，铺无菌巾，检查子宫位置及大小。

②以窥阴器扩张阴道，充分暴露宫颈，再次消毒宫颈及阴道穹隆部，用宫颈钳钳夹前唇，探查宫腔。

③将40%碘化油或非离子型水剂（如碘海醇、碘氟醇等）充满宫颈导管，排除空气，沿宫腔方向将其置入宫颈管内，徐徐注入造影剂，在X线透视下观察造影剂流经宫颈管、宫腔及输卵管情况并摄片。24 h（油剂）或20 min（水剂）后再摄盆腔延迟片，以观察腹腔内有无游离造影剂及造影剂在腹腔内的涂抹或弥散情况、输卵管内造影剂残留情况，进而判断输卵管的通畅程度。

④注入造影剂后子宫角圆钝，而输卵管不显影，则考虑输卵管痉挛，可保持原位，肌内注射阿托品0.5 mg或针刺合谷、内关穴，20 min后再透视、摄片；或停止操作，下次摄片前使用解痉挛药物或行选择性输卵管造影。

5. 结果评定

（1）正常子宫、输卵管：宫腔呈倒三角形，双输卵管显影，形态柔软，24 h或20 min后摄片，盆腔内见造影剂散在均匀分布。

（2）宫腔异常：患宫腔结核时子宫常失去原有的倒三角形，内膜呈锯齿状不平；患子宫黏膜下肌瘤时可见宫腔充盈缺损；有子宫畸形时有相应显示。

（3）输卵管异常：患输卵管结核时显示输卵管形态不规则、僵直或呈串珠状，有时可见钙化点或盆腔钙化淋巴结；有输卵管积水时输卵管远端呈气囊状扩张，远端呈球形；24 h 或 20 min 后延迟摄片，盆腔内未见散在造影剂分布，说明输卵管不通；输卵管发育异常，可见过长或过短的输卵管、异常扩张的输卵管、输卵管憩室等。

6. 注意事项

（1）造影剂充盈宫颈管时，必须排尽空气，以免空气进入宫腔造成充盈缺损，引起误诊。

（2）宫颈导管与子宫颈外口必须紧贴，以防造影剂流入阴道内。

（3）导管不要插入太深，以免损伤子宫或引起子宫穿孔。

（4）注入造影剂时用力不要过大，推注不可过快，防止造影剂进入间质、血管。

（5）透视下发现造影剂进入血管或异常通道，同时患者出现咳嗽，应警惕发生油栓，应立即停止操作，取头低脚高位，严密观察。

（6）造影后 2 周禁盆浴及性生活，可酌情给予抗生素预防感染。

（7）有时可因输卵管痉挛而造成输卵管不通的假象，必要时重复进行造影或做选择性输卵管造影。

三、选择性输卵管造影术

选择性输卵管造影术（selective salpingography, SSG）是通过将输卵管造影导管经宫颈、宫腔插至输卵管内口注入造影剂，在 X 线下透视及摄片，根据造影剂在输卵管及盆腔内的显影情况了解输卵管是否通畅、阻塞的部位及排除 HSG 时输卵管痉挛导致的输卵管未显影。该检查损伤小，能对 HSG 造成的假阳性做出更准确的判断，同时根据输卵管阻塞或通畅程度不同采取进一步的介入治疗即输卵管再通术（FTR），准确率可达 90%~95%，且具有较好的治疗作用。

1. 适应证

（1）输卵管通而不畅或极不畅，要求治疗。

（2）HSG 中输卵管未显影或部分显影，为区别输卵管痉挛还是张力高阻塞不通。

（3）HSG 显示输卵管近端阻塞，区别是粘连完全阻塞，还是疏松粘连或分泌物较多之阻塞，此时可做再通术治疗。

2. 禁忌证

（1）内、外生殖器急性或亚急性炎症。

（2）严重的全身性疾病，不能耐受手术者。

（3）妊娠期、月经期。

（4）产后、流产、刮宫术后 6 周内。

（5）碘过敏者：除以上禁忌证外，还包括：①明显输卵管积水，伞端明显包裹。②结核性输卵管阻塞。③全身发热 37.5℃ 以上。

3. 术前准备

（1）选择性输卵管造影时间以月经干净 3~7 d 为宜，最佳时间为月经干净的 5~6 d，当月月经干净后禁性生活。

（2）做碘过敏试验，阴性者方可造影；如果使用非离子型含碘造影剂不要求做碘过敏试验。

（3）术前半小时肌内注射阿托品 0.5 mg，有助于解痉。

（4）术前排空膀胱，便秘者术前行清洁灌肠，以使子宫保持正常位置，避免出现外压假象。

4. 方法

（1）设备及器械：数字多动能 X 线胃肠机或数字减影血管造影机（DSA）、输卵管造影导管及外套管、导丝，阴道窥器、宫颈钳、长弯钳、20 mL 注射器。

（2）造影剂：目前国内外均使用含碘造影剂，分为离子型（如76%泛影葡胺注射液）和非离子型（如碘海醇注射液或碘氟醇注射液等多种）。

（3）相关药品：庆大霉素16万U、地塞米松10 mg等。

（4）操作步骤：

①患者取膀胱截石位，常规消毒外阴、阴道，铺无菌巾检查子宫位置及大小。

②以窥阴器扩张阴道，充分暴露宫颈，再次消毒宫颈及阴道穹隆部，用宫颈钳钳夹前唇，探查宫腔。

③在透视下将输卵管导管插入外套管中，置外套管于颈管内口，然后轻轻将导管送入输卵管开口处。

④注入造影剂，输卵管显影后，注入治疗药液，再观察输卵管内有否残留和造影剂弥散盆腔情况。

⑤若SSG显示输卵管近端阻塞，则可用导丝插入内导管直至输卵管口，透视下轻柔推进导丝，如手感有明显阻力或患者疼痛时停止，然后再注入造影剂显示输卵管再通情况。

⑥术中密切观察有无手术反应，并及时处理。

5. 结果评定

（1）输卵管通畅：双输卵管显影，形态柔软，造影剂从输卵管伞端迅速弥散至盆腔，推注药液后输卵管内无造影剂残留，盆腔内见造影剂散在均匀分布。

（2）输卵管积水：输卵管近端呈气囊状扩张，远端呈球形。

（3）输卵管不通：输卵管不显影，盆腔内未见散在造影剂分布。

（4）输卵管发育异常：可见过长或过短的输卵管、异常扩张的输卵管、输卵管憩室等。

6. 注意事项

（1）导管进入宫腔时，动作要轻柔，尽量减少疼痛和导管对内膜损伤。

（2）注入造影剂时用力不要过大，推注不可过快，防止造影剂进入间质、血管。

（3）如果输卵管近端阻塞，尝试用输卵管介入导丝再通时，要分清导丝的头端，操作轻柔的同时询问患者的感受和透视下监视尤为重要，防止造成输卵管穿孔。

（4）造影后2周禁盆浴及性生活，可酌情给予抗生素预防感染。

四、妇产科内镜输卵管通畅检查

近年来，随着妇产科内镜的大量采用，为输卵管通畅检查提供了新的方法，包括腹腔镜直视下输卵管通液检查、宫腔镜下经输卵管口插管通液试验和宫腹腔镜联合检查等方法，其中腹腔镜直视下输卵管通液检查准确率可达90%～95%。但由于内镜手术对器械要求较高，且腹腔镜仍是创伤性手术，故并不推荐作为常规检查方法，通常在对不孕不育患者行内镜检查时例行输卵管通液（加用亚甲蓝染液）检查。内镜检查注意事项同上。

第二章

生殖器官发育异常

第一节 阴道发育异常

一、先天性无阴道

先天性无阴道为双侧副中肾会合后未能向尾端伸展形成管道所致，多数伴无子宫或只有始基子宫，但极少数也可有发育正常的子宫。半数伴泌尿系畸形。一般均有正常的卵巢功能，第二性征发育也正常。

（一）临床表现

（1）先天性无阴道几乎均合并无子宫或仅有痕迹子宫，卵巢一般均正常。
（2）青春期后一直无月经，或婚后性生活困难而就诊。
（3）第二性征发育正常。
（4）无阴道口或仅在阴道外口处见一浅凹陷窝，或有 2 cm 短浅阴道盲端。
（5）极少数先天性无阴道者仍有发育正常的子宫，至青春期因宫腔积血出现周期性腹痛，直肠腹部联合诊可扪及增大子宫。

（二）诊断

（1）原发闭经。
（2）性生活困难。
（3）周期性腹痛：有子宫或残留子宫及卵巢者，可有周期性腹痛，症状同处女膜闭锁症。
（4）全身检查：第二性征正常，常伴有泌尿系统和骨骼系统的畸形。
（5）妇科检查：外阴发育正常，无阴道和阴道短浅，肛查无子宫颈和子宫，或只扪及发育不良子宫。
（6）卵巢功能检查：卵巢性激素正常。
（7）染色体检查：为 46XX。
（8）B 超检查：无阴道，多数无子宫，双侧卵巢存在。
（9）腹腔镜：可协助诊断有无子宫，卵巢多正常。

（三）鉴别诊断

（1）阴道短而无子宫的睾丸女性化：染色体检查异常。
（2）阴道横隔：多伴有发育良好的子宫，横隔左侧多见一小孔。

（四）治疗

1. 压迫扩张法

适用于阴道下段有一定深度者。用光而圆的小棒沿阴道轴方向加压，每日 2 次，每次 20 min，2～3 个月为 1 个疗程，可使局部凹陷加深。

2. 阴道成形术

（1）手术时间的选择：无阴道无子宫者，术后只能解决性生活问题，故最好在婚前或婚后不久进行，有正常子宫者，在初潮年龄尽早手术，以防经血潴留。

（2）手术方法的选择：①Willian法：术后2个月即可结婚。②羊膜或皮瓣法：应在婚前半年手术。

（3）手术注意点：①避免损伤直肠与尿道。②术后注意外阴清洁，防止感染。③坚持带模型，防止阴道塌陷。皮肤移植，应于术后取出纱布后全日放模型3个月，然后每晚坚持直到结婚，婚后如分居仍应间断放置模型。羊膜移植后，一般放模时间要6～12个月。

（五）注意事项

（1）阴道成形术并不复杂，但由于瘢痕再次手术更为困难，故应重视术后防止感染、粘连及瘢痕形成，否则会前功尽弃。

（2）副中肾管缺如者半数伴泌尿系统畸形，故于术前须做静脉肾盂造影。

二、阴道闭锁或狭窄

胚胎发育时两侧副中肾管下端与泌尿生殖窦未能形成空腔，或空腔贯通后发育不良，则发生阴道闭锁或狭窄。后天性发病多系药物腐蚀或创伤所引起。

（一）临床表现

（1）症状与处女膜闭锁相似。

（2）处女膜无孔，但表面色泽正常，亦不向外膨隆。

（3）直肠指诊扪及向直肠凸出的阴道积血肿块，其位置较处女膜闭锁者为高。

（二）诊断

（1）青春期后无月经来潮，并有逐渐加重的周期性下腹痛。如系阴道狭窄，可有经血外流不畅。

（2）性生活困难。

（3）妇科检查：处女膜完整，但无阴道，仅有陷窝，肛门指检于闭锁以上部分扪及积血所形成的包块。阴道窄狭者，阴道壁僵硬，窥阴器放置困难。

（4）B超检查：闭锁多为阴道下段，上段可见积液包块，子宫及卵巢正常。

（三）鉴别诊断

主要通过B超、妇科检查与先天性无阴道及处女膜闭锁相鉴别。

（四）治疗

（1）尽早手术治疗，切开闭锁阴道段阴道并游离阴道积血段阴道黏膜，再切开积血段阴道黏膜，再切开积血肿块，排出积血。

（2）利用已游离的阴道黏膜覆盖创面。

（3）术后定期扩张阴道，防止阴道下段挛缩。

（五）注意事项

手术治疗应充分注意阴道扩张问题，以防挛缩。

三、阴道横隔

胚胎发育时双侧副中肾管会合后的尾端与泌尿生殖窦未贯通，或部分性贯通所致。横隔位于阴道上、中段交界处为多见，完全性横隔较少见。

（一）受精及着床

（1）常系偶然或因不育检查而发现，也有少数因性生活不满意而就诊发现。

（2）横隔大多位于阴道上、中段交界处，其厚度约1 cm。

（3）月经仍可正常来潮。

（二）诊断

1. 腹痛

完全性横隔可有周期性腹痛，大多表现为经血外流不畅的痛经。

2. 不孕

因横隔而致不孕或受孕率低。

3. 闭经

完全性横隔多有原发性闭经。

4. 妇科检查

月经来潮时可寻找到横隔的小孔，如有积血可扪及包块。

5. 横隔后碘油造影

通过横隔上小孔注入碘油，观察横隔与子宫颈的距离及厚度。

6. B超检查

子宫及卵巢正常，如有积血可呈现积液影像。

（三）鉴别诊断

注意与阴道上段不完全阴道闭锁鉴别：通过肛腹诊或B超探查观察有无子宫及上段阴道腔可确诊。

（四）治疗

1. 手术治疗

横隔切开术。若横隔薄，只需行"X"形切口；横隔厚，应考虑植羊膜或皮片。

2. 妊娠期处理

分娩时发现横隔，如薄者可切开横隔，由阴道分娩；如厚者，应行剖宫产，并将横隔上的小孔扩大，以利恶露排出。

（五）注意事项

（1）术后应注意预防感染和瘢痕挛缩。

（2）横隔患者经阴道分娩时，要注意检查横隔有无撕裂出血，如有则应及时缝合以防产后出血。

四、阴道纵隔

本病系由双侧副中肾管会合后，其中隔未消失或未完全消失所致。分为完全纵隔、不完全纵隔。完全纵隔形成双阴道，常合并双子宫颈及双子宫。如发育不等，也可以一侧大而一侧小，有时则可成为斜隔。

（一）临床表现

（1）绝大多数阴道纵隔无临床症状。

（2）有些婚后性生活困难才被发现。

（3）也有在做人工流产时发现，一些晚至分娩时产程进展缓慢才发现。

（4）临床有完全纵隔和不全纵隔两种，前者形成双阴道、双宫颈、双子宫。

（5）有时纵隔偏向一侧，形成斜隔，以致该侧阴道闭锁而有经血潴留。

（二）诊断

1. 完全性阴道纵隔

一般无症状，少数人有性交困难，或分娩时造成产程进展缓慢。

2. 阴道斜隔

因宫腔、宫颈管分泌物引流不畅可出现阴道流恶臭脓样分泌物。

3. 妇科检查

妇科检查可确诊。但要注意双阴道在进入一侧时常难发现畸形。

4. B超检查

子宫、卵巢正常。

（三）鉴别诊断

1. 阴道囊性肿物

斜隔检查时阴道一侧隔易与阴道囊性肿物相混淆，可行碘油造影鉴别。

2. 继发性阴道狭窄

继发性阴道狭窄有外伤、炎症、局部使用腐蚀药史。

（四）治疗

1. 完全阴道纵隔

一般无须特殊处理。

2. 部分性阴道纵隔

影响性生活、经血排出不畅时，可于非孕时行纵隔切除术。

3. 分娩时发现阴道纵隔阻碍分娩

宫口开大 4～5 cm 后，将纵隔中央切断，胎儿娩出后再检查处理伤口。

4. 阴道斜隔合并感染

斜隔切开术，引流通畅，并用抗生素治疗。

（1）首选青霉素：每次 80 万 U，每日 3 次，肌注，皮试阴性后用。

（2）氨苄西林：每日 6 g，分 3 次静脉推注，皮试阴性后用；或氨苄西林每次 1.5 g 加入 5% 葡萄糖 100 mL 中静滴，每日 4 次，皮试阴性后用。

耐药菌株可选用以下两种：

（1）头孢吩：每日 2～8 g，分 4 次静注或静滴。

（2）头孢哌酮：每日 3～6 g，分 3～4 次静注。

如对青霉素过敏者可选用以下三种：

（1）庆大霉素：每次 8 万 U，每日 2～3 次，肌注。

（2）复方新诺明：每次 2 片，每日 2 次，口服。

（3）林可霉素：每日 1.2 g，静滴。

第二节　子宫发育异常

子宫发育异常是由副中肾管产生的器官，以子宫最易发生畸形。副中肾管发生、发育异常越早出现，它所造成的畸形越严重。绝大多数的子宫畸形为双角子宫、双输卵管、单子宫颈，占 70%；最危险的子宫畸形是双子宫，其中一侧为残角子宫，占 5%。其之所以严重是因为残角子宫不易被发现，一旦宫外孕破裂，容易导致死亡。

一、分类及临床表现

（一）子宫未发育或发育不全

1. 先天性无子宫（congenital absence of uterus）

先天性无子宫为两侧副中肾管中段及尾段未发育，未能在中线会合形成子宫。常合并无阴道，但卵巢发育正常，临床表现为原发性闭经，第二性征正常，肛查触不到子宫，偶尔在膀胱后触及一横行的索条状组织。

2. 始基子宫（primordial uterus）

又称痕迹子宫，为双侧副中肾管向中线横行伸展会合后不久停止发育所致。子宫极小，仅长 1～3 cm，无宫腔，多数因无子宫内膜而无月经。

3. 子宫发育不良（hypoplasia of uterus）

又称幼稚型子宫，是因两侧副中肾管融合后在短时间内即停止发育。子宫发育小于正常，子宫颈相对较长而外口小，宫体和宫颈之比为 1∶1 或 2∶3，有时子宫体呈极度的前屈或后屈。临床表现为月经量过少，婚后不孕，直肠-腹部诊可扪及小而活动的子宫。

（二）子宫发育畸形

1. 双子宫（uterus didelphys）

双子宫为两侧副中肾管完全未融合，各自发育形成双子宫、双宫颈及双阴道。左右侧子宫各有单一的卵巢和输卵管。患者多无自觉症状，不影响生育，常在产前检查、人工流产或分娩时被发现。偶有双子宫单阴道，或双子宫伴阴道纵隔，常因性交困难或经血不畅而就诊。妊娠晚期胎位异常率增加，产程中难产机会增多，以子宫收缩乏力、胎先露下降受阻为常见。

2. 双角子宫（uterus bicornis）及鞍状子宫（saddle form uterus）

两副中肾管中段的上部未完全融合而形成双角子宫，轻者仅子宫底部下陷而呈鞍状或弧形。一般无症状，妊娠后易发生流产及胎位异常。

3. 单角子宫（uterus unicornis）

仅一侧副中肾管发育而成为单角子宫，常偏向一侧，仅有一条输卵管及一个卵巢，未发育侧的输卵管及卵巢多缺如。单角子宫一旦妊娠，多发生流产或早产。

4. 残角子宫（rudimentary horn of uterus）

残角子宫为一侧副中肾管发育正常，另一侧发育不全形成残角子宫，正常子宫与残角子宫各有一条输卵管和一个卵巢。多数残角子宫与对侧的正常子宫腔不相通仅有纤维带相连，若残角子宫内膜无功能，多无自觉症状，若残角子宫内膜有功能，可因宫腔积血而引起痛经，甚至并发子宫内膜异位症。偶有残角子宫妊娠至 16~20 周时发生破裂，出现典型输卵管妊娠破裂的症状和体征，若不及时手术治疗可因大量内出血而危及生命。

5. 纵隔子宫（uterus septum）

纵隔子宫为两侧副中肾管已完全会合，但纵隔未完全退化所致。子宫外形正常，由宫底至宫颈内口将宫腔完全隔为两部分为完全纵隔，仅部分隔开者为不全纵隔。纵隔子宫易发生流产、早产及胎位异常。子宫输卵管造影及子宫镜检查是诊断纵隔子宫的可靠方法。

二、诊断

由于某些子宫畸形不影响生理功能，若无症状可终生不被发现。而部分患者由于生殖系统功能受到不同程度的影响，到了月经初潮、婚后、妊娠期、分娩期出现临床症状或人工流产并发症时才被发现。先天性无子宫患者无月经，因往往同时合并有先天性无阴道，致婚后性交困难；幼稚子宫、残角子宫等可表现为月经过少、痛经、经期不规律；双子宫、双角子宫可表现月经过多及经期延长。患者常有不育。如有妊娠，常有并发症。往往引起流产、早产、胎膜早破、胎位异常，其中臀位、横位发生率高。发育畸形之子宫围产病率、新生儿死亡率均增高。

近年来，由于腔道造影、内镜、超声、CT、MRI 等诊断技术的广泛应用，发现女性生殖道畸形这类疾患已非少见，上述畸形的诊断并不困难，关键是要想到这些异常的存在。如患者有原发性闭经、痛经、不孕、习惯性流产、流产不全史、重复胎位不正、难产等病史，家属或姐妹中有子宫畸形史，应考虑到子宫畸形的可能，需做仔细的妇科检查，用探针探测宫腔大小、方向、有无纵隔的存在，必需时选择下列检查。

（一）B 超

其特点是简便、直观、无损伤、可重复多次检查，能清晰显示子宫形态、大小、位置及内部解剖结构。近年逐渐普及的阴道超声，可更清楚地显示子宫内膜、宫颈和子宫底部。在对纵隔子宫与双子宫或双角子宫的诊断中，应把 B 超检查作为首要的选择方法。但子宫 B 超检查难以了解纵隔子宫、双角子宫、残角子宫与阴道的畸形衔接及子宫腔之间相通的情况。

（二）X 线造影

X 线造影是利用一定的器械将造影剂从子宫内口注入子宫、输卵管的检查方法，能较好地显示子宫内腔的形态、输卵管通畅及异常的子宫通道情况，是诊断先天性子宫畸形最常用、最有效的方法之一。但是不能发现 II 型和 III 型残角子宫，改用盆腔充气造影可以发现。

（三）腹腔镜检查

腹腔镜检查可以直接观察子宫、卵巢及输卵管的发育情况。通过对腹腔的窥视，对各类生殖器畸形能做出全面的了解和评估。腹腔镜检查亦有不足之处，因为它只能看到盆腔表面的情况，也就是说只有子宫表面的畸形才能够准确地诊断，并不能了解到宫腔内情况。

（四）宫腔镜检查

宫腔镜检查可证实或发现子宫畸形，但是，它不能提供子宫浆膜表面的情况，有时不能对纵隔子宫和双角子宫做出肯定的区别。如果纵隔延伸到宫颈，且宫腔镜仅插入一侧，有时可能误诊为单角子宫。如果宫腔镜和腹腔镜联合运用，即更有利于评价先天性子宫异常，特别是对纵隔子宫和双角子宫的区别。结合宫腔镜，通过腹腔镜对宫底表面轮廓的评价，对区分纵隔子宫和双角子宫有较大价值，同时亦可弥补宫腔镜检查的不足。

宫腔镜检查的一个很大优点是可以施行某些矫治手术。

（五）静脉肾盂造影

生殖系统和泌尿系统的先天性畸形常常并存，如70%~90%单肾合并子宫畸形，而15%先天性无阴道合并肾脏畸形，因此有必要常规做静脉肾盂造影以排除泌尿系统畸形。

（六）其他

可行染色体核型分析，H-Y抗原检测，SRY基因检测，酶、性激素测定及性腺活检等，以明确有无遗传性疾病或性分化异常。

三、手术治疗

对子宫畸形常用的手术矫治方法有下列4种。

（一）子宫吻合术（双子宫的合并术）

适宜于双子宫、纵隔子宫以及双侧子宫角发育相称的双角子宫患者。

子宫畸形经过整形手术后宫腔成为一较大的整体，有利于胚胎发育，减少流产和早产的发生。

（二）子宫纵隔切除术

适宜于完全或部分子宫纵隔者，有3种手术途径。

（1）经腹部手术。

（2）宫腔镜下切除子宫纵隔：手术时间选在卵泡期。

（3）经阴道切除子宫纵隔：在腹腔镜或B超监视下施行手术。

（三）残角子宫切除术

临床上，残角子宫多是由于残角子宫妊娠时被发现，一经确诊，及时切除；在剖宫产或妇科手术时发现残角子宫，亦应切除。若粘连重难以切除时，应将患侧输卵管结扎。

（四）宫腔积血的人工通道术

部分双子宫、双宫颈患者，一侧宫颈流出道受阻于起自两侧宫颈之间、斜行附着于同侧阴道壁的隔膜，称为阴道斜隔综合征。结果是受阻侧宫腔积血，继发感染即形成积脓，一般在初潮后不久即出现进行性痛经。由于隔后的阴道子宫腔积血或积脓，妇科检查时在一侧穹隆或阴道侧壁触到囊性肿物，该侧子宫颈暴露不清，其上子宫有时误诊为包块。一经确诊，即行斜隔切开术。关于患侧子宫去留问题，意见不一。有学者主张开腹切除患侧子宫；而有的学者则持相反意见。因患者都是未婚或尚未生育者，保留积血侧子宫有可能提高受孕能力。

第三节 输卵管发育异常

输卵管是两个苗勒管上端各自分离的一段,因此,输卵管较子宫、阴道发生畸形的机会少得多。

一、分类

(一) 输卵管未发育

尚未见双侧输卵管未发育单独出现的报道。这种畸形多伴有其他严重畸形而不能存活,往往与同侧的子宫不发育合并存在。输卵管不发育的原因,有原发性和继发性两种。前者原因不明,是指整个一侧的苗勒管都未形成,不但没有输卵管,同侧的子宫、子宫颈也不发育。后者如真两性畸形,一侧有卵巢,另一侧有睾丸或卵睾。在有睾丸或卵睾的一侧不形成输卵管,甚至不形成子宫。

(二) 输卵管发育不全

实性的输卵管、索状的输卵管以及发育不良的输卵管,都属于输卵管发育早期受到程度不同的抑制或阻碍使其不能完全发育所致。有时与发育不良的子宫同时存在。

(三) 小副输卵管

小副输卵管是一个比较短小的输卵管,它有完整的伞端(单侧或双侧),附着于正常输卵管的上面。有的副输卵管腔与正常的输卵管腔沟通,有的不沟通而在其附着处形成盲端。

(四) 单侧双输卵管或双侧双输卵管

双输卵管均有管腔通于子宫腔,发生机制不明。

(五) 输卵管憩室

憩室较易发生于输卵管的壶腹部,容易造成宫外孕而危及生命。

(六) 输卵管中段缺如

类似输卵管绝育手术后的状态,缺失段组织镜下呈纤维肌性。

(七) 输卵管位置异常

在胎儿的分化发育过程中因发育迟缓未进入盆腔,使之位置异常(包括卵巢)。

二、临床表现

无明显临床表现,临床上多因检查不孕症、子宫畸形腹腔镜检查,或剖腹探查,或宫外孕破裂才被发现。

三、辅助检查

(一) 子宫输卵管碘油造影

子宫输卵管碘油造影可提示小副输卵管、单侧或双侧双输卵管、输卵管憩室。但不能鉴别输卵管缺如与输卵管梗阻。

(二) 腹腔镜

腹腔镜可在直视下发现输卵管发育异常(包括位置异常)。

四、诊断

输卵管先天性畸形不易被发现,原因首先是常与生殖道先天畸形同时存在而被忽略,其次是深藏在盆腔侧方。常用的诊断方法,子宫输卵管造影术后发现单角子宫单侧输卵管,双输卵管。腹腔检查可能发现各种畸形。剖腹术可较明确地诊断。

五、治疗

对由于输卵管异常引起不孕者,在腹腔镜或剖腹术行输卵管整形术。发生输卵管妊娠破裂或流产者,术中认真检查,对可修复的输卵管畸形不要轻易切除,应采取显微手术技巧进行整复输卵管,以保留功能。

第四节 卵巢发育异常

一、卵巢发育不全

原发性卵巢发育不全（hypoplasia of ovary）多发生于性染色体畸变女性，以45，XO为最常见，亦可见于XO核型的镶嵌体或单纯的多X核型。女性正常发育必须有两条正常结构的X性染色体，缺失一条或多一条X性染色体即影响卵巢的正常发育，均为双侧性。卵巢细长形、淡白色、质硬、呈条索状。其表现可为女性，但由于卵巢发育不全，性激素缺乏，使性器官及第二特征均不发育，往往伴有其他畸形。可有单侧卵巢发育不全，常伴有同侧输卵管，甚至肾脏缺如。

治疗原则：主要治疗闭经，其次为增加身高。对骨骺未闭合者，均先给予蛋白同化类激素，以促进体内蛋白质合成代谢和钙质蓄积，约半年后再用雌孕激素序贯疗法做人工周期诱导使月经来潮，同时辅以调整月经的中成药，注意增加营养等。

此类患者绝大多数都没有生育能力，国内已有采用赠送胚胎移植成功的报道。

二、卵巢异位

卵巢异位（ectopic ovary）系卵巢在发育过程中受阻，仍停留在胚胎期位置未下降至盆腔，位置高于正常卵巢部位。如位于肾脏下极附近，或位于后腹膜组织间隙内，常伴有卵巢发育不良。如下降过度，可位于腹股沟疝囊内。

所有异位卵巢都有发生肿瘤的倾向，应予以切除。

三、额外卵巢

额外卵巢（additional ovary）罕见，除外正常位置的卵巢外，尚可在他处发现额外的卵巢组织，其部位可在腹膜后、乙状结肠系膜及盆腔等处。这些额外卵巢是由于胚胎发生的重复而形成的，大小不一，小者仅数毫米，大者可达正常大小。因其他原因行剖腹手术时，偶然发现，应予以切除。

四、副卵巢

副卵巢（paraovary）即在正常卵巢附近出现多余的卵巢组织，一般小于1 cm，偶有2~3个副卵巢出现，常呈结节状，易误认为淋巴结，需病理检查才能确诊。

五、单侧卵巢缺失和双侧卵巢缺失

单侧卵巢缺失（absence of unilateral ovary）和双侧卵巢缺失（absence of bilateral ovary）均少见，前者可见于单角子宫，后者可见于45，XO Turner综合征患者。

治疗：异位卵巢和多余卵巢，一经发现应予切除。双侧卵巢缺如，可行性激素替代疗法。

疗效标准与预后：异位卵巢和多余卵巢有发生肿瘤的倾向。双侧卵巢缺如施行性激素替代疗法，有助于内外生殖器及第二性征发育，对精神有安慰作用，但对性腺发育无作用，不可能恢复生育功能。

第三章

女性生殖器官炎症

第一节 外阴炎症

外阴炎主要指外阴的皮肤与黏膜的炎症。由于外阴部暴露于外,又与尿道、肛门、阴道邻近,与外界接触较多,因此外阴易发生炎症,其中以小阴唇最多见。

一、外阴念珠菌病

(一)临床表现

主要表现为外阴瘙痒、灼痛、性交痛,若并发尿道炎则有尿频、尿痛。外阴部红肿,甚至糜烂,严重者出现溃疡,表面可覆盖一层豆渣样白膜。

(二)诊断

主要依据外阴瘙痒症状及局部体征表现,白带涂片或培养找到真菌菌丝及芽孢,即可确定诊断。

(三)治疗

用2%~4%碳酸氢钠(苏打水)冲洗或坐浴,以清洁外阴,然后用2%甲紫溶液涂布外阴。此法简便、经济、有效。

1. 制霉菌素软膏(10万U/g)

局部涂搽,每日2或3次。

2. 咪康唑霜(硝酸咪康唑霜)

外阴及阴道深部涂抹。每晚1次,连用2周,月经期可以继续使用,不必停药。

3. 益康唑霜(10 mg/g)

涂外阴,1~2次/d。

若有阴道炎按真菌性阴道炎治疗。

二、婴幼儿外阴、阴道炎

由于婴儿生理特点,若护理不当,易造成外阴感染发生炎症。致病菌多为化脓性细菌,如葡萄球菌、链球菌、大肠埃希菌等,少数可能感染真菌、滴虫甚至淋球菌等。

(一)临床表现

婴儿常因局部疼痛而啼哭,较大小孩可述说外阴疼痛、瘙痒、灼热、尿频、尿痛等症状。外阴、阴蒂、尿道口及阴道口黏膜充血。水肿、有脓性分泌物等。或婴儿内裤上有脓痂或稀水样污迹等。若急性期被父母疏忽,其后可能造成小阴唇粘连,致排尿变细,常被误为外阴畸形就诊。检查时可见粘连处薄而透亮,将外阴前庭、尿道口、阴道口遮盖,其上方或下方留有一小孔,尿液由此排出。

(二)诊断

根据上述临床表现不难明确诊断,但应注意排除特殊感染,如滴虫、真菌、淋菌等,须取出分泌物先涂片镜检,必要时培养确诊。

（三）治疗

1. 特殊感染

须按相关真菌、滴虫或淋球菌等特殊感染治疗。

2. 急性期

局部清洗可用 1∶5 000 高锰酸钾溶液，或用 2% 硼酸溶液清洗，再涂以抗生素软膏，如金霉素眼膏、四环素软膏、40% 紫草油、倍美力软膏、欧维婷软膏等。并保持外阴清洁、干燥，穿封裆裤。

3. 急性期后小阴唇粘连

可用小弯蚊式血管钳或小弯镰刀刀片做锐、钝性分离。分离开后局部涂以上述消毒软膏以防再次粘连。每日清洗、涂软膏，直至上皮恢复正常为止。

三、前庭大腺炎及脓肿

前庭大腺炎（bartholinitis）多发生于生育期年龄。病原体多为葡萄球菌、大肠埃希菌、链球菌、肠球菌以及淋球菌等，若未及时彻底治疗，很易发展形成前庭大腺脓肿。

（一）临床表现

急性期前庭大腺区域疼痛、红肿，常伴发热，个别可有寒战，若已形成前庭大腺脓肿，则疼痛剧烈，坐卧不宁。检查时可发生大阴唇下 1/3 处红肿硬块，触痛明显，若形成脓肿，多呈鸡蛋甚至苹果般大小的红肿块，触痛甚为明显，有波动感，周围组织水肿，同侧腹股沟淋巴结可能肿大。

（二）诊断

根据上述临床表现特点，不难诊断。因剧痛阴道窥器检查多已不可能，如无特殊必要，可暂不检查。但应在前庭大腺口、尿道口、尿道旁腺口各段取分泌物做涂片或培养找病原体，并做药敏试验，供治疗时选用有效抗生素。

（三）治疗

1. 急性期

卧床休息，保持局部清洁，2% 硼酸溶液冷湿敷。全身应用有效抗生素，如青霉素、头孢类、喹诺酮类 [如环丙沙星、司帕沙星（巴沙片）等药物]，最好是依细菌培养的药敏结果，选定最有效的抗生素使用，直至炎症消退，疼痛消失痊愈为止。

2. 已形成脓肿

在局部麻醉下行脓肿切开引流术，切口宜选在小阴唇内侧，近前庭大腺开口处，做半弧形切口排脓，其下端应达脓腔的底部，使引流通畅。冲洗脓腔后，脓肿切口边缘可用可吸收缝合线连续毯边式缝合止血，出血不明显也可不缝，一定不能缝合关闭脓腔，脓腔内填碘附纱条，24 h 取出。术后 1∶5 000 高锰酸钾溶液坐浴，同时全身继续使用抗生素控制感染，直至炎症完全消退。

四、急性外阴溃疡

（一）临床表现

急性外阴溃疡（acute ulcer of vulva）一般发病急，溃疡迅速发展，溃疡数目大小不定，有的可互相融合形成一大溃疡，常有复发倾向，在其分泌物中可培养出与阴道杆菌相似的粗大杆菌。该病多发生于青、中年妇女，有时可有发热和伴全身其他症状，如口腔溃疡、眼虹膜炎等，若有即为眼 - 口腔 - 外生殖器综合征，即贝赫切特综合征 [白塞（Behcet）综合征]。

（二）治疗

因阴道杆菌或粗大杆菌实际上是阴道的一种正常栖居的细菌，而非一般的化脓性细菌，对抗生素或磺胺类药物不敏感，因此治疗比较困难。其治疗原则是休息、保持局部干净、干燥、减少摩擦，多饮水、补充足量维生素 C 及维生素 B。急性期可应用肾上腺皮质激素，如泼尼松应逐渐减量。慢性期可用清热、解毒、止痛、止痒的中药，局部可用黄连青黛散涂抹在溃疡基底上，有一定疗效。

第二节 阴道炎症

一、外阴、阴道念珠菌病

外阴、阴道念珠菌病（vulvovaginal candidiasis，VVC）又称真菌性阴道炎，80%～90%系白色念珠菌，其余为其他念珠菌和球拟酵母菌属所致。

（一）临床表现

主要症状是白带多，外阴及阴道瘙痒，灼热，排尿痛，外阴地图样红斑。典型的白带呈豆渣样的凝乳块，阴道黏膜红肿，剥下凝乳斑块，可见黏膜糜烂，甚至浅溃疡。妊娠期易发真菌感染，其主要症状是奇痒，多坐卧不宁，痛苦异常。

（二）诊断

根据上述症状、体征，白带中找到真菌菌丝及芽孢，即可诊断。一般涂片即可发现。若在玻片上加一小滴等渗氯化钠溶液或10%～20%氢氧化钾溶液，加盖玻片，微加热镜检，红、白细胞及上皮细胞立即溶解，便于查找真菌菌丝及芽孢，或涂片后经革兰染色镜检，可靠性可提高80%，最可靠的方法当属真菌培养。此外诊断时要注意有无相关发病诱因，如妊娠，使用广谱抗生素及大剂量甾体激素史和糖尿病史等。

（三）治疗

为了治疗的规范将VVC分为单纯性VVC和复杂性VVC，单纯性VVC是指正常非孕宿主散发的由白色念珠菌所致的轻度VVC。单纯性VVC一般首选阴道用药，可任选一种。

1. 局部用药

先用2%～4%碳酸氢钠溶液冲洗外阴和阴道，洗去阴道分泌物，利于药物发挥作用，碳酸氢钠溶液还能改变阴道酸碱度，使pH值升高不利于真菌生长。用药期间禁性生活，内裤、浴巾煮沸消毒。阴道上药的种类甚多，目前有效、不良反应小的有制霉菌素、硝酸咪康唑、益康唑、克霉唑及曲古霉素等。

（1）硝酸咪康唑：是对多种真菌深、浅感染均有效的咪唑类抗真菌药物。常用制剂有栓剂和霜剂，其疗效好，不良反应轻。硝酸咪康唑栓（咪康唑栓）有两种剂量，一种每粒含硝酸咪康唑200 mg，每晚1粒置入阴道，连用7 d；或首晚1粒，以后早、晚各1粒，连用3 d。另一种每粒含硝酸咪康唑400 mg，每晚1粒置入阴道，连用3 d。月经期可不停药。

（2）克霉唑栓：亦为咪唑类抗真菌药，作用与咪康唑、益康唑相同。①凯妮汀阴道片：每片含克霉唑500 mg，阴道上药1次即可。②克霉唑栓：每粒含克霉唑100 mg，每晚1粒，连用7 d。

（3）制霉菌素泡腾片（米可定泡腾片）：每片含制霉菌素10万U，每晚1片，置阴道内，连用15 d。也可早、晚各1片，连用7 d。

2. 全身用药

主要是口服给药，用于未婚未有过性生活的妇女，以及不愿意接受局部用药和多次局部用药疗效不佳的病人。常用药物有酮康唑、氟康唑及伊曲康唑等，酮康唑因对肝毒性损害大，现已很少采用。

（1）伊曲康唑（斯皮仁诺）：系具三唑环的合成唑类抗真菌药。100 mg饭后口服，2次/d，连用3 d。也可200 mg，饭后口服，1次/d，连用7 d。

（2）氟康唑：系氟代三唑类抗真菌药，宜空腹给药。150 mg口服（空腹）1次，即可治疗真菌性外阴、阴道炎，8 d后重复1次效果更佳。

（3）复杂性VVC，包括复发性VVC，重度VVC，妊娠期VVC，非白色念珠菌所致VVC或宿主为未控制的糖尿病，免疫力低下者。

①重度VVC可首选口服药物，症状严重者局部可应用低浓度糖皮质激素软膏或唑类霜剂。可选以下一种方案：a. 伊曲康唑200 mg，2次/d，共2 d。b. 氟康唑150 mg口服，3日后重复1次。

②复发性VVC是指VVC经过治疗，临床症状和体征消失，真菌学检查阴性后，又出现症状，且真

菌检查阳性，1年内发作4次或以上者。a. 强化治疗：口服或局部用药方案任选一种，直至真菌学治愈。b. 阴道上药：咪康唑栓400 mg，每晚1次，共6 d；克霉唑栓500 mg，3 d后重复1次；克霉唑栓100 mg，每晚1次，用7～14 d。巩固治疗应根据具体情况加以考虑，每月巩固治疗1～4次，共6个月。

（4）念珠菌病：妊娠易发生真菌性阴道炎，病情常较顽固，治疗应考虑药物对胎儿无影响，除非极其必要，应禁止口服全身给药，如酮康唑、伊曲康唑等。

①抗生素类抗真菌药：制霉菌素泡腾片（米可定泡腾片）是妊娠3个月内最常应用的药物。属孕期B类药物，10万U连用10～14 d。

②咪唑类抗真菌药：克霉唑（凯妮汀阴道片）500 mg，睡前放入阴道1次。咪康唑栓，妊娠3个月内须权衡利弊慎用，妊娠4个月以后可以使用，连用7～10 d。属孕期B类药物。

③硝酸咪康唑：属孕期C类药物，一般在妊娠3个月后可以使用，400 mg，3 d为一疗程。

二、滴虫阴道炎

滴虫阴道炎（trichomonas vaginitis）由阴道毛滴虫感染所致，是阴道炎症最为常见的一种。

（一）临床表现

主要症状是白带增多，白带呈白色、绿色或黄绿色，带泡沫，有腥味，严重者可带血液，其次是外阴瘙痒，伴外阴、阴道烧灼及性交痛，若伴尿道膀胱感染，可有尿频、尿急及血尿。检查可发现阴道黏膜红肿，点状出血，甚至草莓样突起。

（二）诊断

依据典型上述表现，白带涂片镜检或培养找到阴道毛滴虫，即可诊断。

（三）治疗

多种方法都有效，但多易复发，故治疗应彻底。治疗期间应避免性交，每天换内裤并用物理方法消毒，如晒、烫、煮等，性伴需同时治疗。

1. 局部治疗

（1）先用0.5%～1%乳酸或醋酸溶液或1∶5 000高锰酸钾溶液冲洗外阴、阴道，减少阴道分泌物，有利于药物作用。改变阴道酸碱度，抑制毛滴虫生长繁殖。

（2）主要抗滴虫药物为甲硝唑（甲硝哒唑）、乙酰胂胺（滴维净）、卡巴胂等，最常用者为甲硝唑栓剂（含甲硝唑0.5 g，1粒阴道置入，每晚1次，连用10 d。也可用甲硝唑200～400 mg片剂置入阴道，每晚1次，连用10 d，卡巴胂（200 mg）或乙酰胂胺1片，阴道置入，每晚1次，连用10 d。为防复发，应于第2、3次月经干净后同上方法继续治疗，并复查白带，连续3次阴性方为痊愈。

2. 全身治疗

（1）对反复复发病例，应检查性伴小便及前列腺液，发现滴虫应与病人同时全身治疗。甲硝唑200 mg口服，3次/d，连用7 d，同时阴道上药。也可甲硝唑0.5～1 g口服2次/d，连用7 d。奥硝唑胶囊500 mg口服2次/d，连用5 d，或1 500 mg睡前单次口服。替硝唑1 000 mg口服2次/d，连用5 d。服药期间应注意不能服含乙醇饮料。孕早期甲硝唑对胎儿有致畸可能，故孕20周以前应避免口服治疗。

（2）若合并真菌感染或阿米巴感染，可服用曲古霉素10万～20万U，2次/d，连用5～7 d。

3. 中药治疗

（1）妇科止带片：每片0.25 g，口服5片，3次/d。

（2）苦参栓：每粒1.2 g，含苦参碱为氧化苦参汁100 mg，每晚1粒，塞入阴道深处。

（3）子宫丸：每粒1.2 g，每晚1粒塞入阴道深处。每周1或2次，4次为一疗程，未愈者可继续用2～3个疗程。

（4）也可用蛇床子200 g或百部50 g加水煎煮，冲洗外阴部。

三、老年性阴道炎

老年性阴道炎（senile vaginitis）或绝经后阴道炎（postmenopausal vaginitis）是指绝经后，由于卵巢功能衰退，雌激素水平下降，阴道壁萎缩，上皮细胞糖原含量减少，局部pH上升，阴道抵抗力低下，细菌易于繁殖生长造成炎症所致。其阴道改变也可见于卵巢切除或放疗之后，或产后哺乳过久的妇女。

（一）临床表现

主要为白带增多，白带呈脓性或黄水样，有臭味，或混有血液，阴道黏膜薄，充血发红，甚至点状出血。严重者可波及阴道前庭及尿道口，可出现尿频、尿痛症状。

（二）诊断

根据上述表现结合年龄，绝经情况，不难诊断，但应注意除外宫颈、宫体及输卵管癌的可能。

（三）治疗

治疗原则是补充雌激素，即HRT（雌激素替代疗法），改变全身及阴道局部因雌激素缺乏所造成的系列症状。其次是改善阴道局部的环境，保持清洁。

1. 局部治疗

用1%乳酸或1∶5 000高锰酸钾溶液冲洗外阴、阴道，然后阴道放置甲硝唑栓或诺氟沙星（氟哌酸）栓剂（0.2 g）每晚1次，连用7～10 d。也可使用欧维婷软膏（雌三醇软膏）涂外阴，每日1～2次局部使用，效果良好。

2. 全身治疗

（1）补佳乐（戊酸雌二醇1 mg/片）口服1粒，1次/d，适用于切除子宫后单纯补充雌激素病人。

（2）克龄蒙（戊酸雌二醇片/雌二醇环丙孕酮片复合包装）每板药片按序贯连续给药，适用于同绝经期妇女，保持规律周期性子宫出血。

（3）利维爱（7-甲基异诺酮）2.5 mg，口服每日或隔日1次。

3. 中药治疗

（1）治带片：每片0.25 g，每次口服5～8片，每日2或3次。

（2）知柏地黄丸：每丸9 g，口服每次1～2丸，2次/d。

四、细菌性阴道病

细菌性阴道病（bacterial vaginosis，BV）是一种以Gardner菌、各种厌氧菌、Mobiluncus菌及支原体引起的阴道混合感染，局部炎症不明显，有10%～50%病人可无症状。1984年瑞典专门国际会议认为命名为炎症（细菌性阴道炎，非特异性阴道炎）不妥，而定为细菌性阴道病。

（一）临床表现

本病有症状者主要是白带增多，白带呈鱼腥臭味，阴道灼热、瘙痒。

（二）诊断

阴道分泌物pH＞4.5，涂片发现线索细胞（clue cell）或见到Mobiluncus菌，阴道分泌物氢氧化钾试验阳性，脯氨酸氨肽酶测定阳性等即可诊断。

（三）治疗

对无症状细菌性阴道病病人须常规治疗，但应对拟行的妇科手术及计划生育手术进行治疗；无须常规治疗病人性伴；对有早产史的细菌性阴道病病人及所有有症状的细菌性阴道病孕妇予以治疗。

1. 阴道冲洗

用0.5%乳酸溶液或0.5%～1.0%醋酸溶液阴道冲洗，每晚1次。同时使用下列药物口服及阴道上药。

2. 甲硝唑

0.2 g口服，3次/d或每次0.4 g，每日2或3次，连用7 d，同时阴道200 mg上药，每晚1次。也可用四环素或磺胺噻唑0.5 g做成栓剂，每晚1粒阴道上药，共10 d。若有真菌同时感染，阴道内同时上咪康唑栓，每晚1次，连用7～10 d。

3. 克林霉素

300 mg 口服，2 次 /d，连用 7 d，该药可用于孕妇，也可用克林霉素 1% ~ 2% 油膏涂于阴道，每晚 1 次。

4. 氨苄西林

500 mg 口服，每 6 h 1 次，连用 5 ~ 7 d。

5. 匹氨西林

700 mg 口服，2 次 /d，连用 7 d。

6. 中药治疗

（1）当归龙荟丸：每粒重 6 g，每袋重 12 g，口服 6 ~ 9 g，2 次 /d。
（2）妇科止带片：每片 0.25 g，口服 5 片，3 次 /d。
（3）四妙丸：每 15 粒重 1 g，每次口服 6 g，3 次 /d。
（4）知柏地黄丸：每丸重 9 g，口服每次 1 ~ 2 丸，2 次 /d。

第三节　子宫颈炎

宫颈炎症是妇科常见疾病，包括宫颈阴道部炎症及宫颈管黏膜炎症。因宫颈阴道部鳞状上皮与阴道鳞状上皮相延续，阴道炎症均可引起宫颈阴道部炎症。临床多见的宫颈炎是宫颈管黏膜炎，由于宫颈管黏膜上皮为单层柱状上皮，抗感染能力较差，易发生感染，并且宫颈管黏膜皱襞多，一旦发生感染，很难将病原体完全清除，久而导致慢性宫颈炎。半数以上已婚妇女患本病。慢性宫颈炎可引起白带过多、腰痛、下腹坠胀等，与宫颈癌关系密切，应及时治疗。

一、急性宫颈炎

急性宫颈炎（acute cervicitis）是指从子宫颈外口到子宫颈内口的宫颈黏膜、黏膜下组织发生急性感染。感染的病原体主要为淋病奈瑟菌及沙眼衣原体，其次为葡萄球菌、链球菌、肠球菌等。急性宫颈炎主要见于感染性流产、产褥期感染和阴道异物并发感染。

（一）临床表现

急性宫颈炎的主要症状是白带过多、脓性，阴道分泌物的刺激可引起外阴瘙痒及灼热感，也可出现经间期出血，性交后出血。常有下泌尿道症状，如尿频、尿急、尿痛。妇科检查见宫颈充血、水肿、黏膜外翻，有脓性分泌物从宫颈流出，宫颈触痛，质脆，触之易出血。若为淋球菌感染，可见尿道口、阴道口黏膜充血、水肿以及多量脓性分泌物。

（二）诊断

取宫颈分泌物涂片做革兰染色，若光镜下平均每个高倍视野有 30 个以上中性粒细胞，可诊断化脓性宫颈炎，同时应作淋病奈瑟菌及沙眼衣原体的检测，以明确病原体。

（三）治疗

主要针对病原体。对于单纯急性淋病奈瑟菌性宫颈炎主张大剂量、单次给药，如头孢曲松钠 250 mg，单次肌内注射，或头孢克肟 400 mg 单次口服；大观霉素 4 g，单次肌内注射；环丙沙星 500 mg 单次口服。治疗衣原体药物有四环素类，如多西环素 100 mg，2 次 /d，连服 7 日。红霉素类如阿奇霉素 1 g 单次顿服，或红霉素 500 mg，4 次 /d，连服 7 日。喹诺酮类如氧氟沙星 300 mg，2 次 /d，连服 7 d；左氧氟沙星 500 mg，1 次 /d，连服 7 d。

二、慢性宫颈炎

慢性宫颈炎（chronic cervicitis）多见于分娩、流产或手术损伤宫颈后，病原体侵入而引起感染。主要病原体为葡萄球菌、链球菌、大肠埃希菌及厌氧菌，其次为性传播疾病的病原体，如淋病奈瑟菌、沙眼衣原体。卫生不良或雌激素缺乏，局部抗感染能力差，也易引起感染。近年的研究显示：单纯疱疹病毒 2 型（HSV-2）和人乳头瘤病毒 16 型（HPV-16）与宫颈糜烂的发生密切相关。急性宫颈炎治疗不彻底可转为慢性宫颈炎。

（一）临床表现

主要症状是阴道分泌物增多。分泌物呈乳白色黏液状，有时呈淡黄色脓性，可有血性白带和性交后出血。当炎症涉及膀胱下结缔组织时，可出现尿急、尿频。若炎症沿宫骶韧带扩散到盆腔，可有腰骶部疼痛、下腹坠胀。宫颈黏稠脓性分泌物不利于精子穿透，可造成不孕。

（二）病理改变

1. 宫颈糜烂（cervical erosion）

宫颈糜烂是慢性宫颈炎最常见的一种病理改变。宫颈外口处的宫颈阴道部外观呈细颗粒状的红色区，称为宫颈糜烂。糜烂面为完整的宫颈管单层柱状上皮所覆盖，其下间质透出呈红色，并非真性糜烂，国外已改称宫颈柱状上皮异位（columnar ectopy）。由于宫颈管柱状上皮抵抗力低，病原体易侵入发生炎症。宫颈糜烂根据糜烂深浅程度分为 3 型：糜烂面仅为单层柱状上皮所覆盖，表面平坦，称为单纯性糜烂；如果腺上皮过度增生并伴有间质增生，糜烂面凹凸不平呈颗粒状，称为颗粒型糜烂；当间质增生显著，表面呈乳头状，称为乳突型糜烂。根据糜烂面积大小可将糜烂分为 3 度。轻度：糜烂面小于宫颈面积的 1/3。中度糜烂面占宫颈面积的 1/3～2/3；重度指糜烂面占整个宫颈面积的 2/3 以上。

2. 宫颈息肉（cervical polyp）

慢性炎症长期刺激使宫颈管黏膜增生并向宫颈外口突出形成息肉。息肉为一个或多个不等，呈舌形，直径一般为 1 cm，质软而脆，易出血，蒂细长。根部多附着子宫颈外口，少数在宫颈壁。光镜下见息肉中心为结缔组织伴有充血、水肿及炎性细胞浸润，表面覆盖单层高柱状上皮。由于炎症存在，除去息肉后仍可复发。宫颈息肉极少癌变，癌变率 < 1%，但易复发。

3. 宫颈黏膜炎（endocervicitis）

病变局限于宫颈黏膜及黏膜下组织，宫颈阴道部外观光滑，宫颈外口可见有脓性分泌物，有时宫颈管黏膜向外突出，可见宫颈口充血。由于宫颈管黏膜及黏膜下组织充血、水肿、炎性细胞浸润和结缔组织增生，可使宫颈肥大。

4. 宫颈腺囊肿（naboth cystic）

在宫颈糜烂愈合过程中，新生的鳞状上皮覆盖宫颈管腺口或伸入腺管，将腺管口阻塞；腺管周围的结缔组织增生或瘢痕形成压迫腺管，使腺管变狭窄甚至阻塞，腺体分泌物引流受阻、潴留形成囊肿。检查时见宫颈表面突出多个白色小囊肿，内含无色黏液。若囊肿感染，则外观呈白色或浅黄色小囊泡。

5. 宫颈肥大（cervical hypertrophy）

由于慢性炎症的长期刺激，宫颈组织充血、水肿，腺体和间质增生，使宫颈呈不同程度肥大、硬度增加，但表面多光滑，有时可见到宫颈腺囊肿突起。

（三）诊断

根据临床表现及病理改变，可确诊并分型。

（四）治疗

治疗前应常规做宫颈刮片、Thin Prep 细胞学检查、阴道镜检查，排除早期宫颈癌，以免将早期癌症误认为炎症而延误治疗。慢性宫颈炎以局部治疗为主，根据病理类型不同采用不同的治疗方法。

1. 宫颈糜烂

（1）物理治疗：治疗原理是用各种物理的方法将宫颈糜烂面的单层柱状上皮破坏，使其坏死脱落后，为新生的复层鳞状上皮覆盖。创面愈合需 3～4 周，病变较深者需 6～8 周。临床常用的方法有激光、LEEP 刀、电凝、冷冻、红外线凝结、聚焦超声等，治疗时间应在月经干净后 3～7 d 进行。有急性生殖器炎症者列为禁忌。各种物理疗法后均有阴道分泌物增多，在术后 1～2 周脱痂时可有少量出血。少数病人可有多量阴道出血，可采用局部填塞压迫止血。在创面未完全愈合期间（术后 4～8 周）禁盆浴、性交及阴道冲洗。物理治疗有引起术后出血、宫颈管狭窄、不孕、感染的可能。治疗后需定期检查，观察创面愈合情况。聚焦超声技术是近年发展起来的用于治疗慢性宫颈病变的一种非侵入性局部治疗的新技术，虽然聚焦超声也属于物理治疗范畴，但它改变了传统的治疗模式。首先，聚焦超声具有良好的能量渗透性和聚焦性，超声能量能透过表面组织，直接聚集在上皮的基底层，使基底层组织修复后由内向外生长使病灶愈合，符合人体组织创伤愈合的病理生理过程；其次，可以诱导淋巴细胞功能或数量的改变，从而增强机体的细胞免疫能力，并改善局部微循环，增强其组织修复和治疗病变的作用，最终达到治愈的目的。超声治疗要求治疗头与病变组织紧密接触，对于颗粒型、乳头型的宫颈，因表面凹凸不平，应采取先扫描突起部分，待其凹陷变平后再与其他部分一起行环行扫描。对外翻的宫颈，先沿着外翻的皱襞方向进行扫描，使皱襞变平后再与其他部分一起环行扫描。由于宫颈肥大是慢性炎症的长期刺激引起的宫颈组织充血、水肿、间质增生等病理性改变，对于轻、中度宫颈糜烂伴有肥大者，根据肥大程度，扫描范围扩大为超过糜烂边缘 5～8 mm，以利于彻底治疗慢性宫颈炎。与传统宫颈炎的物理治疗方法相比，聚焦超声治疗具有疗效好，不良反应小，并发症少，操作中无烟雾、无气味、无辐射、无放射性等环保性的优点，尤其对宫颈肥大病人疗效显著，是目前治疗慢性宫颈病变的一种值得推广的新方法。微波治疗只适用于不需要生育者，动物实验提示，微波可改变卵巢生殖细胞的基因，导致下一代的下一代致畸。故需要生育者不宜使用。

（2）药物治疗：适应于轻、中度糜烂及未生育妇女。奥平栓或安达芬栓剂，均为 α–干扰素制剂，具有抗肿瘤、抗病毒及免疫调节活性，且可促进组织再生、修复。治疗轻、中度糜烂的有效率达 88%。于月经干净后 2～3 d 用药，睡前置入阴道后穹隆，隔日 1 次。6 次为一疗程。治糜灵栓：每日 1 枚，阴道用药，15 d 为一疗程。

（3）宫颈锥形切除术：对肥大、外翻、糜烂面较深、宫颈不典型增生Ⅱ级者行宫颈锥形切除术。可用子宫颈环形电切除术（loop electrosurgical excision procedure，LEEP）治疗宫颈，对重度宫颈炎病人，采用 LEEP 切除少部分宫颈，切除组织全部送病检，术后随访 1 个月宫颈上皮覆盖约 80%，术后 2 个月宫颈上皮覆盖达 100%，宫颈光滑，一次性治愈率达 98%，有效率达 100%。LEEP 治疗慢性宫颈炎治愈率高，并发症少，安全可靠，操作简单，病人痛苦少，易接受。该方法采用低电压、高电流以及细小的环形电刀切除宫颈病变，可在门诊进行并可提供标本进行病理学检查，简便易行，且不影响以后妊娠，是诊治宫颈疾病安全有效的方法。

2. 宫颈息肉

行息肉摘除术，根部宜用激光凝结，以减少复发。息肉应送病理组织检查。

3. 宫颈管黏膜炎

局部用药疗效差，可用物理治疗，个别急性期可行全身治疗。根据宫颈管分泌物培养及药敏试验结果，采用相应抗感染药物治疗。

4. 宫颈腺囊肿

对小的宫颈腺囊肿，无任何临床症状可不予处理，若囊肿大或多个，可采用激光治疗。

第四节　子宫炎症

子宫体部的炎症以子宫内膜炎为主。子宫内膜炎为妇科常见病，引起子宫内膜炎的病原体有多种，常见的有金黄色葡萄球菌、溶血性链球菌、大肠埃希菌、厌氧菌有脆弱类杆菌、消化球菌、消化链球菌。性传播病原体有衣原体、淋病及支原体。病原体大多系经阴道、宫颈、宫腔上行感染。在正常情况下阴道内寄生着大量细菌，但由于阴道呈酸性环境（pH 值 3.5～4），这些细菌在酸性环境中不致病，宫颈管为黏稠的宫颈黏液所充填，阴道内的细菌不易上行至宫腔。当阴道发生感染或月经来潮时，改变了阴道的酸性状态，或分娩、流产时宫颈扩张，致阴道与宫腔相通，阴道内的细菌大量繁殖，并上升至宫腔引起子宫内膜炎。

一、急性子宫内膜炎

急性子宫内膜炎的主要原因是与妊娠有关的情况改变,如阴道分娩后、剖宫产后、胎膜早破、羊膜腔感染、产科手术操作、妊娠晚期性生活、产妇体质虚弱、产前产后出血过多及流产后常发生急性子宫内膜炎。此外如长期阴道流血、刮宫术后、放置宫内节育器、慢性疾病等也可引起急性子宫内膜炎。坏死性的内膜息肉、黏膜下子宫肌瘤或子宫内膜癌偶尔可导致急性子宫内膜炎。

(一)临床表现与诊断

在分娩或流产后所发生的急性子宫内膜炎,由于宫腔内有较大的创面或部分胎盘残留,子宫内膜充血、坏死,阴道内有大量脓性分泌物且有臭味、盆腔疼痛及压痛、白带增多、阴道流血反复不净,也可出现高热、头痛、白细胞增高等感染症状。有上述临床表现一般不难诊断。

由其他原因所引起的子宫内膜炎多属轻型,可有低热、阴道分泌物增多或持续少量出血,下腹隐痛。

(二)治疗

1. 支持疗法

加强营养,增强全身抵抗力,纠正水、电解质失衡。病情严重或贫血者,多次少量输鲜血或血浆。

2. 及时清宫

若B超检查提示宫腔内组织残留,在应用抗生素的基础上,应及时清除。如宫腔内有异物(节育器)应尽早取出。半卧位以利于引流。

3. 抗生素的应用

应按药敏试验选用广谱高效抗生素,在药敏结果出来之前,可先用青霉素800万U、庆大霉素24万U,甲硝唑200 mg联合用药,病情严重者可直接用三代头孢类抗生素。中毒症状严重者,短期加用肾上腺皮质激素,提高机体应激能力。

4. 其他治疗

血栓性静脉炎在应用大量抗生素的同时,可加用肝素,1 mg/(kg·d)肝素加入5%葡萄糖液500 mL中静脉滴注,每6 h 1次,体温下降后改为每日2次,连用4~7 d;尿激酶40万U加入0.9%氯化钠液或5%葡萄糖液500 mL中静脉滴注10 d,用药期间检测凝血功能。口服双香豆素、阿司匹林,也可用活血化瘀中药治疗。

二、慢性子宫内膜炎

急性子宫内膜炎侵入内膜基底层,可成为慢性子宫内膜炎的复发基础,宫内长期放置节育器,可引起慢性子宫内膜炎。分娩或流产后有少量胎盘组织残留或胎盘附着部的复旧不全常是导致慢性子宫内膜炎的原因。绝经后妇女体内雌激素水平低落,内膜菲薄,易受细菌感染成为慢性子宫内膜炎。子宫内膜充血、水肿,间质大量浆细胞或淋巴细胞浸润。

(一)临床表现与诊断

轻症慢性子宫内膜炎可无症状。重者常出现下腹部坠胀、疼痛及腰骶部酸痛,常在劳累、性交后及月经前后加剧。部分患者继发不孕或发生异位妊娠。子宫内膜炎常有月经不规则,老年性子宫内膜炎可有脓血性分泌物。少数患者可有发热。检查可发现子宫有触痛,稍大。宫旁组织可能有增厚及触痛。

(二)治疗

在应用抗生素的基础上,仔细寻找病因,如取出宫内节育器,产后或流产后所致的慢性子宫内膜炎,应做细致的清宫术予以清除可能残留的、机化的胎盘组织,疑有内膜息肉或黏膜下肌瘤者,可行宫腔镜检查,并在镜下电灼切除。

老年患者应行诊刮,以除外内膜恶性病变,可用少量雌激素治疗,每日口服补佳乐1 mg,共21 d,第11天加用甲羟孕酮8 mg/d,连用10 d。对慢性子宫内膜炎患者,扩张宫颈有利于引流,去除病因的同时应口服抗生素。

三、宫腔积脓

无论急性还是慢性子宫内膜炎所导致的宫颈堵塞,如宫腔内的炎性分泌物不能引流或引流不畅,均可形成宫腔积脓。造成宫颈管狭窄阻塞的原因可能与宫颈电烙、激光或宫颈锥切,严重的慢性宫颈炎、宫颈裂伤、阴道炎所致的瘢痕形成有关。老年妇女宫腔积脓的发生率随年龄的增加而上升。老年妇女抗感染的能力下降,内膜不能周期性脱落,宫颈狭窄、闭锁,宫腔内分泌物排出不畅,感染形成积脓。

(一) 临床表现与诊断

患者的主要症状是下腹坠胀、发热,也可无明显症状。检查时发现子宫增大、柔软,有触痛,宫旁结缔组织明显增厚。B超检查可显示增大的宫腔内有液性暗区,回声较密。以探针轻轻插入宫颈管,有脓液流出即可明确诊断。

(二) 治疗

用宫腔探针探入宫腔即可见脓液流出,必要时扩张宫颈,或宫腔吸引排脓,有时由于宫颈管瘢痕,宫颈管弯曲,以致探针不易插入,可在阴道后穹隆放置米索前列醇600μg,以利扩宫,如引流不满意,可在宫腔内插入双腔导尿管引流,并可防止宫颈在短期内又发生阻塞,影响脓液的排出。以后密切随访,重复B超检查,上述治疗同时应服用抗生素。对老年患者,可给予补佳乐1 mg/d,共用21 d。

第五节 盆腔炎症

盆腔炎(pelvic inflammatory diseases, PID)是指女性内生殖器包括子宫、输卵管、卵巢及其周围的结缔组织、盆腔腹膜炎症的总称。是妇女常见病之一。在我国由于个人卫生及医疗条件的限制,宫内节育器的广泛应用,或对妇科小手术的无菌操作重视不够,盆腔炎的发病率仍然较高。

一、急性附件炎

在妇科急性炎症中以输卵管炎(salpgingitis)较为常见。输卵管炎可延及周围组织引起卵巢炎,称为输卵管卵巢炎或附件炎。本病多发生于生育期年龄,以25～35岁发病率最高,青春期前后及围绝经期妇女较少见。其病原菌以革兰阴性及阳性需氧菌,厌氧菌为主,淋球菌及沙眼衣原体感染也较为常见。

(一) 临床表现

发热及下腹痛是典型的症状,但由于病情及病变范围的大小不一,而表现的症状可能不完全相同。发病前可先有寒战头痛,体温可高达39～40℃,脉速110～120次/min。下腹痛可与发热同时发生,为双侧下腹部剧痛,如疼痛发生在月经期可能致经量增多或经期延长,如在非月经期则可能出现不规则阴道流血,脓性白带。部分病人可有膀胱及直肠刺激症状。常为急性病容,下腹部明显压痛,拒按,腹直肌强直,反跳痛明显。妇科检查阴道及宫颈充血,阴道有脓性或血性分泌物,有时带恶臭,如为淋菌感染则在前庭大腺外口、尿道口及宫颈外口处均见或挤出脓液。阴道穹隆有触痛,双合诊时宫颈举痛明显。由于腹肌紧张,往往不易查清盆腔内情况。如可扪清子宫,则一般子宫较固定,正常或稍增大,有剧烈触痛,双侧附件区普遍增厚,或触及包块,压痛明显,炎症部的腹部发硬,呈现腹膜刺激症状。

(二) 诊断

根据上述典型的症状体征诊断一般不困难,但必须做宫颈分泌物培养找细菌,药物敏感试验,如有盆腔积脓,应做阴道后穹隆穿刺抽出脓液则诊断更明确。脓液应涂片找淋菌,沙眼衣原体及其他化脓菌。

(三) 治疗

急性附件炎发病后须积极治疗,以防转为慢性。病人须卧床休息,半卧位,给予高蛋白流食或半流食,体位宜头高足低位,以利于宫腔内及宫颈分泌物排出体外,盆腔内的渗出物聚集在子宫直肠窝内而使炎症局限。多进水及高热量易消化的半流质饮食,高热者补充液体,防止脱水及纠正电解质紊乱。治疗原则以抗生素为主,必要时行手术治疗。

1. 抗生素治疗

抗生素治疗是最重要的首选措施。治疗必须彻底，抗生素的剂量和应用时间一定要适当，剂量不足只能导致抗药菌株的产生及病灶的继续存在，演变成慢性疾病。有效治疗的标志是一般在 48～72 h 内体温下降，症状、体征逐渐好转，不要轻易更换抗生素。选用抗生素种类要少，毒性小，以联合用药疗效高，一般选用一种广谱抗生素及抗厌氧菌药物联合用药，待培养结果和药物敏感测定后，可选用最佳方案联合用药。以静脉滴注收效快。对抗菌药物的选择及配伍应根据病原体种类、药敏结果及抗生素作用机制等多方面综合考虑。除静脉给予抗生素外，最近有学者主张局部抗感染治疗，即在腹部及阴道 B 超引导下做下腹部或后穹隆穿刺，将抗生素注入盆腔内。

（1）静脉给药：

① A 方案：头孢替坦 2 g 静滴，1 次 /12 h 或头孢西丁 2 g 静滴，1 次 /6 h；多西环素 100 mg，口服 1 次 /12 h；或阿奇霉素 0.5 g，静滴或口服，1 次 /d。注意：a. 其他二代或三代头孢菌素（如头孢唑肟，头孢噻肟和头孢曲松）也可能有效，并有可能代替头孢替坦和头孢西丁。但后两者的抗厌氧菌效果更强。b. 对输卵管卵巢脓肿病人通常在多西环素的基础上加用克林霉素或甲硝唑，从而更有效地抗厌氧菌。c. 临床症状改善后继续静脉给药至少 24 h，然后转为口服药物治疗，共持续 14 d。

② B 方案：克林霉素 900 g，静滴 1 次 /8 h，加用庆大霉素负荷剂量（2 mg/kg），静滴或肌内注射，维持量（1.5 mg/kg），1 次 /8 h，也可 1 次 /d 给药。注意：a. 临床症状改善后继续静脉给药至少 24 h，继续口服克林霉素 450 mg，1 次 /d，共 14 d。b. 对输卵管卵巢脓肿的病人，应用多西环素或阿奇霉素加甲硝唑或加克林霉素对治疗厌氧菌效果更好。c. 注意庆大霉素的不良反应。

③ 替代方案：a. 氧氟沙星 400 mg 静滴，1 次 /12 h，加用甲硝唑 500 mg 静滴，1 次 /8 h；或左氧氟沙星 500 mg 静滴，1 次 /d，加用甲硝唑；或莫西沙星 400 mg 静滴，1 次 /d。b. 氨苄西林 / 舒巴坦 3 g，静滴，1 次 /6 h，加用多西环素 100 mg，口服 1 次 /12 h 或阿奇霉素 0.5 g 口服或静滴 1 次 /d。

（2）非静脉给药：口服药物治疗持续 72 h 症状无明显改善者应重新确认诊断并调整治疗方案。

① A 方案：氧氟沙星 400 mg，口服 2 次 /d，加用甲硝唑 500 g，口服，2 次 /d，共 14 d；或左氧氟沙星 500 mg，口服，1 次 /d，加用甲硝唑口服，共 14 d；或莫西沙星 400 mg，口服，1 次 /d，共 14 d。

② B 方案：头孢曲松 250 mg，肌内注射，单次给药，或头孢西丁 2 g，肌内注射，加丙磺舒 1 g，口服，均单次给药；或其他三代头孢药物，例如头孢唑肟、头孢噻肟等非静脉给药。加用：多西环素 100 g，口服，1 次 /12 h；或阿奇霉素 0.5 g，口服，1 次 /d，共 14 d。可加用甲硝唑 500 mg，口服，2 次 /d，共 14 d。

对于药物治疗的病人，应在 72 h 内随诊，明确有无临床症状的改善。如果未见好转，则建议住院接受静脉给药治疗以及进一步检查。在治疗过程中应密切随访和对病人性伴的检查和治疗。在治疗期间应避免无保护屏障（避孕套）的性交。

2. 腹腔镜手术

腹腔镜手术治疗在急性盆腔炎的治疗中曾被列为禁忌，但随着腹腔镜技术的不断提高，器械的改良及微型化，腹腔镜手术应用于急性盆腔炎的治疗，与开腹手术相比较腹腔镜具有微创、视野广的特点，镜下可取腹腔渗出液做培养和药敏，指导用药，早期清除盆腔腹膜表面的脓苔，减少感染菌群的浓度。术中盆腔内局部应用抗生素，术后放置腹腔引流管。腹腔镜手术在腹腔炎症治疗上较开腹手术更好地保护机体和腹膜对脓毒血症的反应，有更少的局部损伤，CO_2 气腹不会增加细菌的生长，能更好地保护腹腔内的免疫环境，病程缩短。同时腹腔镜下早期清除卵巢或输卵管的脓肿，可以避免脓肿长时间存在，包裹粘连，反复不愈。对年轻有生育要求的女性，早期的介入腹腔镜手术治疗，对防止日后严重的盆腔粘连，保护输卵管、卵巢，保护生育能力更有意义。单纯抗炎时间延长只会增加腹腔粘连及包裹的程度，增加输卵管性不孕的可能性。

3. 肾上腺皮质激素

对严重感染者，除应用抗生素外，常同时采用肾上腺皮质激素。肾上腺皮质激素能减少间质性炎症反应，使病灶中抗生素浓度增高，充分发挥其抗菌作用，并有解热抗毒作用，因而可使退热迅速，炎症病灶吸收快，特别对抗生素反应不强的病例效果更好。静脉滴注地塞米松 5～10 mg 溶于 5% 葡萄糖溶液 500 mL，1 次 /d，病情稍稳定改为每日口服泼尼松 30～60 mg 并逐渐减量至每日 10 mg，持续 1 周，肾上腺皮质激素停用后，抗生素仍须继续应用 4～5 d。

4. 中药治疗

（1）大黄牡丹皮汤联合银翘红酱解毒汤加减：大黄 10 g，牡丹皮 12 g，桃仁 10 g，山栀 10 g，赤芍 12 g，金银花 15 g，连翘 15 g，红藤 20 g，败酱草 20 g，薏苡仁 20 g，延胡索 10 g，川楝子 10 g，该方有泻热解毒凉血祛瘀之功效。

（2）安宫牛黄丸（散）：大丸重 3 g，小丸重 1.5 g，散剂每瓶 1.6 g，口服大丸每次 1 丸，小丸每次 2 丸，病重者每日 2～3 次；散剂每次 1.6 g，每日 2～3 次。

二、慢性附件炎

慢性附件炎（chronicsalpgingovaritis）可能是急性附件炎未经治疗或治疗不彻底，或病人体质较弱病情迁延而无急性炎症的过程，可能起病即为慢性。结核菌感染一般为慢性病变过程。慢性附件炎包括附件炎性包块，输卵管积水、积脓，间质性输卵管炎等。慢性卵巢炎多与输卵管炎同时发生，为最常见的妇产科疾病之一。慢性输卵管炎波及卵巢与卵巢粘连后，伞端闭锁，炎性渗出物储存形成输卵管卵巢囊肿，或称输卵管卵巢积液。轻者输卵管变粗变硬，重者形成不同程度的粘连，如与肠管、盆腔腹膜、网膜等，可在盆腔一侧或双侧触及不同程度大小的炎性包块，有触痛。慢性盆腔腹膜炎，炎症延至盆腔腹膜，腹膜充血水肿而逐步增厚，炎性分泌物可沿其周围组织渗透，渗透至子宫直肠窝时，局部组织变硬变厚、粘连，进而直肠窝封闭。

（一）临床表现

全身症状不明显，偶见低热，下腹坠胀，腰痛，在月经期性交后或劳动后症状更明显，有时可有尿频，白带增多，月经量多，周期不准，经期延长等，检查时子宫多为后倾，活动性受限，可触及增粗的输卵管，并有触痛，如触及囊性包块，慢性输卵管卵巢炎常因其与周围组织粘连导致不孕。

（二）诊断

根据上述临床表现一般可以诊断，必要时 B 超、腹腔镜检查可以确诊，也可鉴别盆腔结核、子宫内膜异位、陈旧性宫外孕、卵巢肿瘤等。

（三）治疗

加强营养，增强锻炼，避免重体力劳动。慢性输卵管炎往往病程长，治疗效果差，已成为妇科医师及病人很棘手的问题，治疗办法虽然多，但均不理想，多采用综合治疗，如理疗、中药外敷内服、个别手术治疗等。常用的方法有：

1. 物理疗法

通过温热刺激，促进局部血液循环，改善局部组织的新陈代谢，以利炎症吸收消退。超短波疗法、微波治疗、中波直入电离子透入法、紫外线疗法、石蜡疗法、热水坐浴等均可选用。下列情况不宜用物理疗法：月经期及孕期、生殖器官恶性肿瘤、伴有出血、活动性结核、心肝肾功能不全、高热、过敏性体质等。

2. 中药治疗

中医药治疗慢性附件炎已为目前的主要治疗方法，虽难以达到痊愈，但绝大多数可以缓解症状，减轻病人疼痛，可依据医院条件及当地情况选用。

（1）止痛化瘀胶囊：每粒重 0.3 g，4～6 粒口服，每日 2 或 3 次。

（2）金鸡冲服剂（片）：每袋重 6 g，口服 1 袋，2 次 /d；糖衣片 6 片，3 次 /d。

（3）少腹逐瘀丸：每丸重 6 g，口服 1 丸，2 次 /d，调经白带丸口服，9 g，1 次 /d。

（4）止带丸：每 50 粒重 3 g，口服 3～6 g，每日 2 或 3 次。

（5）金刚藤糖浆：每瓶 150 mL，每次 15 mL，口服，3 次 /d。

（6）盆炎净颗粒冲剂：10 g 1 袋，每次 10 g 冲服，3 次 /d，8 d 为一疗程。

（7）妇炎康丸剂：每丸 10 g，3 次 /d，1 个月为一疗程。

（8）妇炎净冲剂：1 包，饭后冲服，3 次 /d，20 d 为一疗程。

（9）妇科千金片：每片 0.32 g，每盒 1.92 g（6 片），3 次 /d，1 个月为一疗程。

（10）中药热敷：五加皮 12 g，千年健 6 g，防风 12 g，透骨草 30 g，赤芍 12 g，独活 9 g，艾叶 12 g，桑寄生 12 g，乳香 6 g，红花 3 g，当归 12 g，没药 12 g，川椒 6 g，川羌活 12 g，血竭 6 g。以上 15 味中药用两层纱布封包，热蒸 15 min，外敷下腹部，持续 15 min，注意勿烫伤，冬天可外加热水袋以保温，1 次 /d，1 包可连用 15 d。月经期停用，否则经血淋漓不净。

（11）中药灌肠：红藤 15 g，败酱草 15 g，鱼腥草 15 g，蒲公英 15 g，乳香 6 g，没药 6 g，三棱 5 g，莪术 5 g，牡丹皮 3 g，浓煎至 100 mL 温热保留灌肠 1 次 /d，5 次为一疗程。

（12）中药离子透析法：丹参注射液 10 mL，稀释到 50 mL，直流电透入，1 次 /d，10 次为一疗程。

3. 腹腔镜手术

对迫切希望生育者，如单侧或双侧输卵管均不通，可在腹腔镜下分离粘连，输卵管不通者行输卵管复通术，手术方式有盆腔粘连松解，输卵管伞端粘连分离术，输卵管造口术，输卵管吻合术，输卵管移植术等，根据术中情况，施行恰当的手术方式。术后予以中药热敷，中药灌肠。若为结核，应行正规的抗结核治疗，否则手术成功可能性小。

三、盆腔蜂窝织炎

盆腔蜂窝织炎，即盆腔结缔组织炎（pelvic cellulitis），系指盆腔腹膜以外的器官发生炎症。盆腔结缔组织是腹膜外的组织，位于盆腔腹膜的后方，子宫两侧及膀胱前间隙处，其后方与腹膜的结缔组织相连。这些部位的结缔组织无明显的界限，向上可达肾脏周围。盆腔结缔组织炎多初发子宫旁，然后播散至其他部位。盆腔蜂窝织炎分为急性盆腔蜂窝织炎和慢性盆腔蜂窝织炎两类。

（一）急性盆腔蜂窝织炎

1. 病原菌

急性盆腔蜂窝织炎（acute pelvic cellulitis）的病原菌多为链球菌、葡萄球菌、大肠埃希菌、厌氧菌、淋菌、衣原体、支原体等。

2. 发病机制

多由于分娩或剖宫产时宫颈或经阴道的子宫全切除术时阴道断端周围的血肿及人工流产术中误伤子宫及宫颈侧壁等情况时细菌进入发生感染。发生急性盆腔结缔组织炎后，局部组织出现水肿、充血，并有多量白细胞及浆细胞浸润，炎症初起时多发生于生殖器官受到损伤的部位，如自子宫颈部的损伤浸润至子宫的一侧盆腔结缔组织，逐渐可蔓延至盆腔对侧的结缔组织，盆腔的前部分，发炎的部分易化脓，形成大小不等的脓肿，如未能及时控制，炎症可通过淋巴向输卵管、卵巢或髂窝处扩散，由于盆腔结缔组织与盆腔内血管接近，可引起盆腔血栓静脉炎。

3. 临床表现

急性盆腔蜂窝织炎一般在感染后 7～14 d 出现症状，开始常有寒战、高热、头痛，此时腹痛不明显。当炎症扩散至盆腔腹膜时，疼痛加重，炎症病变压迫输尿管时，则可引起排尿困难，此外，常有排便疼痛，大便表面带黏液或腹泻，有里急后重症状。检查时有弥漫性触痛，下腹部紧张，可在腹股沟韧带上方触及包块边缘。在子宫一侧或双侧有明显压痛，有边界不明显的增厚感，增厚可达盆壁，子宫稍大，活动度差，触痛明显，晚期一侧阴道穹或双侧穹隆可形成包块，包块触痛明显。直肠阴道指诊可触及直肠前侧方周围组织均增厚，形成马蹄铁形硬块，如有脓肿形成局部呈波动感，白细胞总数及中性显著增高，血沉加快。

4. 诊断

根据临床表现一般可以诊断，必要时 B 超可协助诊断。

5. 治疗

（1）一般治疗：卧床休息，半卧位。

（2）抗感染治疗：是急性盆腔蜂窝织炎的首选措施，宜用广谱抗生素，待抗生素敏感结果出来后，可改用敏感抗生素。其治疗原则及所用的药物与急性输卵管卵巢炎相同。如诊断、治疗及时，用药恰当，一般可避免炎症进一步扩散或脓肿的形成。

（3）手术治疗：不是急性盆腔蜂窝织炎的首选疗法，但有以下情况应手术处理。

①子宫旁结缔组织炎块一旦形成脓肿，应立即穿刺或切开引流，根据脓肿的部位采取经腹或经阴道引流，脓液排出后，一般情况立即好转。

②宫腔积脓时，应扩张宫颈口，以利于脓液的引流通畅。

③宫腔内有组织残留，在用药控制感染的情况下，用卵圆钳小心地清除宫腔内容物，而避免搔刮子宫。

④子宫穿孔时合并有内脏脏器损伤，须立即剖腹探查，手术修补。

（二）慢性盆腔蜂窝织炎

1. 发病机制

慢性盆腔蜂窝织炎（chronic pelvic cellulitis）多由于急性盆腔结缔组织炎治疗不彻底或炎症迁延，病人体质差，而形成慢性。因为宫颈的淋巴管直接与盆腔的结缔组织相通，故多由慢性宫颈炎发展至盆腔蜂窝织炎，本病的病理变化由急性盆腔蜂窝织炎的充血水肿转为纤维组织增生为主，纤维组织增厚变硬为瘢痕组织，与盆壁相连，子宫固定或活动受限，子宫常偏于患侧的盆腔结缔组织，甚至出现所谓的"冷冻骨盆"。

2. 临床表现

轻度慢性盆腔蜂窝织炎一般无明显症状，体力劳动后偶有腰痛下腹坠胀感，而重度则有较严重的下腹坠胀、腰酸痛，性交痛，妇科检查时子宫活动度差，或子宫的活动性完全受到限制，子宫多呈后倾位，双侧的宫旁组织增厚，触痛明显，如为一侧病变，可触及变位的子宫，子宫偏向患侧。三合诊检查时可扪及增粗呈条索状的宫骶韧带。

3. 诊断

诊断时须注意与子宫内膜异位症、结核性盆腔炎、陈旧性宫外孕、卵巢癌等疾病鉴别。

4. 治疗

慢性盆腔蜂窝织炎在月经期后、性交后及重体力劳动后易复发，病人应注意休息、营养、适当地锻炼身体，增强体质。治疗原则基本与慢性附件炎相同，采用理疗、中药活血化瘀治疗，如止痛化瘀胶囊、金鸡冲剂、金刚藤糖浆等治疗。

四、盆腔脓肿

（一）病原菌

形成盆腔脓肿的病原体多为厌氧菌、需氧菌、淋菌、衣原体、支原体，而以厌氧菌为主。

（二）发病机制

盆腔脓肿（pelvic abscess）是由急性盆腔蜂窝织炎未得到及时治疗而形成盆腔脓肿，盆腔脓肿包括输卵管积脓、卵巢积脓、输卵管卵巢脓肿以及由急性盆腔腹膜炎与急性盆腔蜂窝织炎所致的脓肿等。盆腔脓肿可局限于子宫一侧或双侧，脓液也可以流入盆腔深部，甚至可达直肠阴道隔。

（三）临床表现

病人多有高热及下腹胀痛，有部分病人发病缓慢，脓肿形成较慢，高热及下腹疼痛的症状不明显，妇科检查时在子宫的一侧或双侧触到包块，或在子宫直肠窝处触及包块，包块触痛明显，有波动感，可有直肠刺激症状。

（四）诊断

血常规检查白细胞计数增高，血沉增快，盆腔B型超声波及CT检查可协助诊断，后穹隆穿刺抽出脓液诊断即可明确，可将脓液做细菌培养及抗生素药物敏感试验。

(五) 治疗

1. 一般治疗

病人应卧床休息，注意营养，同时给予高蛋白半流质饮食，病人应取半卧位，以利于脓液沉积盆腔底部。避免反复内诊。

2. 抗生素的应用

首先采用抗厌氧菌的广谱抗菌药物，如甲硝唑、第三代头孢菌素、克林霉素等。应用药物症状缓解后，还须继续用药1周以上，如药物治疗效果不好，体温不下降，包块不消，反而扩大，应手术治疗。

3. 手术治疗

（1）脓肿切开引流，脓肿积聚在子宫直肠窝或阴道直肠隔，行阴道后穹隆穿刺抽出脓液后，从该穿刺部位切开排脓后，插入引流管，引流管应选择较粗的橡皮管，上端直达脓腔，下端留在阴道内。脓液明显减少可在3 d后取出引流管。也可向脓腔内注入抗生素，反复吸出、注入，亦可达到引流的作用。

（2）腹腔镜手术：对输卵管卵巢脓肿经抗生素治疗48～72 h后；腹腔内的脓肿，位置较高，无法切开引流，且药物治疗效果不好；脓肿直径 > 5 cm或继续增大或双侧性脓肿；经抗生素药物治疗控制后，附件脓肿局限化；脓肿破裂。应考虑腹腔镜手术治疗。对未生育者应尽量保留其生育功能，对年轻病人应尽量保留卵巢，维持卵巢的生理功能。提高日后的生育机会及生活质量。年龄较大已有子女者应行双侧附件切除。

（3）术中先吸取盆腔渗出液及脓液送培养和药敏以指导术后选用抗生素。以冲洗器冲洗吸取盆腔脏器表面脓苔，轻柔分离粘连的大网膜、肠管、输卵管、卵巢。输卵管脓肿予以伞端造口引流，将冲洗器伸进管内反复冲洗管腔。卵巢脓肿予以电凝切开，利用水压彻底吸净脓腔内脓苔。对无生育要求的病人可酌情切除附件。术后彻底清洗盆腹腔，放置200 mL右旋糖酐40 + 庆大霉素16万U + 甲硝唑100 mg + 地塞米松10 mg。术后放置腹腔引流管。

五、盆腔腹膜炎

女性盆腔生殖器官炎症常伴有各种程度的盆腔腹膜炎（pelvic peritonitis），严重者整个盆腔腹膜发生炎症，甚至可弥漫至全腹成为弥漫性腹膜炎。常继发于急性输卵管炎症播散，也可继发于盆腔蜂窝织炎、阑尾炎、憩室炎穿孔之后。整个盆腔腹膜充血，大量浆液性渗出液含纤维蛋白。变为慢性后，子宫、附件及肠管广泛粘连成团，大网膜从骨盆入口上面像房顶样与其他脏器粘连，形成一包裹性炎性肿块。

（一）临床表现

病人高热、寒战，体温可达40℃或以上，有剧烈痉挛样下腹疼痛，常有恶心、呕吐，活动时加剧，排尿及解大便时疼痛，时有腹泻或便秘。检查腹壁紧张，强直，板状腹，严重压痛及反跳痛，尤以下腹为甚，因而妇科检查不满意，严重病人可出现感染性休克症状。慢性期者可扪及生殖器官粘连成大小不等的包块，包块压痛固定。

（二）治疗

应采取全身支持疗法及控制感染等非手术疗法，抗感染治疗与急性输卵管卵巢炎治疗相同。有脓肿形成时则应经腹或经阴道切开引流，或脓肿切除与盆腔脓肿治疗相同。慢性期与慢性附件炎治疗相同。

第四章

急性下腹痛性疾病

第一节 宫外孕

凡受精卵着床并发育于子宫腔以外的器官或组织者，称为异位妊娠。异位妊娠是生育年龄妇女常见的急腹症。一旦发生流产或破裂，常引起出血等严重并发症，若不及时诊断和积极治疗，可危及生命。

据国内统计，异位妊娠与正常妊娠总数的比例为 1：50～1：43。近年发病率呈上升趋势，已成为世界流行性的疾病。发病率升高的原因可能是：①性传播疾病的流行使盆腔炎、输卵管炎的发病率增加。②人工流产后所致的感染增加。③助孕技术的应用。④盆腔手术的增多。⑤性激素的应用。⑥早期诊断技术的提高等。

本病的死因 85% 来自内出血。近年由于诊断和治疗技术的改进，尤其是 B 超、血 β-HCG 测定及腹腔镜的广泛应用，80% 的异位妊娠可以在未破裂前得到早期诊断。并给予以氨甲蝶呤为主的药物治疗和腹腔镜下微创手术，避免了致命性出血及其并发症的发生，病死率明显下降。

一、输卵管妊娠

异位妊娠中最多见者为输卵管妊娠，约占总数的 95%～98%。其中又以壶腹部妊娠为最多，占 50%～70%；其次为峡部，占 30%～40%；伞部、间质部最少见，占 1%～2%。

（一）病因

1. 输卵管病变

（1）输卵管炎：是异位妊娠最常见的原因，输卵管内膜因炎症造成粘连、管腔狭窄、曲折或输卵管周围粘连致形态异常，常使孕卵运行受阻；因内膜纤毛常有缺损，使输卵管蠕动能力降低，影响孕卵运行。慢性输卵管炎除一般感染所致者外，近年发现性传播疾病如淋球菌、支原体、衣原体等的感染使异位妊娠的危险性成数倍增加。因此，不洁性交、多个性伴侣等都易导致异位妊娠的发生；多次人工流产后，可能由于输卵管炎的发病率增加，使异位妊娠的危险性加大，一次异位妊娠后，再次患病的机会可达 7%～15%；输卵管结核、息肉所致输卵管的改变也可引起异位妊娠。

（2）输卵管手术史：输卵管再通术、电凝术、绝育术等可使异位妊娠的危险性增加 9.3～21 倍。

（3）输卵管发育异常：输卵管发育不良者其管壁的肌纤维发育差或缺乏，内膜纤维缺少，外形细长，并弯曲成螺旋形。发育畸形者可有多孔、憩室、双输卵管口或有另一发育不全的输卵管（副输卵管）等，都可成为输卵管妊娠的原因。

（4）子宫内膜异位症：子宫内膜组织可侵入输卵管的间质部，使间质增厚，管腔狭窄或阻塞，影响孕卵运行而着床于输卵管内。此外异位于输卵管的子宫内膜较正常的输卵管内膜更适宜孕卵的种植。

2. 子宫病变

（1）子宫内膜炎：可造成宫腔粘连、瘢痕形成，不利于孕卵的着床。

（2）子宫肿瘤：最多见的是子宫肌瘤，特别是黏膜下肌瘤，可造成宫腔变形，影响孕卵的正常着床。

（3）宫腔手术：如人工流产、中期引产、剖宫产、反复或过度刮宫及子宫腔的检查、治疗操作等易造成子宫内膜损伤、缺失，形成宫腔粘连、瘢痕、变形而有碍孕卵的种植。

（4）子宫畸形：如残角子宫并不与正常子宫相通，但当对侧排卵时，孕卵可游走到残角侧种植发育。双角子宫的宫腔不利于孕卵种植，也可引起输卵管妊娠。

3. 盆腔疾患　附件肿物以及盆腔手术后粘连可使输卵管受压、扭曲、变细、变长，阻碍孕卵通过而着床于输卵管内。

4. 功能因素

（1）过早排卵：卵子过早进入宫腔后向对侧输卵管游走而在该处受精、发育而形成输卵管妊娠。

（2）受精时间延迟：如输卵管伞端纤毛作用缺失，卵子排出后在腹腔内游动时间长，延迟了受精时间；有的卵子从一侧卵巢排出而进入另一侧输卵管，或卵子在对侧输卵管附近处受精等情况下，再进入输卵管都需较长时间。此时受精卵往往已发育成囊胚，体积增大而难以通过输卵管进入宫腔，着床于管内成为输卵管妊娠。这种情况常见于输卵管正常，从未怀过孕的妇女。

（3）雌、孕激素水平改变可能造成下列影响：①输卵管腔内代谢环境不正常，失去对受精卵透明带的保护，尚在输卵管内时，透明带已提前溶解，而在输卵管内种植。②减低输卵管的运送力，使孕卵不能送至子宫腔而停滞于输卵管内。如使用单一孕激素类避孕药或含孕激素的宫内节育器，排卵后使用大剂量的雌激素，吸烟可能改变输卵管肌层类固醇受体数量和亲和力等，都可使输卵管妊娠的发病率增高。

5. 助孕技术　采用助孕技术的病人大都有输卵管疾病或功能性障碍的病史，本身就具有异位妊娠的可能性。用人类垂体激素和绒毛膜促性腺激素诱发排卵，当尿雌三醇值超过 200 mg/d 时，异位妊娠率就将增高；配子输卵管内移植、体外受精胚胎移植也可增加异位妊娠的可能性；后者和诱发排卵还使宫内、外同时妊娠的机会增加。

6. 宫内节育器（IUD）　IUD 增加异位妊娠的发生率，可能与 IUD 的类型、选用的禁忌、操作是否规范及观察方法有关。国内外学者意见尚不一致。

（1）Kaunitz（1977 年）认为 IUD 并不增加异位妊娠发生率。由于孕激素可以抑制输卵管的蠕动频率和次数，仅释放孕激素的 IUD 可能与异位妊娠有关。

（2）WHO（1992 年）研究证实长期放置 IUD 并不增加盆腔炎的危险，但 IUD 在子宫内的抗生育能力强于输卵管，如宫内避孕成功，则异位妊娠的发生率相对较高。

（3）我国 IUD 的应用广泛，但不少地方对生殖道感染在放器前后未适当治疗，放置操作不规范，放置后缺少随访，术后长期出血和感染经常可见。据报道，带器异位妊娠的发生率比不带器者高 13 倍。带器怀孕者中，4%～17% 是异位妊娠，可能与带器后子宫及输卵管的炎症有关。放器 25 个月至取器后 1 年是患异位妊娠最危险的时期。

（二）病理机制

输卵管妊娠时，内膜的蜕膜反应较差，孕卵着床后，借蛋白水解酶的作用，绒毛直接侵入管壁肌层，破坏肌层微血管而引起出血，血液浸入滋养层与周围组织之间，孕卵由肌纤维及结缔组织形成的包膜所包围，终致发育停止而流产，或穿透肌层而破裂。

输卵管峡部由于管腔较狭窄，绒毛易侵蚀穿透肌层及浆膜层，致输卵管破裂。破裂发生时间较其他部位更早。

输卵管间质部妊娠约占异位妊娠的 2%～4%，其妊娠囊由输卵管的浆膜、结缔组织及变薄的子宫肌层组成，滋养层可侵及输卵管黏膜及肌层。由于位于子宫壁内，常在孕 10～12 周时，甚至可发育到 3～4 个月才流产或破裂。

输卵管妊娠破裂可损伤较大血管，一般出血都较严重，尤以间质部妊娠破裂出血猛烈，可危及生命。血液流入腹腔，刺激腹膜，产生剧烈疼痛。流产或破裂后可遗留盆腔血肿，并发感染，有的还可形成腹腔内妊娠。

异位妊娠时子宫肌组织受内分泌影响而增生肥大、变软。子宫内膜呈蜕膜样变化，在胚胎死亡后呈整块或碎片脱落，经阴道排出。

(三)临床表现

输卵管妊娠的临床表现与孕卵着床的部位、病情进展情况及腹腔内失血多少有关。

1. 停经史 多有停经史。停经至发病时间长短与异位妊娠的部位有关。输卵管峡部妊娠,停经多在6周左右;壶腹部妊娠多在8~12周,很少超过2~3个月;间质部妊娠破裂常发生于停经3~4个月。少数异位妊娠的绒毛组织所产生的绒毛膜促性腺激素不足以使子宫内膜达到闭经的反应,因而可无停经现象,只是末次月经较既往量少或持续天数短。带器异位妊娠者发病早,停经多在40天之内,无停经史者也较多。有的病人将阴道流血当作月经而误认为无停经史。故对月经情况应仔细询问,对"无停经史"者不应轻易排除异位妊娠的可能。

2. 阴道不规则出血 异位妊娠胚胎死亡后,由于内分泌的改变,子宫内膜发生退行性变化及坏死,蜕膜脱落排出,引起子宫出血。出血常为不规则、深褐色,少呈点滴状,一般不超过月经量,但淋漓不净,需待病灶清除后方能完全停止。输卵管间质部妊娠的阴道流血较少见,发生较晚,如破裂或流产,出血量可增多并兼有腹腔内出血。

3. 腹痛 约90%以上的输卵管妊娠有腹痛,腹痛常是急诊的主诉,腹痛多发生于妊娠4~6周。初起时,妊娠使管腔扩大、痉挛而引起一侧下腹部阵发性疼痛。发生流产时加重,破裂时则疼痛剧烈,呈撕裂样,内出血量多而迅速,刺激腹膜,疼痛随即波及全腹。血流至上腹部,刺激膈肌,产生上腹部及肩部疼痛。血液汇集于子宫直肠窝则引起肛门部坠痛。腹痛同时立即出现腹腔内出血症状及体征。

4. 休克 在剧烈腹痛的同时,随着腹腔内出血量增多即出现头昏、眼花、无力、心悸、肢凉、出冷汗、晕厥等休克症状,危及生命。症状的严重程度与阴道出血量不成比例。

5. 检查所见

(1)一般情况:急性内出血时病人呈急重病容,躯体移动时内出血刺激腹膜使疼痛加重,故多不愿改变体位。面色苍白,四肢湿冷,脉快而弱,血压下降,重者意识不清。体温在休克时略低,腹内出血吸收时可略升高,多不超过38℃。

(2)腹部检查:腹肌抵抗较轻、有压痛及反跳痛,以患侧为显著。内出血多时,腹部膨满,叩诊有移动性浊音。病程较长者,下腹部可触及凝血形成的软肿块。

(3)盆腔检查:阴道积血量多少不定。子宫口少量出血,宫颈有明显举痛,宫体正常或稍大,稍软。内出血多时,阴道后穹隆饱满、触痛,检查子宫有飘浮感,子宫直肠窝可触及半实质性凝血块。患侧可摸到管增粗或流产、破裂后形成的包块。间质部妊娠时子宫增大,一侧子宫角有质软的肿物,底宽,压痛明显,不能与子宫分开,要靠B超或腹腔镜协助诊断。

(四)诊断要点

输卵管妊娠在流产或破裂前症状不明显。对育龄妇女,短期停经后出现不规则阴道点滴出血,一侧下腹痛,子宫稍大,宫角或附件部位触及有压痛的肿块,即应考虑输卵管妊娠的可能。发生流产或破裂者,腹痛加剧,出现内出血体征及休克等典型表现时,不难作出诊断。若仍有可疑,可采用下列诊断方法。

1. 后穹隆穿刺 方法简便,应用较广。在盆腔检查后即可进行,阳性率可达85%以上,有5%~10%的假阳性,通常为黄体破裂出血所致。

鉴别抽出的血液是否为异位妊娠破裂或流产的出血,可用下列方法:①误穿血管所得的血,放置片刻后凝固,而异位妊娠出血不凝固。②显微镜下观察,后穹隆血中有散在皱缩红细胞,平均每高倍视野30~50个,新鲜静脉血的红细胞则排列成钱串形。③后穹隆血与末梢静脉血比较,前者血小板平均减少100×10^9/L,血沉平均减慢12.1 mm。④腹腔内出血缓慢或量少时,血也可逐渐凝固,滴在纱布上可见有细小血块,而血管内的血只出现一片红晕。⑤如腹腔内血已形成血肿,不易抽出时,可注入少量生理盐水,再抽吸出的液体如呈红褐色并混有细小血块,可以证实有陈旧血肿。⑥腹腔积血的HCG浓度显著高于外周静脉血,更高于尿中浓度若干倍。用妊娠试条放置于抽出的不凝血2 mL + 生理盐水2 mL的稀释液中浸留5~10 s,平置5 min后观察。试条区有两色带显示红色为妊娠阳性,仅单一色带红色为阴性,无色带显示为无反应。方法简便、快捷,可提高阳性检出率,增加诊断的准确性。

2. 血β-HCG 测定早孕时,宫内妊娠和异位妊娠的血β-HCG水平不易区分,但其动态变化的特点对诊断及鉴别诊断有很大帮助。连续2次或2次以上检测，宫内妊娠正常发育的绒毛所分泌的β-HCG量很大，滴度每天不断上升，48 h上升60%以上。而异位妊娠由于血供不良，β-HCG分泌减少，每天升幅较小，48 h上升不及50%。如β-HCG滴度下降，且速度很快，半衰期<1.4天者，92%为宫内妊娠流产，仅8%是异位妊娠；下降速度慢，半衰期>7天者，86%为异位妊娠；半衰期居其间者，宫内孕流产或异位妊娠的可能均有，其中约1/3为异位妊娠。

如β-HCG>2 000 U/L而B超未发现宫内孕囊，说明绒毛生长活跃，异位妊娠易发生破裂而引起大出血，应予重视。用放射免疫法测定β-HCG，灵敏度高，阳性率可达99%，阴性者几乎可排除异位妊娠。近年用HCG单克隆抗体酶标法测血或尿中HCG，其灵敏度及特异性均与放射免疫法相似，方法简便，出结果快，尤适用于急诊。

判断HCG测定结果，应结合临床表现，如妊娠时间，是否宫内妊娠流产和异位妊娠的部位及类型等，方不致误诊。

3. B超检查　正常宫内妊娠6周左右，腹部B超可显示胚囊，而用阴道B超，妊娠5周即可显示。但妊娠6周前胚囊太小，B超不易发现或易与宫内蜕膜管型混淆，且受仪器质量和检测人员经验及技术水平影响，需结合其他辅助检查结果，综合考虑、有助正确诊断。

如将B超所见与HCG测定结合分析，更具诊断价值。一般认为当血HCG>6 500 U/L，腹部B超应见到胚囊；而HCG>1 800 U/L时，阴道B超即可见胚囊，如宫内无胚囊而在异位妊娠部位发现，并有胎心搏动、血肿及腹腔内出血等，则对确诊有重要意义。

4. 血孕酮测定　血孕酮检测值在宫内妊娠及异位妊娠中没有明确的分界线，用以作鉴别有争议。但一般认为血孕酮>80 μmol/L提示宫内妊娠，<10 μmol/L提示异位妊娠。或以<15.9 μmol/L为胚泡活性不好的标志，可作为需要刮宫诊断时确保宫内无活性胚胎之用。

5. 诊断性刮宫　异位妊娠时子宫内膜的变化无特异性，诊刮对其诊断意义不大，但可鉴别是否有宫内妊娠。因此，对血HCG>2 000 U/L，并进行性升高，阴道出血量多，B超不能排除宫内异常妊娠者可行诊刮术。诊刮如发现绒毛，术后HCG迅速下降，阴道出血减少，为宫内异常妊娠；如未发现绒毛，HCG下降不显著或上升则为异位妊娠。

6. 腹腔镜检查　通过病史、体格检查及以上方法检查，大多数异位妊娠可以确诊，不必作腹腔镜检查。但如无条件快速检测血HCG、孕酮或B超技术条件有限，对一部分诊断较困难的病例需行腹腔镜检查以早期明确诊断。

输卵管妊娠的早期诊断至为重要。在疾病早期，即当胎块局限于输卵管内，尚未发生流产或破裂时，由于症状体征常不明显，往往不被病人注意，也易被医者忽略而漏诊。近年，上述辅助诊断技术的进展提高了早期诊断的准确性，减少了因流产、破裂所致大量内出血对生命的威胁，亦减少了输卵管组织的损伤，可较好地保持其完整及再次妊娠的功能。值得提出的是：要提高早期诊断的准确率，特别在缺少先进检查方法时，医生对疾病的认识和重视非常重要，对有高危因素的患者仔细询问病史，观察病情，配合可能的诊断技术，综合分析，方能免于漏诊、误诊。

（六）鉴别诊断

输卵管妊娠主要应与以下疾病鉴别。

1. 宫内妊娠流产　有停经史，发病较输卵管妊娠晚，腹痛多在下腹正中，为阵发性坠痛，伴逐渐增加的阴道流血，可有胚胎组织排出，排出后腹痛及阴道出血多自然减轻。早期流产多无休克发生。检查子宫软，大小符合孕周，宫口开大。B超可见宫内胎囊及胚胎。近年由于助孕技术的发展，原来很少见的宫内、外同时妊娠的发病率有所上升。出现下列情况时应予考虑：①采用助孕技术后妊娠。②宫内妊娠流产后HCG值仍持续升高。③子宫大于停经月份。④存在一个以上的黄体囊肿。⑤B超显示同时妊娠影像。⑥宫外的妊娠一般无阴道出血。

2. 卵巢黄体破裂　多无停经史，下腹一侧突然发生疼痛。可无阴道出血，或出血如月经量。多无休克或仅有轻度休克表现。一侧附件压痛，但常无肿块触及。妊娠试验阴性。B超检查可显示患侧附件有低回声区。后穹隆穿刺可抽出血液。

3. **卵巢巧克力囊肿破裂** 卵巢巧克力囊肿内出血日渐增多，可突然发生破裂，导致剧烈腹痛，伴有明显的腹膜刺激征。后穹隆穿刺可抽出暗褐色血。但无闭经及不规则阴道出血，发病多在经期或月经周期后半期，内出血量不多，一般不出现休克，妊娠试验阴性，有子宫内膜异位症病史等可以鉴别。

4. **卵巢囊肿蒂扭转** 有卵巢囊肿史，下腹一侧突然疼痛，但无停经史，无阴道出血，也无内出血体征，一般不致休克。检查子宫正常，患侧可触到卵巢肿物，蒂部压痛明显。B超有助诊断。

5. **急性阑尾炎** 腹痛为持续性，由上腹或全腹转移至右下腹部，伴恶心、呕吐，体温及白细胞计数升高，无停经史及阴道出血。右下腹部麦氏点有压痛及反跳痛，部位较附件部位稍高。B超及盆腔检查附件部位无包块，妊娠试验阴性等可资鉴别。

6. **急性输卵管炎** 一侧或双侧下腹持续性疼痛伴体温升高，白细胞计数增加。宫颈可有举痛，输卵管积液时可触及有压痛的附件肿物。但无停经史，妊娠试验阴性，无阴道出血及内出血表现，穹隆穿刺可抽出渗出液或脓液。

（七）治疗

输卵管妊娠的传统治疗方法是手术切除输卵管，内出血严重伴有休克者同时抢救休克。近年诊断治疗方法的进展使早期异位妊娠得以诊断，保守治疗的作用日益明显。宜依据病情及各自条件，分别选择应用，方可收到良好效果。

1. 输卵管切除术

（1）适应证：①明显内出血，病情严重。②保守治疗失败。③腹腔镜手术失败。④不需要保留生育功能。

（2）方法：积极救治休克，大量补液、输血，可不必等待休克好转再行手术，一般不用升压药。直接尽快送入手术室，无条件手术者，在输液输血下迅速转送就近医院。

开腹后，提出病变输卵管，用卵圆钳夹住系膜暂时止血。待血压上升后再进行输卵管切除。注意仔细止血，尽量缩短手术时间。情况许可时，对要求保留生育功能者可酌行输卵管造口术或修补术。

有条件者可经腹腔镜行输卵管切除术。但如胚囊已破，输卵管及其周围组织破坏多、粘连重，出血活跃，病情危重，仍应行开腹输卵管切除术。在缺乏血源时用出血时间短、无感染的腹腔内积血可作自家输血以挽救生命。事后应加强抗感染治疗，输入方法应严格按操作规程进行。

2. 药物治疗

（1）适应证：①必须明确为未破裂型输卵管妊娠，血压脉搏平稳，无内出血或贫血征象。②阴道B超显示盆腔内无或仅有极少量积血。③阴道B超显示胚囊直径为2～3 cm，最大不超过3.5～4 cm。④血β-HCG＜2 000 U/mL。⑤肝肾功能及血象正常。⑥要求保留输卵管生育功能。

如阴道B超显示胚囊稍大，有明显的胎心搏动，或盆腔积血较多，疑已破裂时为相对禁忌，应慎用或不用药物治疗。

（2）方法：目前最常用且疗效肯定的药物是氨甲蝶呤（MTX）。它是一种叶酸拮抗剂，可抑制双氢叶酸还原酶，因而可抑制快速增殖的滋养细胞，并致其死亡。用于早期异位妊娠治疗，效果较好，并对以后妊娠无不良影响，不增加流产率和胎儿畸形率，已被广泛采用。由于用药途径及剂量不同，文献报道的成功率为76%～93%。

①局部用药：可经腹腔镜或在阴道B超引导下将MTX直接注射于异位妊娠胚块处。常用剂量为25～50 mg，有报道成功率为76%；也有经宫颈导管或在宫腔镜下通过宫腔由输卵管开口处注入的报道，成功率为81%。

②全身用药：多采用肌内注射，有以下几种方式。

小剂量多次给药：MTX 0.4 mg/（kg·d），肌注，连用5 d为1个疗程。若β-HCG无明显下降，可于1周后再给第2疗程。

MTX-CF方案：MTX 1 mg/kg，肌注，隔日1次，共4次。CF（亚叶酸钙，calcium folinate，主要用以对大剂量MTX解毒），0.1 mg/kg，肌注，隔日1次，与MTX交替使用，共4次。给药后48 h，β-HCG下降＞15%，可以停药，否则可继续用药。报道的成功率为93%。

MTX 单次给药：MTX 50 mg/m²，肌注，给药后 4～7 d，β-HCG 下降 < 15%，可重复给药 1 次。报道的成功率为 93.2%，与 MTX-CF 法相似，且不用 CF 解毒，以后文献报道的成功率亦达 87%～92%。

关于局部还是全身用药的选择，过去认为全身用药反应较大，局部用药时病灶部位的药物浓度高，有利于治疗。但通过研究证实，两种方法给药后的最大血浆药物浓度近似。经过多年的临床应用，全身给药仅有部分病人出现不良反应，且停药后即自动消失。局部用药的成功率并不比全身用药高，治疗后的宫内受孕率及重复异位妊娠发生率两者亦近似。加之局部用药需在腹腔镜、宫腔镜下或阴道B超指引下进行，需要一定的技术和设备，故目前倾向于全身用药，其中尤倾向于单次给药，也不必用亚叶酸钙（CF）解毒，因为方法较简单，便于观察，需时短，更适用于急诊病例。

3. 保守性手术　随着腹腔镜下手术的开展和早期诊断技术的进步，输卵管妊娠的保守性手术已被广泛应用。腹腔镜下的保守性手术有以下优点：①与开腹的保守性手术相比，两者的成功率、术后的宫内受孕率都近似。②腹腔镜下手术术后再次异位妊娠率（0～20%）比开腹手术者（20%～25%）低。③腹腔镜下手术后持续异位妊娠率（5%～20%）虽高于开腹手术者（2%～11%），但可在术后给予MTX 治疗，且日后的宫内再孕能力不受影响。④腹腔镜下保守手术时间短，失血少，恢复快，术后粘连少，术后肛门排气早，较少需用止痛剂，术后并发症少，花费小。因此，多数人认为如有条件，保守性手术以在腹腔镜下施术为宜。

（1）适应证：①近年由于操作技术提高，适应证已逐渐放宽，对有内出血者也可施用，但遇难以控制的大出血，应及时改用开腹手术。②输卵管破坏不严重，估计术后可存留输卵管长度 ≥ 5 cm。③对侧输卵管已切除或证实已无功能。④有生育要求。

（2）手术方法。

①输卵管切开或开窗术：对壶腹部或峡部妊娠，在开腹或腹腔镜下，于病变部位浆膜下注入血管收缩剂，纵行切开病变部位或开窗，取出胚胎组织，渗血面用电凝止血，注意勿伤及管壁，切口可不缝合。注意避免胚囊未取净而残留绒毛。术后继续监测 β-HCG 变化。②伞部妊娠挤出术：对伞部妊娠可用手轻轻向管口挤出或用小吸引头吸出胚胎组织，局部止血。③子宫角楔形切除术：间质部妊娠需行此术，但迫切要求保留生育功能者，可将输卵管壶腹部近端植入宫角切口。④峡部妊娠节段切除后端-端吻合术：由于腹腔镜下其他手术方式可较好解决此部位妊娠，此方法较烦琐费时，已较少采用。

4. 期待疗法　部分输卵管妊娠的妊娠物可自然吸收，不需治疗。期待疗法即指对异位妊娠不做任何治疗处理，观察等待其胚囊自然死亡、吸收。近年异位妊娠早期诊断率提高，期待疗法受到更多的关注。若输卵管妊娠自然消退，保持输卵管通畅的可能性较大，显示其特有的优越性。由于各家对期待疗法选择的标准不同，其成功率各异，为 47%～100%，平均为 68%。

（1）选择的标准：①临床无输卵管破裂征象，病情稳定。②病变直径 < 2～3 cm，内无胎心搏动。③估计子宫直肠窝液体 < 100 mL。④血 β-HCG 值 < 1 000 U/L 且呈下降趋势者成功率较高。

（2）监护方案：所有用期待疗法的病例均应严密观察病情。方案是：①期待开始 48 h 后重复血 β-HCG 测定，如含量上升，血 β-HCG 值 ≥ 1 500 U/L，则需放弃期待疗法，血 β-HCG 值 < 1 500 U/L 可继续观察，以后每 2 d 重复 1 次。②治疗开始后 48 h 重复阴道 B 超检查，以后每 2～4 d 检查 1 次。③注意一般情况，特别是有无腹痛，如出现腹痛，血 β-HCG 值维持不降或升高，阴道超声发现输卵管包块增大，腹腔积血量增多均提示期待疗法失败。

（3）期待疗法成功的标志：①病情稳定。②血 β-HCG 值持续下降并保持阴性或 < 7 U/L 至少 1 周以上。③B 超未见附件肿块。希望生育者可在 β-HCG 阴性后 3 个月做子宫输卵管造影术。

5. 治疗方法的选定　当前异位妊娠的治疗进展主要在保守治疗方面。有条件进行保守治疗者是选择期待治疗、药物治疗或保守手术治疗，要根据具体病情、医疗条件及病人意愿而定。对症状较轻，无明显内出血，有条件观察，血 β-HCG 值 < 1 000 U/L 且有下降趋势，包块较小者可行期待疗法；如 β-HCG 呈上升趋势，则可选择 MTX 全身给药或腹腔镜下保守手术。这两种方法中，对血 β-HCG 值 < 15 000 U/L，尤其 < 2 000 U/L，包块直径 < 3 cm，无胎心搏动，且无 MTX 禁忌者，可选用 MTX 全身给药；有 MTX 禁忌或MTX 治疗失败，症状较重或诊断不明者，可行腹腔镜确诊处理；胎块直径 > 4 cm；血 β-HCG 值 > 2 000 U/L

者，可选择腹腔镜下手术。至于开腹行输卵管切除手术，我国目前情况下，在许多地区仍不失为一种主要的治疗方法。

二、宫颈妊娠

子宫颈妊娠系指孕卵着床和发育于子宫颈组织学内口以下的子宫颈管内的妊娠。宫颈妊娠发生率低，国内报道占异位妊娠的 1%～2%。由于对本病的认识不足，常被误诊。

（一）病因

1. 子宫腔的创伤及病变　如子宫内膜炎、人工流产、中期引产、剖宫术、宫内节育器、多次或过度刮宫术及宫腔检查、治疗操作等造成的子宫内膜损伤，致内膜缺损、瘢痕，形成宫腔粘连、变形，不利于孕卵在宫腔内着床而向下移行于子宫颈管内着床。近年来，由于这些因素增多，宫颈妊娠发病率有上升趋势。子宫发育不良、内分泌失调、子宫畸形或子宫肌瘤等致宫腔变形，也可导致宫颈妊娠的发生。

2. 孕卵发育延缓或运行过速　孕卵发育延缓，运行至宫腔时，尚无着床能力，因而下行至宫颈始着床。子宫内膜纤毛运动亢进、子宫过度收缩都可增加孕卵的游走速度，使之着床子宫颈管内。

3. 子宫颈内口松弛　宫颈内口的松弛是宫颈妊娠的先决条件。内口松弛可由上述子宫的创伤所致，也可因高龄、经产、经孕等引起。它使不能正常着床于宫腔的孕卵有可能落入宫颈着床。

（二）临床表现

1. 病史　多见于有宫腔干扰史，子宫肌瘤、畸形及经孕、经产妇女。有停经史及早孕现象，停经时间长短不等。

2. 阴道出血　发生早，常多而猛。由于子宫颈管较狭小，胚胎在子宫颈管内发育受限，故在较早期即发生胎盘绒毛分离而出血。多发生在孕 7～8 周以内，一般在孕 5 周左右，也有在下次月经前或经期出血的。开始时少量持续或反复出血，以后渐增多。若绒毛已侵入肌层，血窦开放，即发生大出血。双合诊检查或刮宫时常诱发大出血。宫颈平滑肌纤维少，收缩力差，且对缩宫剂无效，故常出现难以控制的大出血，导致休克，后果严重。

3. 腹痛不显著　子宫颈肌纤维少，收缩力弱，故往往无痉挛性腹痛。出血直接由宫颈外流，不潴留子宫腔内而刺激子宫收缩引起腹痛。有时可因宫口扩张，产生轻微的下腹坠痛，或有腰背痛和泌尿系统刺激症状。

4. 盆腔检查所见　妊娠早期子宫颈正常或稍大，但在短期内即明显增大，而子宫体的大小正常，因而使整个子宫呈葫芦状或圆锥形。子宫颈充血、变蓝、变软，触之有面团样感觉。随着妊娠的继续，子宫颈变薄，外口稍扩张，呈内陷的小孔状，有时被血块覆盖，而内口则紧闭。手指伸入外口只能触及胚胎组织的一端，胚胎组织与子宫颈紧密相连，很难进入子宫颈管内。

5. 血 β-HCG 值检测　宫颈妊娠血 β-HCG 值水平高低不一，为 1 000～10 000 U/L，与孕龄及胚胎是否存活有关。如作动态观察，早期妊娠时，其他异位妊娠者较宫内妊娠上升幅度小而速度较慢。如 β-HCG 值较高而 B 超未发现宫内孕囊，说明异位妊娠胚床血运丰富，胚胎活性好，易发生活跃出血。

6. B 超检查：①腹部或阴道 B 超可见子宫颈膨大，颈管内可见胚胎或胎心搏动，宫颈内口闭锁。子宫腔内无胚胎组织。②彩色多普勒超声可探测出滋养层侵入宫颈间质和子宫动脉的位置，子宫颈组织学内口相当于子宫动脉进入子宫处及腹膜反折面以下，由此可判断妊娠是否在宫颈内口以下的子宫颈管内。③彩色多普勒超声可显示颈管内胚胎部位的血供，无血流者可能为宫内妊娠脱落于颈管内的胚胎组织。还可见宫颈妊娠的胎囊，经常表现为定位于颈管内的偏心圆状物，而由宫腔流产下落的胎囊则常为皱缩、钝锯齿状、无胎心搏动并在数日后即减小或消失。④阴道超声可更早清楚地显示病况。

（三）诊断及鉴别诊断

根据临床特点、B 超检查及血 β-HCG 的动态观察不难做出诊断。最后确诊依赖病理检查，标准是：①胚胎附着于子宫颈内口以下；②胚胎组织与宫颈紧密相连；③胚胎附着部位的组织内有宫颈腺体。

子宫颈妊娠应与下列疾病鉴别。

1. 宫内妊娠流产　宫颈妊娠首先应与宫内妊娠流产鉴别。后者子宫体增大而宫颈不大，阴道出血常伴有阵发性腹痛，宫颈内口开大，胚胎组织排出后，促进子宫收缩多可止血；若胚胎组织嵌于宫口，可以手取或钳取除去，宫颈妊娠时胚胎组织与颈管紧密连接，仔细检查，可发现宫颈内口仍然闭合。如果妊娠早期人工流产扩张宫颈时有特殊疼痛，或刮宫时有不可控制的流血时应考虑到有宫颈妊娠的可能。但在较早期，宫颈妊娠被当作宫腔妊娠流产行刮宫术时，由于宫颈组织的破坏程度很浅，胚胎组织可能被搔刮掉而将宫颈妊娠的诊断遗漏。此种情况下的确诊有赖于病理检查。

2. 滋养细胞肿瘤及其他子宫颈恶性肿瘤　有肿瘤的病史、症状及检查所见。此类肿瘤一般无早期妊娠征象，滋养细胞肿瘤有高 HCG 检查值但无早孕期的动态变化；葡萄胎有水泡样组织排出史。B 超检查在子宫颈管内看不到胚胎组织，在宫腔内有典型的水泡影像；细胞学检查及活体组织检查均有助于确诊。

3. 前置胎盘　出血时间较晚，多在妊娠中期以后，胎盘附着部位在子宫颈内口以上，未临产时宫颈外口不开张。B 超检查有助鉴别。

4. 子宫黏膜下肌瘤　无停经史，肿物呈实性，子宫可推动，B 超图像可与妊娠胚胎组织区别，血 β-HCG 值正常。

（四）治疗

一经诊断，或高度怀疑时，应收住院，立即做好输液、输血、给氧、紧急止血措施及手术准备。处理原则是争取在妊娠早期尽快终止妊娠，防治可能发生的大出血。近年来，治疗手段已由单纯的全子宫切除发展到以甲氨蝶呤（MTX）为主的药物治疗与多种方法的联合应用。

1. 药物治疗　用 MTX 治疗早期异位妊娠，无手术创伤，简便易行，减少瘢痕形成，可最大限度地保留生育功能，无论全身或局部用药，疗效都很好，已被广泛采用。

（1）全身用药：方法见本节输卵管妊娠。

（2）局部用药：在 B 超介导下经宫颈壁抽出胎囊内液体，再注入 MTX 50 mg。适用于孕龄、胎囊稍大，血 β-HCG 值较高者。局部用药浓度高，作用强，可直接灭活胚胎组织；穿刺针通过宫颈管壁直接进入胎囊；不经过颈管腔进针，可保持胎囊完整，避免周围结缔组织损伤。必要时可重复多次注药，或辅以其他治疗。

影响药物治疗成功的因素如下。①孕龄超过 8 孕周，周围血供丰富，发生大出血的概率增高，可能使保守治疗失败。据报道，2 例治疗后突发大出血而行子宫切除者，均发生于孕 12 周的病人。②胎囊较大，>7 cm 者成功率较低，已显示胎心搏动者大出血发生率及失败率较高，应慎用药物治疗或抽取胎囊液后注药，宜先破坏胚胎活性以提高疗效，缩短疗程。③血 β-HCG 水平越高者越接近早孕后期，发生破裂、出血的危险性越大。

2. 手术治疗

（1）扩宫及吸、刮宫术：在未排除宫颈妊娠诊断前忌用人工流产或诊断性刮宫。明确诊断后，亦不宜采取此类手术，仅在阴道大出血，需要紧急止血时，快速刮出胚胎并用纱布堵塞止血，同时准备更有效措施，如髂内动脉或子宫动脉栓塞术。无此技术条件者，如需保留子宫，可行宫颈环扎术、子宫动脉下行支结扎或开腹结扎髂内动脉，然后搔刮宫颈，清除胚胎组织，再填塞纱布，压迫止血，或行全子宫切除术。

（2）动脉栓塞止血：血管栓塞法可有效控制大出血而为其他保守治疗手段创造必要条件。在 MTX 治疗的同时，在髂内动脉或宫颈动脉内注入吸收性明胶海绵，可有效控制出血，提高治疗成功率并扩大 MTX 的应用范围。

（3）全子宫切除术：在 MTX 治疗过程中，由于胚胎过大或对药物的敏感性差等原因，仍发生难以控制的大出血，而又无血管栓塞等技术条件，全子宫切除仍是一种有效的治疗方法。

（4）其他处理：①治疗过程中严密监护病情，对有关指标做动态观察，为治疗提供依据。②治疗后要进行近期及远期随访，注意并发症，保留子宫者再次受孕可能再发生宫外孕。③诊断治疗过程中应注意防治感染，重视无菌操作，适当应用抗生素。

三、宫角妊娠

宫角妊娠是指孕卵种植在子宫角部的妊娠,其着床部位在子宫腔近输卵管口处,胚胎在宫腔角发育生长。

(一)临床表现

宫角妊娠者常在孕12周左右发生较严重的下腹痛,可伴或不伴阴道出血,子宫有不对称性增大,不对称形状愈明显,腹痛愈重。宫角妊娠和正常的宫腔妊娠在解剖上并无绝对的界线。如果早期不发生流产,症状到中期即可消失。大多数病人可继续妊娠至足月顺利分娩,但胎盘常滞留宫角而需加处理。如因误诊而行刮宫术,可引起大量出血,导致休克。

(二)诊断及鉴别诊断

宫角妊娠者孕早期症状常较轻微,需仔细检查方能发现。除妇科检查外,可用B超或腹腔镜等方法协助诊断。诊断的要点是:①孕12周左右腹痛较重。②子宫不对称增大,将圆韧带推向外侧,可破裂或不破裂。③可发生流产或妊娠至足月分娩。④分娩后胎盘滞留在宫角。

鉴别诊断应考虑间质部妊娠、子宫肌壁间妊娠、宫内妊娠合并肌瘤及宫内妊娠先兆流产等。通过仔细体检、B超、血β-HCG值测定及腹腔镜检查等可以明确。但与输卵管间质部较难鉴别,应注意间质部妊娠的胚胎多向宫腔外生长,位于圆韧带外侧的特点。

(三)治疗

对宫角妊娠尚缺少成熟的治疗方案,参照对输卵管妊娠及宫颈妊娠的治疗,可考虑以下治疗原则。

(1)妊娠早期已明确诊断,圆韧带向外侧移位,胚胎存活,覆盖胎囊的子宫肌层组织健康,希望保留此次妊娠者,可暂不终止妊娠,继续随诊观察。

(2)在以上情况下,要求终止妊娠者,先用MTX肌内注射,使胚胎消亡,待其自然排出或辅以药物引产或轻柔的刮宫,清除妊娠产物。

(3)发生不全流产或过期流产者,若情况允许,亦先用MTX治疗,再行刮宫术。刮宫术最好在宫腔镜下施行。

(4)如有急性破裂或刮宫穿孔导致大量内出血,应即行开腹,切除宫角及输卵管。

(5)大出血时行髂内动脉栓塞止血,同时救治休克。

(6)如胎儿娩出后胎盘滞留宫角,可轻柔作人工剥离、手取胎盘。术后用宫缩剂,并严密观察出血情况并给予相应治疗。怀疑穿孔或破裂者经腹腔镜或开腹处理。

四、卵巢妊娠

卵巢妊娠系指孕卵在卵巢组织内生长发育的妊娠。较为罕见,其发生率约占异位妊娠的0.5%~2%,近年有增加趋势。

(一)病因

1. 卵子运行障碍 由于盆腔炎症引起卵巢周围粘连,卵泡内压力降低或卵巢颗粒细胞和卵丘紧贴,使排出的卵子运行受到障碍。

2. 输卵管功能异常 因炎症或其他原因造成输卵管上皮的纤毛活动异常,管腔扭曲或发生逆蠕动,使受精卵的输送发生异常。

3. 卵巢组织的特点 卵巢可以产生蜕膜组织,卵巢表面可有内膜异位病灶,都有利于孕卵的种植。卵巢环境比输卵管更适于妊娠的发展,故曾有卵巢妊娠至足月而获得活婴的报道。

4. 其他因素 如偶然发生的精子与卵子在卵巢表面或组织内相遇而受精。近年宫内节育器广泛应用后,屡有带器者发生卵巢妊娠的报道。

(二)临床表现

(1)卵巢妊娠者很少有不孕史、输卵管手术史或宫外孕史,大部分为初次妊娠,有宫内节育器者较多。出现临床症状时间与输卵管妊娠相似。

（2）主要临床表现为下腹疼痛、腹腔内出血、腹膜刺激征和阴道不规则出血。王敏报道40例卵巢妊娠均发生破裂，腹腔内出血200～2 500 mL不等。另有报道84%的卵巢妊娠有腹腔内出血，出血量超过500 mL者占81%。因而常发生晕厥、休克而需急救处理。

（3）很少发展到妊娠晚期，多数病例在孕早期终止，也有持续相当一段时间的，极个别病例妊娠至足月。发展到晚期者，滋养叶组织侵犯邻近器官而类似腹腔妊娠。

（三）诊断及鉴别诊断

1. 卵巢妊娠的诊断标准　①同侧输卵管完整。②胚囊必须位于卵巢组织内。③胚囊壁上不止一处有卵巢组织，其间有一定距离，在胚胎组织与周围粘连的组织之间，也必须有卵巢组织，以此区别于输卵管妊娠破裂或流产后引起的继发性卵巢妊娠。④卵巢与胚囊以子宫卵巢韧带与子宫相连。⑤显微镜下检查输卵管组织无妊娠证据。

2. 诊断方法　同输卵管妊娠。术前诊断比较困难，误诊率高，发生破裂者多，为此应强调：①重视病史特点。②力争早期诊断。③应用B超协助定位。④在妊娠早期，B超常显示正常，子宫直肠窝积液有助腹腔出血诊断及定量。⑤必要时行腹腔镜检查。

3. 鉴别诊断　与输卵管妊娠、输卵管积液较难鉴别，其次是卵巢肿瘤。卵巢黄体破裂可被误诊，也可同时发生。卵巢妊娠发展至晚期者需与腹腔妊娠鉴别。

（四）治疗

（1）未破裂前，在早期诊断基础上用药物全身治疗，观察病情发展，必要时辅以腹腔镜下手术。

（2）妊娠破裂内出血严重者立即开腹手术，根据病灶范围行卵巢楔形切除、妊娠卵巢切除及附件切除术等。同时救治休克。

（3）晚期卵巢妊娠应开腹手术，取出胎儿，切除妊娠囊壁或卵巢，必要时切除输卵管。关于胎盘的处理参见本节腹腔妊娠。

五、腹腔妊娠

腹腔妊娠是指腹腔内除输卵管、卵巢及阔韧带以外的异位妊娠。原发性腹腔妊娠较少见，大部分是继发性的。腹腔妊娠的发病率为1∶15 000，占异位妊娠的1.6%。

（一）病因及病理

1. 继发性腹腔妊娠　较多见于输卵管妊娠流产或破裂后，妊娠产物落入腹腔，种植在腹膜或其他器官、组织表面，继续生长发育而成。也有受精卵种植在子宫内，因子宫发育不良、创口愈合缺陷、子宫腹膜瘘、子宫憩室或始基角自然破裂等引起子宫破裂，妊娠物从破口进入腹腔种植发育而形成。

腹腔妊娠时，胚胎可种植于腹腔的任何部位，最常见于子宫直肠窝和子宫的背面，其次是阔韧带后层表面和两侧盆壁。腹腔妊娠还常发生在部分大、小肠，肠系膜，大网膜等表面。晚期可同时累及几个脏器，增加处理的困难。

2. 原发性腹腔妊娠　促进孕卵种植于腹膜的因素是：①体腔上皮可发展为类似副中肾管上皮组织，子宫后腹膜表面常可见蜕膜反应，证明体腔上皮有转化的可能。②子宫内膜异位时，种植在腹膜表面的内膜有利于孕卵的种植。

3. 助孕技术的推广使用　如配子输卵管内移植、促排卵及体外受精胚胎移植等可使腹腔妊娠的发病率增高。子宫内膜异位症、输卵管病变、宫内节育器的使用等也可能与发病率增高有关。

4. 妊娠结局　一般认为腹腔妊娠虽属罕见，但对孕妇及胎儿的影响极大，是一种最严重的异位妊娠。

（1）孕妇的病死率过去报道为5.32%，近年由于早期诊断技术及治疗方法的改进和抗生素的应用，使病死率大大降低。若在妊娠早期得到治疗，很少引起死亡。妊娠中期和晚期是孕妇死亡的高峰期，死因主要是腹腔内出血，其次是感染。

（2）胎儿的危险极大，围生儿死亡率为40%～90%，胎儿畸形率为30%～90%，大多由压力引起；死亡的胎儿多不被吸收，形成木乃伊，钙化成石胎或成为尸蜡，并可感染形成脓肿，最终破裂致腹膜炎、败血症。胎儿还可进入肠管、膀胱中甚至穿透腹壁排出体外，极个别可存活至足月而得到活婴。

（二）临床表现

1. 病史及症状

（1）具有一般异位妊娠特征：停经、阴道流血、腹痛、妊娠试验阳性、子宫内空虚和子宫外腹腔包块。

（2）继发腹腔妊娠有输卵管妊娠流产、破裂或子宫内妊娠破裂病史。

（3）常伴有部位、程度及性质不清的胃肠症状及腹痛，胎动时尤为明显。

（4）一些病例可无明显症状，直到妊娠末期分娩失败才被发现，以致胎盘剥离和胎儿死亡成为首先出现的症状。胎盘剥离大量内出血，导致休克是母儿死亡的原因。

2. 体征

（1）子宫内无妊娠征象。

（2）腹部逐渐增大，子宫外可触及腹腔内包块。随妊娠进展可听到胎心，在腹腔内表浅处可触到胎头、胎体。胎动及胎位不正常，常呈横位或斜位，先露高。在胎儿下方可摸到子宫。

（三）诊断

依据病史及临床表现，不难诊断。对可疑病例行 B 超检查具有诊断意义，如超声下见胎头或胎体贴近母体膀胱，与腹壁间无子宫壁相隔，即可诊断。其他如胎儿与子宫分离，胎儿接近母体腹壁，在膀胱、输尿管之间没有子宫壁影像，胎位不正常，见到宫外胎盘组织等表现也都有助诊断。如 B 超不能确诊，可进一步选做 CT 或 MRI 检查。

（四）治疗

腹腔妊娠确诊后，一般均认为应立即剖腹取出胎儿，胎盘可依据情况同时取出或暂留腹中，待以后处理。原因是：①腹腔妊娠胎儿可随时死亡，即便诊断时尚存活，常发育不良、生活力弱、畸形率高，死亡率亦高。②胎盘多种植在腹膜或肠曲、肝脏等脏器，种植处血管非常丰富，极度扩张，缺乏收缩力，剥离时可致大出血，若种植面广或深入脏器内部，勉强手术难以剥除且可致脏器损伤，造成严重后果。③胎儿、胎盘长期留在腹腔内可致各种并发症，多数较严重。治疗方法如下。

1. 充分做好术前准备　包括肠道准备，大量备血，保持血管通路，备好心血管监测及其他休克急救设备及药物。

2. 开腹取胎　如有胎囊，切开后牵拉胎足以臀位娩出，贴近胎盘处断脐。

3. 胎盘处理

（1）如胎盘附着于大网膜或韧带表面，可以考虑将胎盘及附着器官一并切除。但通常一次手术难切尽所有妊娠组织。

（2）若胎盘附着于重要脏器或附着较深时，尽量避免不必要的探查，不要强求结扎胎盘全部供应血管，不要强行剥离或期待术后压迫止血等，以避免难以控制的大出血。可将胎盘留置腹腔，关腹，不放置引流以减少感染机会。术后用抗生素，予 B 超及 HCG 测定监护，密切观察。

（3）胎盘留置后的处理：①多数情况下，胎盘功能迅速下降，组织有可能逐渐被吸收，虽恢复较慢，但是目前多数人仍主张等待观察，除非发生并发症，不必二次开腹。②胎盘留置腹内易并发感染，出现腹膜炎、脓肿、粘连、肠梗阻、切口裂开或瘘形成，此时需再次手术，但较初次手术时剥除胎盘相对安全。③有人认为在初次手术后 9 周，由于胎盘血供减少，二次手术可相对安全。④有用 MTX 全身注射以破坏滋养细胞，促其加速溶解吸收，但快速破坏的胎盘组织及坏死组织的积累成为细菌滋生的培养基，更增加感染的严重性，故目前多不主张使用。

妊娠早期用 MTX 或辅以腹腔镜治疗，尚未见有成熟的经验报道，有待进一步研究。总之，能在早期做出腹腔妊娠的诊断，处理会简单得多，并发症也会大大减少。

六、残角子宫妊娠

（一）定义

残角子宫妊娠是指孕卵种植、生长发育在残角子宫内的妊娠，其发生率只有腹腔妊娠的 1/10，是一种很少见的异位妊娠，多发生于初孕妇女。

残角子宫是在胚胎期副中肾管中段融合不良形成的。副中肾管的一侧发育正常成为子宫，另一侧仅残留一宫腔，无宫颈，不与阴道相通，可与对侧的子宫不相连，或以一条纤维带或肌束连于子宫，其间多无孔道，有时也可有极细的管腔串通。

（二）病因

（1）精子进入健侧输卵管后，经腹腔游移，与患侧卵巢排出的卵结合，孕卵再经该侧输卵管进入残角子宫腔内着床发育，妊娠黄体在患侧的卵巢上。

（2）精子通过健侧宫腔、输卵管与健侧排出的卵子结合后，经腹腔游移至对侧残角子宫内着床发育。妊娠黄体在健侧的卵巢上。

（三）临床表现

1. 病史

（1）有阴道纵隔或生殖道其他畸形或已诊为双子宫或残角子宫。

（2）行人工流产时见子宫偏于一侧，一次甚至多次均未找到妊娠组织。

（3）本次妊娠经各种方法多次引产失败。

（4）诊为"宫内妊娠"，但临产后产程无进展，子宫颈僵硬，宫口不开，宫旁有包块。

（5）有放置宫内节育器或输卵管结扎史等。

2. 症状　根据妊娠的时间，残角子宫肌层的厚度及其扩张度不同，症状可有较大差别。

（1）停经及不规则少量阴道出血，有时可见蜕膜管型排出。

（2）一般残角子宫发育较差，肌层组织薄弱，但较输卵管肌层厚，发生腹痛及破裂的时间较输卵管妊娠迟。有些病例在破裂前可无腹痛或仅有轻微隐痛。如突然加剧或突发剧烈腹痛，则表示可能发生破裂，常伴下坠、晕厥、休克及腹腔内出血体征。残角子宫妊娠发生破裂的时间多在妊娠18周左右，但近期国内报道多例均发生在妊娠10～12周，应予注意。

（3）残角子宫发育较好者，妊娠偶可持续甚至到接近足月，但胎位多异常，产程进展亦不正常。如残角子宫幸免破裂，胎儿死亡后残留，则日后浸软、钙化可形成石胎。

3. 检查　所见子宫可稍增大，宫颈硬度正常，如存在双阴道或阴道纵隔，在相当子宫内口水平的子宫旁一侧可触到与妊娠月份大小相符的包块。B超扫描可见子宫腔内空虚，包块内有胚囊或胚胎。

（四）诊断及鉴别诊断

残角子宫妊娠由于临床罕见，极易漏诊或误诊。应提高认识，加以警惕，注意有关病史，结合妇科检查及超声扫描所见，一般能做出诊断。本病应与以下疾病鉴别。

1. 输卵管间质部妊娠　与残角子宫妊娠十分相似。主要的区别是输卵管间质部妊娠位置较高，在子宫一侧的宫角部位，与子宫体相连成为一个包块；残角子宫妊娠则位于子宫下段，相当于宫颈内口水平，位置较低，与子宫体间有一定距离。术中可见圆韧带及附件附着在包块的外侧角。

2. 宫内妊娠合并卵巢囊肿扭转　有卵巢肿瘤史，包块位置较高，与宫体有距离，内无胚胎产物影像，蒂扭转时腹痛剧烈，但多不伴阴道出血，亦无内出血征象，子宫大小符合妊娠月份，内有妊娠产物。

（五）治疗

（1）传统的治疗原则：防止破裂，一经确诊立即开腹手术切除残角子宫及同侧附件，以防日后在附件内发生妊娠。遇有对侧卵巢病变需切除者，可保留患侧卵巢。

（2）如残角子宫妊娠破裂，在救治内出血休克的同时行上述手术。

（3）如妊娠已延续至后期，获得活婴要求强烈而未发现胎儿重要发育异常，且可能存活者，可住院卧床休息，严密监护，在胎儿基本成熟时行剖宫产并切除残角子宫及同侧附件；若有破裂先兆则需及时手术。

（4）近年诊断、治疗方法的进步使残角子宫妊娠的早期诊断成为可能，该部位的解剖关系及局部组织的特点也并不排斥药物治疗或腹腔镜的应用，值得继续探讨。

（六）护理措施

（1）向孕妇及家属讲解疾病有关情况及治疗情况，使孕妇正确认识自己的病情并积极配合治疗。提供安静舒适的环境，关心体贴孕妇。

（2）保守治疗期间：①嘱孕妇绝对卧床休息，避免突然变换体位及用力排便等增加腹压的动作。②保持大便通畅，防止腹胀及便秘。③按时测血压、脉搏、呼吸、体温。④严密观察病情，注意阴道流血及腹腔内出血、腹痛、有无蜕膜排出，发现异常及时报告医生。⑤及时送检化验单、备血及做好应急手术的准备。⑥遵医嘱按时给予中药治疗。⑦加强巡视，及时发现孕妇的需要，将日常用品放在其伸手可及之处，并协助其进食、洗脸、漱口、穿衣、大小便等。

（3）对腹腔大出血的孕妇：①立即平卧、保暖，迅速建立静脉通道，遵医嘱及时给予吸氧、输血、输液、补充血容量。②严密监测生命征，观察神志及面色变化。③记录24 h的出入液量。④积极配合做好各项检查及阴道后穹隆穿刺。⑤嘱孕妇禁食，送手术通知单，并按腹部急诊手术常规迅速完成术前准备，如普鲁卡因皮试、备皮、放置尿管等。

（4）保持外阴清洁，用消毒液擦洗外阴，勤换会阴垫，按医嘱给抗生素。

（七）健康教育

术前嘱孕妇绝对卧床休息，减少增加腹压的动作，发生腹痛加剧及阴道流血增多时，及时报告医护人员。术后肛门未排气前禁食，以后逐渐进易消化，富于营养的饮食，术后48 h下床活动，促进肠蠕动，防止肠粘连。

出院后嘱其继续增加营养，纠正贫血。保持外阴清洁，禁止性生活，以防感染。已生育者，指导避孕措施；未生育者，要保持乐观情绪，有利于再次妊娠，再次受孕最好在术后6个月或1年后。

第二节　急性附件扭转

一、卵巢、输卵管自身扭转

正常输卵管与卵巢活动度极大，可旋转90°而不出现症状。卵巢或输卵管在正常情况下发生重度扭转者较为罕见，一般仅发生于儿童，且与先天发育异常有关。如发生完全性扭转而未能及时诊治，可引起附件坏死甚至坏疽，导致腹膜炎等严重后果。对于儿童及年轻病人为了保留其正常生育功能，更应及早明确诊断。

（一）病因

1. 先天因素　①输卵管、卵巢系膜过长或输卵管长度变异，呈螺旋形走向，具有易弯曲的特点。②输卵管远端系膜发育不全或过度游离。③生殖器官畸形，如单角子宫，两侧不对称，成为附件扭转的诱因。

2. 后天因素　①输卵管病变，重量增大，如输卵管积水或输卵管积血而无粘连。②卵巢因生理性囊肿（卵泡或黄体囊肿）引起脱垂，易致扭转。③有应用Pomeroy术式（输卵管双折结扎切除）的绝育手术史，游离的输卵管远侧端易发生扭转。④自主神经功能紊乱，输卵管蠕动异常。

3. 外在因素　①妊娠或子宫肿瘤，子宫底升高，附件随之上升至腹腔，活动空间增大。②急剧体位变动，如突然旋转或猛烈翻身。③月经前期或排卵期盆腔充血。④药物导致输卵管痉挛。

上述因素均为附件自身扭转的诱因，在一种或几种因素的综合作用下就可引起完全性、急性、不可逆的扭转或不完全性、间断性扭转。

（二）病理机制

附件扭转后，供应附件的血运被阻断，开始静脉及淋巴循环障碍，动脉灌流仍持续而引起附件水肿、增粗。扭转持续进展，引起血管内血栓形成，首先是静脉，以后发展至动脉。如动静脉血栓形成之前很快解旋，附件血液灌流可迅速恢复，器官得以完全复原。如完全性扭转而不解旋，从单纯静脉及淋巴循环障碍迅速进入动脉循环阻塞，输卵管卵巢很快变成深黑色，发生坏死、坏疽，如仍未获得治疗，可继发感染而发展成腹膜炎。

儿童附件扭转坏死后可被吸收，日后因其他原因剖腹检查仅发现一侧附件，但泌尿系统可无任何异常发现，是与先天性一侧附件缺如畸形的重要鉴别依据。如不能完全吸收则可能发生钙化。

如旋转不完全，动脉灌流没有完全闭塞，导致静脉压增大，可引起附件的表浅静脉破裂而发生腹腔出血。卵巢表面呈出血状的紫红色，剖开卵巢见有血凝块，切片检查可发现出血性梗死形成。有时还由于卵巢表面组织的变性引起与其他盆腔脏器粘连。严重者卵巢可能变成寄生物。

如不完全扭转仅将静脉回流及淋巴系统循环阻断，动脉血运未严重累及时，常可自动解旋，几小时或数日内附件可完全恢复。这一受害卵巢日后可出现间质黄体化而引起男性化的临床表现；也可在初潮前期出现雌激素分泌过多，促发性早熟。由于不完全扭转所发生的卵巢水肿，严重者还可伴发 Meig 综合征（腹水及胸腔积液）。

（三）临床表现

根据临床表现可分为完全性及部分性附件扭转。完全性扭转呈急性病程，突然出现剧烈锐性腹痛。多在急剧体位变动，如旋转、翻身后发生。一般为单侧，右侧较左侧发生率高（3∶2），可能左侧乙状结肠限制了附件活动，而右侧盲肠及回肠末端部分相对活动度较大，给附件更大的活动余地。有些病人可有类似的疼痛发作史，可能系有过扭转而自行解旋，症状自动消失。

单侧腹痛的严重程度与血流梗阻程度及同时发生的水肿程度成正比，并迅速发生恶心呕吐。如开始阶段扭转即为完全性，静脉回流迅速完全阻断，急性腹痛与恶心呕吐同时发生。如扭转程度轻，有时可自行解旋，疼痛即自行消失，但有重新发作的可能。这种间歇性扭转的疼痛也呈间歇性，间歇时间因发作频度而异，从几小时、几天到几个月不等。初期疼痛一般在下腹或盆腔或髂窝，也可放射到股部或背部（胸 10 支配的皮区）。Lomano（1974 年）分析 42 例附件扭转病人疼痛情况：腹痛逐渐加重者占 62%，突然发生者占 38%。Nichols（1985 年）统计有 10% 病人慢性腹痛伴间歇性加剧，设想是扭转反复发作，发作间歇期症状减轻或消失。

如在扭转前卵巢有黄体存在，扭转后激素浓度骤然下降，随后可发生撤退性子宫出血，这时要注意与宫外孕鉴别。

扭转持续而未能及时处理者，可有体温轻度升高及白细胞计数增多，但血沉还可能正常，发生坏死继发感染即可出现高热，可伴有寒战，腹痛加剧。腹部检查：腹肌紧张，触痛，深压患侧下腹部有压痛，继发感染后则有反跳痛。双合诊：正常附件扭转可能扪不到包块，但可发现附件区显著触痛。子宫直肠窝不经常出现触痛，有助于与宫外孕及子宫内膜异位症鉴别。如附件水肿显著即可扪及触痛的包块。如未扪到包块，诊断不明确，可做 B 超检查以协助诊断。一般 B 超扫描均可发现肿大的附件，但 B 超的肿块影像并无特异性，多普勒超声探测卵巢血管的血液流速则可明确诊断。

（四）诊断

疼痛发作突然、急剧，有时发生于突然变换体位之后，并扪到右侧触痛的附件包块，即可做出明确诊断。但这仅是完全性附件扭转的典型症状，如为不完全性扭转，疼痛呈间歇性或慢性持续性，其诊断正确率仅 70%，如将术前诊断为附件扭转而结果为其他病变者计数，其正确率下降至 40%。附件扭转术前可误诊为：附件肿块、阑尾炎、子宫肌瘤、宫外孕、附件脓肿等。利用 B 超、CT、腹腔镜等辅助诊断，只要医生对附件扭转有足够认识，尤其儿童出现腹痛，肛诊或 B 超发现盆腔肿块，均应考虑有附件扭转可能，进一步细致检查，可以做到早期诊断、及时处理，使附件恢复正常功能。

（五）鉴别诊断

本病应与下列各种病变鉴别。

1. 宫外孕　有月经延迟、急性腹痛及阴道流血。子宫直肠窝触痛更多发生于宫外孕及盆腔子宫内膜异位症。β-HCG 定量试验达到一定浓度就可明确诊断。虽然约有 20% 的扭转病人同时有宫内妊娠，依靠 B 超扫描显示宫内胚囊就可鉴别附件扭转合并宫内妊娠与宫外孕。

2. 急性盆腔炎（pelvic inflammatory disease，PID）　腹痛、触痛一般多为双侧性。急性扭转的腹痛发作较 PID 更为突然和剧烈。PID 可触及双侧炎性肿块，而急性扭转的肿块一般为单侧，且呈球状。PID 还具有相关病史：如有 PID 发作史，性生活紊乱，性伴侣有冶游史，或最近有放置宫内节育器等宫内手术操作，均可协助诊断。

3. 阑尾炎　腹痛一般从上腹部转移到下腹部。肛诊：附件区无触痛，盆腔无异常发现；附件扭转者腹痛急骤，发作时即伴有恶心呕吐，而阑尾炎出现的恶心呕吐随病情进展而逐渐发生，凡主诉右下腹痛而剖腹手术不能明确诊断阑尾炎者，均应探查盆腔脏器有无异常。

4. 附件包块　没有发生扭转的附件包块一般不引起疼痛，除非包块破裂、扭转或内出血。

5. 卵巢卵泡或黄体破裂　症状不如扭转那样严重，如不再出血，症状可在1～2 d内消失。发作时间与月经周期有关，常在月经中期或月经前几天，很少出现恶心、呕吐。症状严重和持续者盆腔检查时有子宫直肠窝饱满和触痛等体征。

6. 肾结石　腹痛呈剧烈阵发性疼痛，向大阴唇放射，季肋部、肋脊角或背部叩击痛显著，伴有血尿。无腹肌痉挛，无附件包块触及。有反复发作的既往病史。静脉肾盂造影可明确诊断。

7. 子宫肌瘤急性变性　较罕见，腹痛较剧，伴有发热，带蒂的浆膜下肌瘤容易与本病混淆，通过腹腔镜或B超检查能明确鉴别。所幸异病同治，误诊手术对患者没有影响。

（六）治疗

诊断一旦明确，应立刻进行手术。根据术中发现的输卵管卵巢状况进行相应处理。

1. 解除附件扭转　如发现血液供应尚可，病变组织损害可恢复，则单纯解除旋转以恢复原有血运。这种情况一般针对早期诊断或部分性扭转，未发生静脉血栓的病例，解旋后附件组织基本可以复原。为避免再次复发，可缩短卵巢韧带或（并）将卵巢外极缝合固定于骨盆侧壁或子宫后壁，尤其对需要保留生育功能的儿童及年轻人更应尽量考虑保留附件。但这一保守治疗有发生栓塞的危险，要在术中细致权衡利弊。

2. 附件切除术　如输卵管或卵巢血管已有血栓形成或已发生坏死，为避免发生肺栓塞，应做附件切除手术，不应解旋。钳夹卵巢血管应选择在扭转部位的近侧端，要密切注意输尿管的位置，附件扭转时常导致邻近腹膜绷紧，呈帐篷样隆起，使输尿管接近扭转的蒂，钳夹及缝扎时极易损伤。因此最好切开骨盆漏斗韧带的腹膜，游离出卵巢动静脉再行钳夹、切断、缝扎。

3. 腹腔镜手术　已有报道在腹腔镜直视下解旋，观察10 min，缺血部位血运恢复，组织基本无损者就给以保守治疗；有的除解旋外还做了卵巢固定手术。Mage（1989年）报道35例，其中77%仅进行解旋，随访卵巢功能均恢复正常，未发现有任何并发症，但有1例于12个月后扭转复发。

二、卵巢肿瘤蒂扭转

卵巢肿瘤蒂扭转是妇科较常见的急腹症之一，约有10%的卵巢肿瘤发生蒂扭转，也是卵巢肿瘤常见的并发症。扭转的部位在卵巢瘤的蒂（卵巢韧带、输卵管及其系膜），因而首当其冲的是供应肿瘤的血流受阻造成缺血，根据肿瘤特点及受阻程度，症状体征多变，容易误诊误治。

（一）发病原因

1. 瘤蒂较长　蒂过短就不易扭转。儿童时期卵巢位置较高，其固有韧带较长，发生的卵巢肿瘤主要居于腹腔，且65%为囊性畸胎瘤或单纯卵巢囊肿，因而儿童期的卵巢肿瘤易发生瘤蒂扭转。又如游离的实质性肿瘤，如纤维瘤相对较重，生长缓慢，具有一个较长的瘤蒂，在变动体位时易发生扭转。

2. 肿瘤活动度良好　肿物过大，占满腹腔或局限在盆腔，无活动余地者不会发生扭转。过小不受外界动力影响，缺乏扭转动力也不会发生扭转。因而扭转多发生于中等大小（拳头大至新生儿头大）的肿瘤。中等大小的肿瘤如蒂较长，可长出盆腔，上升到腹腔，活动范围增大。超过新生儿头大者多固定于盆腔。但绝经后妇女卵巢肿瘤蒂扭转病例的肿瘤一般较大，据报道最大可达23 cm×20 cm×18 cm，其中体积＞15 cm×15 cm×10 cm者占66.7%（14/21），主要由于绝经后妇女腹壁松弛及盆底肌肉韧带张力下降。

3. 肿瘤位置变动较大　妊娠时卵巢肿瘤随子宫升高进入腹腔，产褥期子宫突然缩小，腹压骤降，肿瘤位置变动较大时，均可在病人体位突然变换的动力驱动下发生扭转。

4. 肿瘤重量不均衡　如囊性畸胎瘤的内容物有骨、毛发、油脂等，实质部位与囊性部位重量相差很大，肿瘤重心偏向一极即为扭转造成条件。来自中肾管系统残余的卵巢冠囊肿或卵巢旁囊肿位于输卵管与卵巢门之间的系膜内，一般为长椭圆形，活动度大，重心偏于一侧也是蒂扭转的高危因素。

据 Hibbard（1985 年）分析，卵巢肿瘤蒂扭转 86 例中，囊性畸胎瘤 38 例（45.2%），卵巢旁囊肿 24 例（27.9%），浆液性囊腺瘤 12 例，黏液性囊腺瘤及单纯性浆液性囊肿各 6 例，未见恶性肿瘤发生扭转。Konings（1989 年）报道绝经后妇女卵巢肿瘤有 6% 发生扭转，其中以浆液性囊腺瘤最常见。恶性肿瘤未见发生。我国文献报道，绝经后卵巢肿瘤蒂扭转者占 7%，也以上皮性肿瘤为主，恶性肿瘤多有广泛转移粘连，且肿块增长迅速，活动度下降，不易扭转。

（二）发病诱因

1. 急剧的体位变动　如突然的旋转动作，躯体位置改变而肿瘤处于相对不变的状态下，瘤蒂发生扭转。如在体育运动、舞蹈及体力劳动时可致蒂扭转。

2. 腹压急剧变动　如膀胱充盈或排空、咳嗽、肠蠕动剧烈时。

（三）临床表现

1. 腹痛　突然下腹部剧烈疼痛，常在剧烈活动或体位变动后发作，扭转程度越严重，阵发性腹痛越重；瘤蒂扭转较缓慢且不严重者，疼痛发作也较轻缓，且可自行解旋，使腹痛减轻并逐渐消失。

2. 恶心、呕吐　蒂扭转后静脉回流阻断，瘤体充血肿胀并有轻度渗出，均可刺激腹膜引起反射性恶心呕吐，且常与急性腹痛同时发生。

3. 其他症状　据 Lomano（1970 年）分析，有腹痛者达，恶心、呕吐 66%，腹胀 16%，月经异常 9%，腹泻 7%，排尿困难 7%，便秘 5%，直肠压迫感 2%，晕厥 2%。

4. 继发感染　蒂扭转进一步发展或未及时处理，动脉血流随之被阻断，血管内血栓形成而梗死，瘤体缺血坏死，继发感染。出现高热，可有寒战。炎症反应加剧，乃引起持续性腹痛。移动体位时，疼痛加剧，病人取强迫卧姿。

5. 体征　下腹部压痛，腹肌紧张及反跳痛。一侧腹部轻度膨隆，压痛更为显著。继发感染后，肌紧张及反跳痛加剧。双合诊：因腹肌紧张，压痛较重，往往不易查清盆腔情况，但上举或摆动宫颈有严重牵引痛，子宫活动度基本消失，在子宫角处可触及触痛显著的增厚组织或张力较大、有触痛的肿块。

（四）诊断

1. 病史　详细询问病史对诊断有极大帮助。发病前有腹部活动性肿块，既往有类似腹痛发作。腹痛因体位变动而突然发作，逐渐加重，并渐转变为持续性疼痛。尤其绝经后妇女中多有下腹部可动性肿块，不愿接受手术而延迟诊疗，发病后自觉肿瘤不再活动并迅速增大，结合临床表现即可明确诊断。

2. B 超扫描　可发现囊性或实质性肿块，通过肿物与宫体的关系可判断存在卵巢肿瘤。

（五）鉴别诊断

右侧卵巢肿瘤蒂扭转最易与急性阑尾炎及阑尾周围脓肿混淆，常在手术中才得到明确，尤其是少女误诊阑尾炎的情况最多。文献报道 11～17 岁女孩因急性腹痛做腹腔镜检查 121 例中，卵巢囊肿蒂扭转最为常见，占 39%。

（六）治疗

为避免仓促手术，拳头大小以下的卵巢囊肿蒂扭转可先试用胸膝卧式震动复位法：病人取胸膝卧位，医生在腰骶部轻轻拍打震动，并让病人上下轻轻活动，借动力作用帮助肿瘤解旋复位，再择期手术。无效者则急诊手术，手术时不应解旋，在蒂扭转的近侧端根部钳夹、切断、缝扎，防止血栓进入血液循环，详见本节附件扭转手术。

三、卵巢过度刺激综合征伴卵巢扭转

卵巢过度刺激综合征（ovarian hyperstimulation syndrome，OHSS）是应用 HMG 及 HCG 诱导排卵时的一种常见并发症，为近年妇科领域十分关注的问题。OHSS 早期由于卵巢高度增大，易发生扭转，发生率可达 7.5%，如合并妊娠，则可高达 16%。

由于本症病人双侧卵巢极度增大，含大量大小不等的卵泡囊肿、黄体囊肿及卵泡膜黄素囊肿。当明确卵巢囊肿发生扭转后，应立即剖腹探查，由于这类病人迫切要求保存生育能力，要慎重考虑是否切除卵巢。近年报道，这类病例即使有坏死灶，给予解旋保守治疗，并无并发症发生，且日后仍有正常卵巢功能及妊娠可能，而这种治疗方法肯定不适用于非 OHSS 病人。有关病例报道尚少，还需不断积累经验。

第三节 卵巢破裂

卵巢是妇女的性腺，是产生卵子和性激素的器官，位于子宫两旁的阔韧带后面，为一对椭圆体，其大小形态因年龄而异。卵巢一般质地为实性，但可有许多变化，如非赘生性囊肿、增生性囊肿或瘤样病变、各种肿瘤等。可自发发生或因外力影响或医源性损伤等引起卵巢破裂，也可有生理性和病理性破裂之分，排卵属生理性，排卵后如不能迅速止血或凝血块脱落等也可引起出血，重者可危及生命，但很少见。

卵巢破裂是指卵巢的成熟卵泡、黄体、黄体囊肿或其他因素所引起的卵泡膜血管破裂，不能迅速止血或血液不凝固以及凝血块脱落发生出血或卵巢囊内液溢出等，严重者可造成腹腔内大量出血。

具体如卵巢炎症，卵巢脓肿，卵巢非赘生性囊肿如囊状卵泡在卵泡生长发育为成熟卵泡时，排卵时可有卵巢破裂，滤泡囊肿，黄体囊肿，妊娠黄体囊肿，卵巢巧克力囊肿等，良性或恶性卵巢肿瘤均可发生破裂。若有外力影响，如跌倒，腹部受压、被撞击，妇科检查时加压，穿刺抽吸，针刺治疗，开腹手术撞伤卵巢等均可引起卵巢破裂。

一、卵巢黄体囊肿破裂

卵巢在排卵后形成黄体，正常成熟黄体直径 2～3 cm。若黄体腔内有大量积液，使腔的直径超过 3 cm 以上者则称黄体囊肿。妊娠黄体也可增大为囊肿，一般于妊娠 3 个月后自然消失。黄体囊肿可由于某种原因引起囊肿破损、出血，严重者可引起急腹症。

（一）病因

在卵巢黄体血管化时期，容易破裂，一般先在内部出血，使囊内压增加，继而引起破裂、出血。原有血液病导致凝血机制障碍，易出血且不易止血。由于自主神经系统的影响，使卵巢功能变化或卵巢酶系统功能过度增强，造成凝血机制障碍，呈出血倾向。此外，外伤、卵巢受直接或间接外力作用、盆腔炎症、卵巢子宫充血等其他因素均可导致黄体囊肿破裂。

（二）临床表现

1. 症状　可发生于已婚或未婚妇女，以生育年龄妇女为最多见。一般于月经周期第 20～27 d，突然下腹疼痛、恶心、呕吐、大小便频繁感。严重者可表现口干、心悸、头晕、眼花、昏厥等休克症状。亦有少数患者腹痛发生于月经中期或 30～40 d。

2. 体征　贫血貌，脉率快，血压下降。下腹压痛，移动性浊音阳性。宫颈举痛，后穹隆饱满，触痛；子宫一侧可触及境界不清包块，早期如嫩豆腐感，晚期硬，不活动，触痛明显。

（三）诊断与鉴别诊断

1. 诊断　一般根据病史、症状、体征能明确，下列化验及辅助检查有助诊断。

（1）血常规：血红蛋白下降。

（2）血或尿 HCG 测定：阴性，但若妊娠黄体破裂，HCG 可阳性。

（3）B 超：患侧卵巢增大，腹腔积液。

（4）后穹隆穿刺：不凝之暗红色血液。

（5）腹腔镜检查：可见卵巢破裂有活动性出血。

2. 鉴别诊断　卵巢黄体囊肿主要与以下疾病相鉴别。

（1）异位妊娠破裂或流产：因有腹痛或少量阴道出血，腹腔内出血体征与黄体囊肿破裂相似，但前者常有停经、早孕反应，主要做妊娠试验以资鉴别。

（2）急性阑尾炎：有转移性右下腹痛、腹膜刺激征明显，无内出血症状和体征，妇科检查宫颈举痛或轻微痛可资鉴别。

(四) 治疗

(1) 保守治疗适于出血少者，主要措施是卧床休息和应用止血药物。

(2) 手术治疗适于出血较多者，若出现休克，在积极抗休克同时行手术治疗。术式选择原则是设法保留卵巢功能，可行卵巢楔形切除，切除组织送病理检查。对有休克者手术切口宜采用下腹直切口。也可行腹腔镜手术，吸去腹腔积血，激光或电凝止血。术后纠正贫血。

二、卵巢巧克力囊肿破裂

随着子宫内膜异位症发病率上升，卵巢子宫内膜异位囊肿（或称卵巢巧克力囊肿）的发生率也随之增多，卵巢巧克力囊肿也可发生自发或外力影响下的破裂，引起妇科急腹症，它是属于妇科领域中一种新型急腹症，以往对它认识不足，也易被忽视，现对其认识逐渐加深，故已引起重视。卵巢巧克力囊肿破裂后，陈旧性血液溢入腹腔，引起剧烈腹痛、恶心呕吐等，常需急诊处理。

(一) 病因和发病机制

盆腔子宫内膜异位症患者，卵巢极易受累，异位的子宫内膜在卵巢组织中周期性出血，使卵巢不断增大而形成囊肿，称为卵巢子宫内膜囊肿，或称卵巢巧克力囊肿，此类囊肿常为双侧性，囊壁厚，常与其周围组织有紧密粘连。每次月经周期时囊腔内均有较多出血，整个囊肿迅速增大，囊液为褐色黏稠血液。囊肿可自然破裂，如破口较小，仅溢出少量囊液，引起局部炎性反应，随之产生的纤维组织增生可将裂口封闭。囊肿也可在外力影响下发生破裂，常见于妇科双合诊检查时，或性生活腹部受压时，也可因卵巢巧克力囊肿恶变引起自发性穿孔破裂。

卵巢巧克力囊肿破裂时，囊液刺激腹膜可引起腹痛，按囊液流出多少，产生腹痛的轻重程度不同，如裂孔大、内容物流出多，则发生剧烈的腹痛；若破裂时累及囊壁血管，还可合并内出血，这也是形成急腹症的因素之一。

(二) 临床表现

1. 症状

(1) 发病多在月经前或月经周期后半期（黄体期），因月经期前后囊腔内反复出血，囊内压急剧增高，易自发破裂或受重力挤压、妇科检查而使囊肿破裂。

(2) 无闭经或不规则阴道出血。

(3) 突发下腹剧痛，开始于一侧，继之盆腔疼痛，伴恶心、呕吐。

(4) 偶可出现血压下降和休克症状。

2. 体征

(1) 腹部有明显腹膜刺激症状，有明显压痛反跳痛及肌紧张。

(2) 偶有移动性浊音。

(3) 妇科检查于盆腔一侧或双侧可触及周界不清的包块，包块常与子宫后壁相连，与子宫紧贴，不活动，有触痛。

(三) 诊断和鉴别诊断

根据有痛经，有盆腔肿块史，结合症状与体征，一般会考虑本病，若在子宫直肠高处查到触痛结节，B超检查卵巢增大，囊壁厚，内有液性暗区，有反光增强的细点，或有分隔状，一侧下腹剧痛，明显压痛反跳痛，肌紧张，腹腔内有移动性浊音，出血体征，后穹隆穿刺抽出咖啡色样混浊液，不难确诊。

若症状、体征不典型时，需与输卵管妊娠破裂、卵巢囊肿扭转、阑尾炎、卵巢黄体破裂等鉴别。

(四) 治疗

(1) 确诊后宜立即手术。因流出的囊液可引起盆腔粘连、不育或异位内膜的再次播散和种植。

(2) 年轻未生育者在吸引和彻底冲洗吸引溢入盆腔内的囊液后，做囊肿剥出术，尽量保存正常卵巢组织，有助于维持卵巢功能和内分泌功能，增加日后受孕机会。

(3) 双侧卵巢受累，原则上也尽量做囊肿剥出术，若囊肿与周围组织粘连紧密，强行剥出易损伤脏器，则可用无水酒精涂在囊腔内，使囊腔内上皮层坏死，以免日后复发，术后仍宜用药物治疗。

（4）对年龄较大且已有子女、对侧卵巢正常、子宫无受累者，为避免日后复发，也可考虑做患侧附件切除。

（5）卵巢巧克力囊肿破裂者手术时宜彻底清洗腹腔，尽量切除病灶，松解粘连，术后关腹前，腹腔内放入庆大霉素8万单位，地塞米松5 mg，透明质酸酶1 000 IU，生理盐水250 mL，以防术后粘连。

（6）术后一般宜服用治疗子宫内膜异位症的药物，以防止肉眼未能检出的病灶或囊液污染腹腔引起新的播散和种植病灶的产生。

三、卵巢肿囊破裂

卵巢肿瘤破裂是卵巢肿瘤常见的并发症之一，约3%的卵巢肿瘤会发生破裂。

（一）病因

卵巢肿瘤破裂的原因如下。

（1）破裂和穿破两种有不同的含义，前者指肿瘤胀破或被挤破，其内容物溢入腹腔；后者是指肿瘤内容物呈侵蚀性生长而进入腹腔，应予区别。

（2）自发性卵巢肿瘤破裂和外伤性卵巢肿瘤破裂也不同，前者常是肿瘤侵蚀生长迅速，囊壁血供不足，侵蚀、穿破囊壁薄弱部分所致；后者是因外力，如腹部遭重击（拳打、脚踢、撞击等）、分娩、性交、妇科检查、B超检查、穿刺或腹部针刺治疗等引起肿瘤壁破裂。

（二）临床表现

1. 症状　症状轻重取决于破裂口大小，流入腹腔内囊液性质和量。大囊性肿瘤或成熟性畸胎瘤破裂，常有突然或持续性剧烈腹痛，恶心和呕吐，有时导致内出血、腹膜炎和休克。肿瘤破裂口小时，仅感轻微或中度腹痛。

2. 体征　腹部检查有压痛和反跳痛，腹肌紧张、拒按，也可出现膨隆或移动性浊音。妇科检查和腹部检查发现原有肿瘤消失或缩小，子宫和肿块有浮动感。不同卵巢肿瘤破裂后，溢入腹腔内的囊内液性质不同，可产生不同的后果、相应症状和体征，如卵巢黏液性囊腺瘤或癌之黏液性物质，可形成腹膜黏液瘤及肠粘连；囊性畸胎瘤之皮脂、角蛋白溢入腹腔，可造成腹膜油脂肉芽肿等，恶性卵巢肿瘤破裂易向盆、腹腔转移，形成包块或结节等。

（三）诊断

原有卵巢肿瘤者而突然出现腹痛、腹壁紧张、拒按，甚至腹部膨隆、休克等症状，应考虑是否有卵巢肿瘤发生破裂，尤在腹部重压、妇科检查、性交、B超检查、穿刺等后出现上述现象，更有可能。若经检查原有肿块消失或缩小，腹部出现移动性浊音，B超检查发现液性暗区，穿刺有囊内容液或血性液则可确诊。

（四）治疗

凡疑有或确定为卵巢肿瘤破裂，应立即处理，可做腹腔镜检查或直接剖腹探查。术中应尽量吸净囊液，并做细胞学检查，清洗腹腔及盆腔，切除标本送病理学检查。疑为恶性卵巢肿瘤破裂则做快速切片检查，特别注意是否是恶性卵巢肿瘤，然后再按恶性卵巢肿瘤处理原则处理。

第四节　痛经

痛经系指经期及其前后出现下腹部痉挛性疼痛，并有全身不适，严重影响日常生活的现象，分原发性和继发性两种。经详细妇科临床检查未能发现盆腔器官明显异常者，称原发性痛经，原发性痛经是青春期少女最常见的妇科疾病之一，发生率为30%～50%，一般在月经初潮后2年内发生。大多数痛经妇女在足月妊娠分娩后改善。

（一）病因及发病机制

原发性痛经主要与周期性排卵导致分泌期子宫内膜产生的前列腺素使子宫肌活动性过高，继发子宫肌层缺血有关。从卵泡期至黄体期血液中前列腺素浓度增加3倍。

人类非孕子宫在整个月经周期有典型的收缩类型，排卵前期子宫收缩的振幅低、频度高；分泌期转为振幅高、频率低。子宫肌肉的收缩压力在围排卵期则进一步增高。应用微型压力传感器测量原发性痛经的子宫腔压力，同时测量子宫局部的血流量发现有四项主要异常：①子宫肌层静止状态时宫腔基础压力 1.33～6.67 kPa（15～50 mmHg），而正常情况 < 1.33 kPa。②子宫收缩时宫腔压力升高，为 16～20 kPa。③收缩频率增高，10 min 内 > 5 次。④收缩不协调，节律紊乱，导致子宫血流量减少和缺氧而致剧痛，收缩间隙血流量增加，疼痛减轻。给病人静注 0.25 mg 特布他林（间羟舒喘宁），子宫收缩消失，局部血流显著改善，疼痛完全缓解。由此可见原发性痛经是由于子宫过度收缩引起子宫局部缺血所致。研究表明：$PGF_{2\alpha}$ 促进子宫收缩，是引起痛经的原因。正常和痛经妇女子宫平滑肌对 $PGF_{2\alpha}$ 同样敏感，其最大差别在于 $PGF_{2\alpha}$ 的生成量不同。其他与月经来潮相关的症状，如头痛、恶心、呕吐、腹泻及腰痛均系前列腺素及其代谢产物所致。

子宫痉挛性收缩和病人剧烈疼痛程度与同一时间内月经血中 $PGF_{2\alpha}$ 含量及子宫局部血流量下降程度密切相关。原发性痛经少女子宫内膜中前列腺素生成量明显高于无症状少女。大多数前列腺素于月经期头 48 h 内释放，而此期痛经亦最严重。

原发性痛经的发病机制除中枢神经系统的调节及疼痛感受阈等盆腔外因素，可用下列简明方程式予以阐明（式中↑表示升高或增加，↓表示降低或减少）：黄体退化→孕酮撤除→溶酶体脆性↑，PLA_2 释出→花生四烯酸大量游离，$PGF_{2\alpha}$ 合成↑→月经血内 $PGF_{2\alpha}$ 及其中间产物↑→子宫肌层收缩↑，节律紊乱→子宫血流量↓→子宫局部缺血，疼痛发生。

精神因素曾被认为在原发性痛经中起重要作用，但根据近年研究，痛经的发生很难归咎于精神因素，且精神因素对身体任何部位的急、慢性疼痛都可产生一定影响，它对原发性痛经的作用并无特异之处，因而这一病因已不为人所重视。

（二）临床表现

原发性痛经发生于有排卵月经，一般发生于初潮后 1～2 年，痛经大多开始于月经来潮或在阴道出血前数小时，常为痉挛性绞痛或刀割样锐痛，历时 0.5～2 h，在剧烈腹痛发作以后转为中等度阵发性痛，约持续 12～24 h，经血外流畅通后逐渐消失，亦有需卧床 2～3 d 者。疼痛多在下腹部，重者可放射至腰骶部或股内侧。约有 50% 以上病人伴有胃肠道及心血管症状如恶心、呕吐、腹泻、头晕、头痛及疲乏感，偶有晕厥及虚脱。

（三）诊断

主要是排除继发性痛经。应详细询问病史，注意疼痛开始时间、类型及特征。根据：初潮后 1～2 年内发病，在出现月经血或在此之前几个小时开始痛，疼痛时间不超过 48～72 h，疼痛呈痉挛性或阵发性，妇科检查（肛腹诊）阴性，即可得出原发性痛经诊断。

（三）鉴别诊断

如初潮即出现痛经，或迟至 25 岁始有痛经现象，口服避孕药或前列腺素合成抑制剂不能缓解疼痛者，均应进一步行妇科检查，看有无器质性病变存在。子宫内膜异位症（EMS）及盆腔炎（PID）是青春期最常见的继发性痛经原因。肛诊检查子宫骶韧带有无结节对排除 EMS 极为重要。Goldstein（1980 年）报道 140 例青春期少女慢性盆腔痛而行腹腔镜检查中，发现 47 例（33.6%）为 EMS（盆腔检查 24% 发现盆腔结节）；术后粘连及 PID 分别占 13% 及 7%。由于青少年 EMS 症状与原发性痛经极为相似，因此凡服用避孕药或 PGS 合成抑制剂治疗无效，且进行性加剧或有慢性下腹痛，盆腔检查怀疑异常情况存在者，宜早做腹腔镜检查以明确诊断。子宫内膜异位症引起的痛经多出现于月经初潮后 3 年或 3 年以上，这也是与原发性痛经的重要差异。

副中肾管融合畸形引起单侧生殖道阻塞而另一侧通畅者难以诊断。阻塞可以发生在下生殖道，如阴道斜隔，可引起单侧阴道闭锁伴双子宫双宫颈。如阻塞发生于较高部位形成一个与下段不通的残角子宫，病人有周期性月经，伴有痛经，疼痛进行性加重，肛诊可扪及阴道旁或附件有肿块。B超、腹腔镜或宫腔镜检查可作为诊断的辅助手段。

（四）治疗

1. 一般治疗　进行体育锻炼，增强体质，注意生活规律，劳逸结合，适当营养及充足的睡眠。重视月经生理的宣传教育，消除病人恐惧、焦虑及精神负担。加强经期卫生，避免剧烈运动、过度劳累和防止受寒。

2. 药物治疗

（1）前列腺素合成抑制剂：这类药物抑制子宫内膜前列腺素的生成，同时亦降低参与月经血凝固的血小板生成前列腺素，显著降低子宫收缩的振幅和频度而获得良好的临床疗效，同时还缩短经期和减少月经量。

目前有多种非甾体类抗炎镇痛药通过抑制体内前列腺素合成而达到解热、镇痛及消炎的作用。其中丙酸类衍生物（propionicacid derivatives）包括布洛芬（ibuprofen，芬必得）、萘普生（naproxen）、酮洛芬（ketoprofen）等，芬那酸类（fenamates）包括甲芬那酸（mefenamic acid，甲灭酸，扑湿痛）、甲氯芬那酸（meclofenamic acid）、氟芬那酸（flufenamic acid，氟灭酸），是治疗痛经非常有效的药物。吲哚美辛（indometacin，消炎痛）有明显的副作用，如胃肠道反应、肝功能损害、抑制造血系统及过敏反应（皮疹、哮喘）等，故不是治疗痛经的首选药物。

约有80%的痛经妇女应用前列腺素合成抑制剂治疗痛经有效。一般在月经前2~3 d开始用药有较好的治疗效果，但在月经来潮开始腹痛后用药，亦同样有效，持续服用2~3 d即可停药。由于有个体差异，常需试用一个阶段来确定每个人最满意的药物种类及剂量，试用调整时间有时可长达半年。

常用的药物剂量为：布洛芬400 mg，每日4次；萘普生首次剂量500 mg，以后250 mg，每6~8 h 1次；甲芬那酸（扑湿痛）首次剂量500 mg，以后250 mg，每6~8 h 1次；甲氯芬那酸200~400 mg/d，分3~4次服用；氟芬那酸200 mg，每日3次。更换使用可提高疗效，有消化道溃疡及对上述药物过敏者忌用。副作用虽小，但亦偶可引起胃肠道不适、头晕、嗜睡、头痛、视力模糊等症状，同时饮用牛奶或进食时服用可缓解胃肠道症状。如反应严重应停药。萘普生发生作用迅速，作用持续时间长，不良反应小，是目前临床最多选用的药物。

（2）子宫肌肉松弛剂。

① β受体兴奋剂：使子宫肌松弛，降低子宫肌活动度，痛经可得到迅速缓解。常用的：β受体兴奋剂有沙丁胺醇（salbutamol，舒喘灵）及特布他林（terbutaline，间羟舒喘灵）。在剧烈疼痛时宜用注射法：沙丁胺醇0.1~0.3 mg，静注，或特布他林0.25~0.5 mg，皮下注射，每4~8 h 1次。中度疼痛可口服沙丁胺醇2~4 mg，每6 h 1次，或特布他林2.5~5 mg，每8 h 1次；也可气雾吸特布他林0.1~0.2 mg（即喷吸1~2次），2~4 h 1次，24 h不宜超过4~6次，吸入后5 min生效，1 h作用达高峰，可持续4~6 h。因此，痛经止痛以气雾吸入较好，起效快而用药量小，可维持4~6 h。但必须正确掌握雾化吸入的方法，正确使用的关键是喷药要与呼吸密切配合，即先吸一口气，将气呼出，再将雾化器的接口端放入口内；缓慢深吸气，一边喷药一边吸气，喷完后等待药物到达气道内，就屏住呼吸5~10 s，让药液沿着气管、支气管向下深入，然后开始呼气。休息3~5 min后，再进行第2次喷药。完毕后用冷开水漱口。β受体兴奋剂偶有心悸等不良反应。

② 钙通道阻滞剂：硝苯地平（nifedipin，心痛定）20~40 mg，服药后10~30 min子宫肌肉收缩振幅、频率、持续时间均下降，基础张力降低而缓解疼痛，持续时间可达5 h，无特殊不良反应。

（3）抑制排卵：口服复方避孕药以抑制排卵，并使子宫内膜形成萎缩性蜕膜，以减少内膜前列腺素的合成量，减弱子宫肌收缩，缓解痛经，成功率达90%以上。开始可用小剂量：口服避孕片0号（炔诺酮0.3 mg，炔雌醇0.035 mg），从月经来潮当天起的第5天开始，每晚服1片，连服22 d；如疗效不满意可服2片或改服避孕片1号（炔诺酮0.625 mg，炔雌醇0.035 mg），服法同前。本法特别适用于痛经、经血过多或月经紊乱的病例。对不愿服用避孕药或服用避孕药失败病例可改服前列腺素合成抑制剂。

（五）护理措施

（1）进行月经期保健的教育工作，如注意经期清洁卫生，经期禁止性生活，加强经期保护；预防感冒，注意合理休息和充足睡眠，加强营养。

（2）重视精神心理护理，关心并理解病人的不适和恐惧心理，阐明月经期可能有一些生理反应如小腹坠胀和轻度腰酸，讲解有关痛经的生理知识，提供有效的诊疗措施。

（3）腹部局部热敷和进食热的饮料如热汤或热茶。

（4）服用止痛剂。如每一次经期习惯服用止痛剂，应防止成瘾，每次应遵医嘱服用麻醉药物来减轻疼痛。

（5）应用生物反馈法，增加病人的自我控制感，使身体放松，以解除痛经。

第五章

妇科手术急症

第一节 腹爆开

腹爆开（burst abdomen）是指腹壁伤口全层完全裂开，是手术后最严重的裂伤。病死率可达 5%～10%，十分危重。

（一）病因

腹爆开的高危因素为：肥胖、营养不良、癌症、手术瘢痕、伤口感染、腹胀气、咳嗽、贫血、水肿、术前激素治疗、术前放疗等。多见于盆腔广泛性手术。腹壁伤口从皮肤、筋膜至腹膜全层裂开，肠管及内脏由腹内涌出于腹壁外。

（二）生理病理

手术切口缝合后，伤口两面贴合靠缝线张力维持，创口对合黏附，纤维蛋白渗出，使切口创面对合新生，拆线时只是初期愈合，只能耐受一般张力。拆线后局部循环活跃，有利于侧支的形成，组织新生代偿，纤维增生，瘢痕形成，使切面机化，逐渐牢固愈合。这一过程一般约需4～8周。像筋膜这样致密结实的组织，研究证明约需120 d才能完全愈合，特别是广泛性大长伤口。在愈合过程中，如遇局部或全身感染，病人本身有不利因素，如肥胖、营养不良、癌等，或术后肠胀气，咳嗽等腹内压增高等都将影响伤口愈合。特别是筋膜，本身就是腹壁维持张力的组织，在切口尚未牢固愈合前，切口因感染、血肿、积液或缝合技术不理想而愈合不良时，加上腹内压骤升，如突然起坐、剧烈咳嗽等，切口即可沿裂隙延长而突然爆开。腹内脏器，首先是小肠涌出腹壁，形成术后腹爆开的危急局面。也有发生发展缓慢的病例，多为年老、体弱、久病、癌症等体质弱，反应力较差者。伤口或因感染、贫血、水肿，愈合不良，发生筋膜裂隙，肠功能逐渐恢复时，小肠疝入裂隙，渐次加重。纠正电解质紊乱，防治凝血机制障碍（如DIC）及补充失血、纠正贫血等，都极为重要，必须认真进行。

腹爆开修复后绝大多数愈合良好，但日后也有发生切口疝的。瘢痕疙瘩体质的人可因大瘢痕留下外形上的缺陷和不适。

第二节 经阴道脏器脱出

由于阴道后穹隆裂开，腹内脏器从裂口脱出很少见，但情况急重，尤其是常突然发作，肠管成堆地脱出阴道外，病人可昏厥，腹剧痛。如未及时抢救，可因肠系膜根部扭窄拽拉致小肠缺血性坏死。故应警惕，火速诊救。

（一）病因

多见于中年重体力劳动妇女，做过经阴道或经腹部子宫全切除手术后，有阴道直肠膨出，带有小肠疝囊者，因重力劳动、腹压突升或磨损致疝囊破裂，内脏脱出。生育期妇女可因子宫钳刮术或吸刮人工流产术中发生子宫穿孔后，误用胎盘钳或吸宫器从破口伸入腹中将肠管及大网膜带出宫口以外。

(二) 生理病理

妇女因孕产负荷，生育后均有不同程度的盆膈松弛及子宫、盆内器官支持组织的张力减退，产后体力劳动者更为多见且严重，形成直肠膨出，子宫下垂。子宫全切除手术时，盆腔韧带及筋膜等均被切割，断端一般固定于阴道切口上。如对韧带及筋膜的张力未加固，则术后腹压均直接作用于阴道断端上，使阴道穹隆与盆膈易于膨出，肠襻下垂成袋囊，日久囊壁松垂变薄，体力劳动时可膨露于阴道口外，易受磨损及感染，一旦因腹压骤增而囊破脏出，将肠系膜拽扯、扭曲或嵌顿于狭窄的破口，可发生小肠绞窄、扭转、缺血、坏死、感染，情况极为严重。

(三) 临床表现

盆腹部或阴道内手术后，近期或远期均可并发。平时多有下腹松垂，大小便不畅，肛门坠胀。发作前有突然腹压增高，如持续咳嗽、呕吐或用力排便、跌坐等，突感下腹剧痛，有撕裂感，随即阴道胀垂，肠管脱出于阴道口外，顿感呼吸困难，有虚脱感。体检可见表情痛苦、呼痛。腹紧陷，阴道饱满，小肠脱出，阴道后穹隆有裂口。

(四) 诊断

据病史及初步阴道扪诊即可确诊。如为手术子宫穿孔，大网膜及肠管牵夹脱出，常已回缩入腹腔内，根据手术者自述情况及急腹痛、全腹压痛症状，并用B超检查腹内有无积血（子宫直肠窝内）及腹内游离气体（钳夹伤肠穿孔），决定开腹与否。

(五) 处理

立刻置抢救手术室，仰卧位以减轻小肠系膜下拽的拉力。测生命体征，血、尿常规及脱出脏器表面细菌培养，同时进行抗感染、抗凝、抗休克药物静脉输注。脏器脱出者先用无菌温湿盐水纱垫盖包。立即进行开腹手术，将脱出的肠襻还纳腹腔，充分冲净腹腔，仔细检查全肠胃及小肠系膜，缝扎止血，复位，切除坏死肠段再行吻合，修剪疝囊，封闭裂口。严重盆底松弛者本次暂不做盆底修整，留待术后恢复半年复诊治疗。术后要增加营养，减轻劳动强度，尽量不做担抬骑跨等重活。本病病死率可达10%，但就诊早，抢救充分，抗炎监护得力，可降低病死率。

第三节　切口疝

妇科盆腹部手术后腹壁手术切口疝比较少见。经产妇腹壁松弛，或肥胖，未发生小肠疝入而致急性嵌顿、绞窄之前，常不被注意。病人仅觉用力屏气时手术瘢痕中有撕扯或切割性痛，直至疝囊增大出现腹壁软性包块，才就医检查。体检时取平仰卧位，两腿屈膝分置两边，放松腹壁，扪触全切口，经用手指轻压包块，令病人腹式深呼吸，趁势将包块向腹内还纳即觉包块消失，筋膜瘢痕处扪及裂口而确诊。如因腹壁肥厚，扪触不清，可做实时超声检查即可见疝口及疝入疝囊的大网膜，并见小肠的蠕动影出现在腹壁筋膜之外。确诊之后可按病人不同情况决定处理方法。

一般体质较好者应做疝囊切除及筋膜修补。对年老或体弱者应认真考虑保守与手术的利弊。如手术风险大，可用腹带或腹壁疝专用紧身裤减轻症状及防止内脏疝嵌。疝孔较大者手术修补时还需用合成钢丝网填补。

腹壁切口疝在妇科手术后虽不多见，平时症状也不严重，常不被医生及病人重视，一旦因延误而发生疝内小肠嵌顿绞窄则情况急重。出现切口瘢痕下包块发生剧痛、压痛、腹肌紧张、反跳痛、呕吐等肠梗阻及腹膜刺激症状时，常迫使病人就医。就诊早者立即急诊手术，预后尚好。如拖延耽搁，则嵌入疝囊的大小肠发生肠扭转、绞窄、梗阻、坏死等可致循环衰竭、水分丢失、电解质失衡、出血、感染等一系列严重情况。需及时手术及全面治疗，预后凶险。因此在门诊中对曾做过盆腹部手术的患者都应认真检查有无切口疝，以便及早注意。

第四节 阴道脱垂

因盆内支托组织极度松弛而使阴道完全脱出阴道口外称为阴道脱垂或阴道外翻。阴道自穹隆顶部脱出，将整个阴道壁向外翻出，垂于阴道口外。其前壁常伴膀胱脱出，后壁则伴有直肠甚至乙状结肠乃至小肠段脱垂。发生于子宫切除术后者约占术后并发症的 2%～4%。经阴道手术中对伴有膀胱、直肠膨出而未按规范要求做筋膜修补者，常易发生此种并发症。未完全脱出之前症状不多，常不加注意，一旦突然整个阴道翻出始来急诊。于体外触及软性拳大包块，觉腰骶部坠痛，腹内牵扯不适，尿滴溢，局部可见阴道口外阴道黏膜面完全暴露，尿道口被牵引而张开，按压阴道前壁即有尿液由膀胱膨出部（脱出之阴道前壁里面即为膨出的膀胱）流出。将包块还纳盆内后，做妇科双合诊，即可扪及松软空虚的盆腔。支托组织张力与弹力几乎尽失。

急诊检查完毕即可确诊。如无特殊即可考虑住院手术。中青年病人可行阴道骶骨前固定术，阴道前后壁修补术，着重筋膜及韧带的修补。年老者可做骶棘缝补术（手术简易，效果好）。术前准备可用阴道球顶住还纳后的阴道，待阴道洁净，肠管、大网膜等复位后再策划手术。像阴道外翻，盆腔排空，肠管虽亦下垂入盆，有坠胀感，但平卧休息即可恢复，嵌顿、绞窄或扭结情况极少。1950—1960 年代，普抬子宫脱垂时，数以千计的病人中亦未发现肠疝嵌顿、绞窄，因盆大组织松软无袋口的缘故。

第五节 术后感染

一、坏死性筋膜炎

本病为创伤的一种极严重的感染，早期见于战时肢体创伤，病势迅猛，破坏性极大，短时内可严重侵及患部筋膜内外全都软组织，使之水肿、液化、坏死殆尽，全身中毒及早期脏器功能衰竭。病死率接近 100%。1926 年 Mclency 首次于腹部手术创口发现此病，详细描述，并提出一经发现立即将患部感染组织彻底切除，消毒清创。1951 年由 wilson 命名。Fisher（1979 年）建议 6 项诊断标准：

（1）浅筋膜广泛坏死伴皮下广泛扩展。
（2）中度至重度全身中毒反应。
（3）肌肉不受侵犯。
（4）患部及血培养无梭状芽孢杆菌（clostridia）。
（5）无大血管闭塞。
（6）严重广泛白细胞浸润，皮下组织坏死，脱落组织病理检查显示大量微血管栓塞。

（一）病因

病因不明。好发部位为腹部、会阴、腹股沟、上肢、下肢、背、臀等处的手术切口或外伤创口。创口培养有溶血性链球菌、白色葡萄球菌、各种需氧菌及厌氧菌的混合感染。诱因为糖尿病、老年、营养差、体质弱、恶性瘤、放疗后、肥胖、高血压、肾功能不良等。

（二）临床表现

早期首现皮下水肿，切口周围发硬，皮肤红，渐转暗灰，中心发白，不痛但敏感，压之有摩擦音。随即出现全身中毒症状，高热，白细胞增多，血压下降，心跳快，嗜睡甚至神志不清。局部病变迅速向周围扩展，皮肤起大疱，继而坏死。皮下组织切开后见坏死，脂肪液化，混血而成大量"污水"样液体。深筋膜可变黑、坏死，感染继续扩散，脂肪组织被破坏殆尽，触之觉空荡荡畅行无阻力。

随着局部病变的迅速扩大及全身中毒加重，早期即可出现多脏器侵害，因广泛水肿，血管内水分外渗消耗而引起血液浓缩，皮下脂肪皂化导致低钙。因溶血而发生高胆红素血症。继之肝、肾、肺功能衰竭，预后十分凶险，必须分秒必争地抢救。

诊断靠早期发现伤口变化、血液变化与 6 项标准。

（三）处理

本病处理关键在于早诊早治，单纯内科补液、抗炎无济于事。必须在中心静脉压监护下，强化支持治疗，肠外营养，大量广谱抗生素输注，大量晶体、胶体、钙的补充，同时进行患部直达周围健康组织边缘的广泛彻底的外科清创去腐手术，将皮肤、皮下及筋膜清扫干净，如同处理深度烧伤一般，以利继后植皮前的肉芽新生。任何拖延耽搁都会引起难以抵制的严重感染，致病人死于败血症。

二、梭状芽孢杆菌肌坏死

本病在城市人群已极少见。本为战伤污染后发生的严重并发症气性坏疽的一类。在妇科手术后发生者多由产气荚膜梭状芽孢杆菌污染伤口而引起。贫困地区人畜共居，医疗条件差，消毒不严格，偶有本病发生，多见于非法堕胎、自取宫内节育器（如用自制铁钩、不加消毒处理）、剖宫取胎等。有的城市妇产科医护人员从未见过本病不知其严重性而漏诊，丧失抢救时机。

此病在污染的创伤或手术后经 1～4 d 潜伏期而发病。首发症状为患处（如腹壁手术切口或子宫）剧烈疼痛，持续不停。继之皮肤变紫、肿胀，表面起大疱。患处捏之有捻发音。B 超或 X 线透视可见受害肌肉中有气泡。发热（38.5℃左右），烦躁不安，很快出现循环衰竭、肾衰竭、血色素尿。此病来势凶猛，有的数小时死亡。妇科病人继患部剧痛、起疱、变紫、肿胀后迅即出现腹膜炎症状、血尿和脏器衰竭。

急诊抢救关键在于早诊早治。主要治疗靠大剂量静脉滴入青霉素 G，并立即彻底清创，切除所有被侵犯组织，直达健康组织边界内，包括皮肤、皮下、被侵肌肉、子宫及其周围组织，以遏止其蔓延。高压氧治疗尚无有效的经验，其他支持治疗及调整水电平衡按情况给予。肢体伤者因可做急诊截肢，疗效较躯干伤者为佳，平均病死率约 50%，死亡者多数是因就医太晚或诊断延误。

病人应严格隔离，污染衣物、病室及医护人员双手均需消毒，去除的组织及分泌物、敷料等均应焚烧销毁，防止感染播散。

三、盆腔蜂窝织炎及多发性脓肿

随着医学科学的快速进展，在城市大医院，此类病人几乎绝迹。但农村患者常往城市急诊就治。

（一）病因

本病有两种情况，一是术后不久（5～15 d）发生的急性重症盆内蜂窝织炎伴急性积脓形成巨大脓肿；一是术后盆腔感染反复发作，治疗不彻底，拖延数月甚至多年，病情日重，体质下降，突然大发作而来急诊。病人都有术前污染或感染历史，如盆腹外伤、遭性强暴、性生活不洁、个人卫生差、体弱、手术污染等原因或原有慢性盆腔炎未有效控制，多发于急诊经腹或经阴道子宫切除术，肿瘤破裂急诊切除术等术前来不及充分准备的患者。为厌氧链球菌、类杆菌属及肠道病菌等需氧、厌氧病菌的混合感染。

（二）生理病理

盆腹部大手术后并发的妇科炎症起始于手术野周围的腹膜外蜂窝组织，即阴道切口周围及阔韧带与骶骨前子宫直肠窝。腹膜有较好的自洁作用，感染常继发于严重的蜂窝织炎。蜂窝组织在术中经过反复剥离、分割、揩擦、缝扎等操作而被损伤污染，且腔隙陷窝多、存留血污、引流不畅、互相贯通，常是炎症蔓延滞留处，一旦发生感染，即易扩展及积聚成脓肿，并从病灶处延及盆腹膜而继发腹膜炎。盆腔为体腔最低处，局限感染的功能较强，腹膜炎的脓液积聚于子宫直肠窝处，多被大网膜包围而局限成盆腔脓肿，除非病菌毒力极强，侵犯面广，一般不成为全腹膜炎。故急性盆腔蜂窝织炎以形成盆腔多发性脓肿为常见，缓慢地反复发作，致使病人长期受折磨，痛苦不堪。脓肿如向腹腔破出则形成急性全腹膜炎而危及生命安全。

（三）临床表现

由手术引起的急性患者在术后 5～6 d 出现临床症状。腰骶部及盆腔底部持续疼痛，发热至 38.5℃以上，阴道出现脓性白带，血白细胞总数及中性多核白细胞显著上升。发病初，妇科检查下腹部尚软，无压痛、肌紧张及反跳痛。腹壁伤口亦无异状。双合诊时阴道灼热，有多量脓性白带流出，宫旁组织增厚压痛。如有脓肿形成可在一侧或双侧阔韧带低处即侧穹隆上方或阴道直肠窝处扪及有波动感及压痛的固定包块。如病情加重，扩展至全盆腔及盆腹膜，发热再度升高，达39.5℃或以上，腹痛加剧，下腹及盆部疼痛难忍、出现腹肌紧张、压痛及反跳痛等腹膜刺激症状，不久出现腹内包块。可从下腹正中耻骨上方扪及包块顶部，大者可达脐下，为有压痛、波动感、固定的软包块，系由急性盆腹膜炎大量脓液局限而成。此时如不积极处理，脓肿可能向阴道或直肠穿破，而包块突然变小变软，脓液大量由阴道或肛门排出，体温下降，腹痛减轻。如治疗充分而有效，可望逐渐好转。如脓肿向腹腔破裂，即可发生全腹膜炎，腹腔积脓，高热不退，病情迅速恶化，出现败血症乃至中毒性休克。

（四）诊断

根据手术史，症状的发生、发展特点及体征、化验结果等不难诊断。可做B超、CT及MRI检查，以确定穿刺吸脓或切开放脓、灌洗、注药的部位。取出脓液应立即送涂片、需氧及厌氧培养和药敏试验。有条件或必要者还可送细胞核染色体形态、数目、倍体、DNA含量及倍性检查以排除恶性肿瘤术后复发的盆腔多发性坏死性脓肿。

（五）处理

有高热，盆内痛性包块及阴道流脓的急性病人，应立即按重危病人支持、抗炎、防休克处理，观察生命体征，血、尿、排液化验检查，尽快做体检及妇科检查。有大型盆腔脓肿者可在急诊手术室于局麻及B超监视下从阴道顶部靠后壁，软而波动感最明显处用30 mL或50 mL空针长粗针头向脓肿中心穿入，吸出脓液，留约10～20 mL送检。继续抽吸脓液，尽量排空，然后用长弯钳稍扩大穿刺口并夹住边缘，取出针头，换一头部带翼的橡皮引流管插入脓腔内引流。口外周围用纱布填塞固定。引流管远端用纱垫包裹吸脓，或外接长管放入引流瓶以观察排脓情况。脓液渐少时还可每日用消炎液低压灌洗脓腔一次，必要时可用敏感有效抗生素溶液做脓腔适量灌注，每次注完夹住引流管中段8～12 h。处理后常使病情迅速好转，引流的脓液3～5 d即基本流净，每日排出少量淡红色液体。阴道检查原脓肿处已无包块，成为尚有压痛的增厚区，可取出引流橡皮管，换橡皮引流条或细香烟引流条保持脓腔引流通畅直至脓腔闭合，肉芽组织将引流条推出口外，孔口闭合。

引流时患者取半卧位，开始1周可置长期开放导尿管，绝对卧床。至脓液基本引净可将引流外接管取去，剪短阴道内吸脓引流管，每日消毒更换敷料一次直至取去。在切开引流前即开始静滴广谱抗生素，至脓、血培养报告结果出来，立即按致病菌及药敏结果更换抗生素大剂量输入。本病为混合感染，以联合应用抗需氧、厌氧、革兰氏阴性及阳性链球菌、类杆菌属肠道病菌（如大肠杆菌、白葡萄球菌）等药物为佳。建议用头孢菌素加氨基糖苷类及克林霉素（clindamycin）或甲硝唑等效果较好。可用至血、白带培养转阴及症状消退，盆腔包块压痛消失或B超复查时脓肿基本消失，一般需2～3周。我们曾用此方案治愈多例重症急性盆腔炎伴多发性脓肿。痊愈恢复期用下腹理疗（透热疗法）及中药煎液保留灌肠，对炎症吸收消散均有帮助。

对已反复发作的陈旧性病例，在急性发作期亦参照该方案积极处理，如脓肿深而复杂，对抗生素不敏感，排脓引流困难，经影像检查证实脓肿不消散者，应在大力抗感染及支持治疗下行剖腹盆腔清除术，将受累子宫及附件以及炎性组织包括脓肿等一并清除，年轻者尽量保留卵巢组织。

四、脓毒性盆腔血栓性静脉炎

本病多见于产科情况。本节仅简介妇科术后并发者。本病发生于经腹或经阴道，剥离面广、术时较长的子宫全切、次广泛或广泛子宫附件全切除术后。多为需、厌氧菌混合感染，术后2～4 d发病，发热38～39℃，伤口一侧阔韧带处有持续性钝痛，深压痛，无反跳痛及腹肌紧张。双合诊于阴道切口一侧可触及发硬的、压痛明显的索状血管。借CT或MRI可清楚地显示静脉血栓影。试用肝素加广谱抗生素见效很快，用至热退痛止，局部体征消失后2～3 d。炎症控制后，用不用抗凝剂如库美香豆素（Coumetarol）尚有争论，但对急重病人多数学者主张用3～6个月比较恰当。

五、脓毒性休克

脓毒性休克（septic shock）是最严重的一种休克。它不是体内血或水分大量丢失致血容量突然严重减少，血压下降，脏器组织血供不足引起缺血缺氧，水电失衡引起；而是毒性强大的致病菌大量入血，毒害脏器组织，使之发炎、坏死、功能丧失，同时其内外毒素又使微循环中血流动力学发生严重紊乱，小动脉痉挛，使微循环中动脉血灌注不足而缺血缺氧，组织供氧不足，无氧代谢导致高乳酸血症，小静脉痉挛又使静脉血滞留于微血管床中，不能及时回心，使全身循环血量大减而血压下降，心排血量减少所致。如不能在短期内控制住强毒力的致病菌，接踵而来的即是多脏器功能衰竭。妇女阴道内菌群复杂，抗药菌株日益增多。生殖道急性炎症，绝大多数为阴道的上行感染，且多发生于阴道自洁机制下降时，如老年、产后、术后、月经期等，大多数为混合感染。因此对术后或产后突发寒战、高热，兼有下腹疼痛及子宫压痛者，切勿等闲视之，至少应住院继续观察，做血常规，宫颈管中取白带涂片及送培养细菌与药敏，并开始抗感染治疗。必须用广谱药包括抗需氧、厌氧及革兰氏阳性、阴性菌药物静滴，首次用量应足够大，以期消灭病菌于初发期。必要时应进行心肺监护，按情况给氧、补液、调整酸碱平衡。严密观察，如有腹膜刺激症状应立即开腹引流并清除原发病灶，如来自坏死性子宫内膜炎可切去子宫，来自附件脓肿者切去患侧附件。手术只为清除感染源，力求简单有效。术毕置引流条自后穹隆引出，术后 2d 无脓液即拔去。如出现脏器衰竭，预后均极险恶。

第六章

妇科肿瘤

第一节 外阴癌

外阴恶性肿瘤约占女性全身恶性肿瘤的1%，占女性生殖道癌肿的3%～5%，多见于60岁以上妇女。外阴鳞状细胞癌最常见，其他有外阴恶性黑色素瘤、基底细胞癌、外阴前庭大腺癌、汗腺癌及外阴肉瘤等。

一、外阴鳞状细胞癌

占外阴恶性肿瘤的80%～90%，近年发生率有所增加。

（一）病因

尚不完全清楚，常与VIN并发。可能与性传播疾病、病毒感染（单纯疱疹病毒Ⅱ型、人乳头瘤病毒、巨细胞病毒）及外阴慢性皮肤疾病有关，外阴癌患者常并发外阴色素减退疾病，其中仅5%～10%伴不典型增生者可能发展为外阴癌，外阴受慢性长期刺激如乳头瘤、尖锐湿疣、慢性溃疡等也可发生癌变；外阴癌可与宫颈癌、阴道癌并存。

（二）临床表现

1. 症状

久治不愈的外阴瘙痒和不同形态的肿物，如结节状、菜花状、溃疡状。肿物合并感染或较晚期癌可有疼痛、渗液和出血。

2. 体征

癌灶可生长在外阴任何部位，大阴唇最多见，其次为小阴唇、阴蒂、会阴、尿道口、肛门周围等。早期局部丘疹、结节或小溃疡；晚期为不规则肿块，伴或不伴破溃或呈乳头样肿瘤，转移至腹股沟淋巴结者，可扪及一侧或双侧腹股沟淋巴结增大，质硬而固定。

（三）转移途径

主要转移方式为直接浸润、淋巴转移，晚期可发生血行转移。

1. 直接浸润

癌灶逐渐增大，沿皮肤、黏膜向内侵及阴道和尿道，晚期可累及肛门、直肠和膀胱等。

2. 淋巴转移

外阴淋巴管丰富，故外阴癌以淋巴转移为主，而且两侧淋巴管互相交通组成淋巴网，一侧癌灶可经由双侧淋巴结扩散（主要是通向同侧），最初转移至腹股沟淋巴结，再至股深淋巴结，并经此进入盆腔淋巴结，如髂总、髂内、髂外、闭孔淋巴结等，最后转移至腹主动脉旁淋巴结。阴蒂癌灶常向两侧侵犯，并可绕过腹股沟浅淋巴结直接至股深淋巴结。外阴后部及阴道下段癌可直接转移至盆腔内淋巴结。

（四）临床分期

目前有两种分期方法，即国际妇产科联合会（international federation of gynecology and obstetrics, FIGO）分期和国际抗癌协会（international union against cancer, UICC）的TNM分期（表6-1）。目前多

采用 FIGO 分期法。

表 6-1　外阴癌分期

FIGO	肿瘤范围
0 期	原位癌（上皮内癌）
Ⅰ 期	局限于外阴和（或）会阴，病变直径 ≤ 2 cm
Ⅰ$_A$ 期	病变直径 ≤ 2 cm 伴间质浸润 ≤ 1 cm
Ⅰ$_B$ 期	病变直径 ≤ 2 cm 伴间质浸润 > 1 cm
Ⅱ 期	肿瘤局限于外阴和（或）会阴，直径 > 2 cm
Ⅲ 期	肿瘤侵犯下尿道或阴道，或肛门
Ⅳ$_A$ 期	肿瘤侵犯尿道上段、膀胱黏膜和/或单侧区域淋巴结转移、直肠黏膜素，或固定于骨盆
Ⅳ$_B$ 期	任何远处转移，包括盆腔淋巴结转移

注：浸润深度测量从最浅的表皮 – 间质处的真皮乳头到浸润的最深处。

（五）诊断

根据活组织病理检查，诊断不难。早期易漏诊。应重视外阴瘙痒及小结节，争取早日就医，对可疑病灶应及时做活组织检查，采用 1% 甲苯胺蓝染色外阴部，再用 1% 醋酸洗去染料，在蓝染部位做活检，或借用阴道镜观察外阴皮肤也有助于定位活检，以提高活检阳性率。

（六）治疗

手术治疗为主，辅以放射治疗与化学药物治疗。

1. 手术治疗

手术范围根据病灶大小、浸润深浅及有无淋巴结转移而定。

0 期：单纯外阴切除（多灶病变）。

Ⅰ 期：Ⅰ$_A$ 期，外阴广泛局部切除术。Ⅰ$_B$ 期，病灶位于一侧，外阴广泛局部切除术，外阴同侧腹股沟淋巴结切除术。病灶位于中线则行外阴广泛局部切除术；外阴及双侧腹股沟淋巴结切除术。

Ⅱ 期：同 Ⅰ$_B$ 期，若有腹股沟淋巴结转移，术后应放疗，也可以加化疗。

Ⅲ 期：同 Ⅱ 期或加尿道前部切除与肛门皮肤切除。

Ⅳ 期：外阴广泛切除、直肠下段和肛管切除、人工肛门形成术及双侧腹股沟盆腔淋巴结清扫术。癌灶浸润尿道上段与膀胱黏膜，则需做相应切除术。

2. 放射治疗

外阴鳞癌对放射线敏感，但外阴正常组织对放射线耐受性差，使外阴癌灶接受剂量难以达到最佳放射剂量。由于放疗设备和技术的改进，放疗不良反应已明显降低。不能耐受手术者、手术不可能切净或切除困难者、晚期外阴癌患者、复发可能性大或复发性外阴癌，可采用放射治疗。放疗采用体外放疗（^{60}Co、^{137}Se、直线加速器或电子加速器）与组织间插植放疗（放射源针 ^{60}Co、^{137}Se、^{192}Ir 和 ^{226}Ra 插入癌灶组织内）。

3. 化学药物治疗

较晚期癌或复发癌可采用化疗药物作为综合治疗，但效果尚不明确。常用药物有阿霉素类、顺铂类、博来霉素、氟尿嘧啶和氮芥等。采用盆腔动脉灌注给药可以提高局部药物浓度。

（七）预后

预后与病灶大小、部位、细胞分化程度、有无淋巴结转移、治疗措施等有关。无淋巴结转移的 Ⅰ、Ⅱ 期外阴癌手术治愈率 > 90%；淋巴结阳性者，治愈率仅为 30% ~ 40%，预后差。

（八）预防

注意外阴部清洁卫生，每日清洗外阴部；积极诊治外阴瘙痒、结节、溃疡或色素减退疾病。

（九）随访

第 1 年：术后 1 ~ 6 个月每个月 1 次；7 ~ 12 个月每 2 月 1 次。第 2 年：每 3 个月 1 次。第 3 ~ 5 年：每 6 个月 1 次。第 5 年及以后每年 1 次。

二、外阴恶性黑色素瘤

外阴恶性黑色素瘤占外阴恶性肿瘤的 2% ~ 3%，常来自结合痣或复合痣。可发生于任何年龄妇女，多见于小阴唇、阴蒂，病灶稍隆起，有色素沉着，结节状或表面有溃疡，患者常诉外阴瘙痒、出血、色素沉着范围增大。典型者诊断并不困难，但需根据病理检查结果区别其良恶性。治疗原则是行外阴根治术及腹股沟淋巴结及盆腔淋巴结清扫术。预后与病灶部位、大小、有无淋巴结转移、浸润深度、是否波及尿道和阴道、有无远处转移、手术范围等有关。由于外阴部黑痣有潜在恶变可能，应及早切除，切除范围应在病灶外 1 ~ 2 cm 处，深部应达正常组织。

三、外阴基底细胞癌

外阴基底细胞癌可能来源于表皮的原始基底细胞或毛囊。很少见，占外阴恶性肿瘤的 2% ~ 13%。多见于 50 岁以上妇女。临床表现为大阴唇小肿块伴瘙痒和烧灼感，发展缓慢，很少侵犯淋巴结，仅局部浸润，很少转移，但切除不全时易局部复发。镜下见肿瘤组织自表皮基底层长出，细胞成堆伸向间质，分化好的基底细胞癌有时呈囊性、腺性或角化等形态的细胞和未分化的、成分一致的细胞混合而成。若在外阴部仅见一个病灶，应检查全身皮肤有无基底细胞瘤。本病也常伴其他原发性恶性肿瘤如乳房、胃、直肠、肺、宫颈、子宫内膜及卵巢癌等。须与前庭大腺癌相鉴别。治疗原则是较广泛切除局部病灶，不需做外阴根治术及腹股沟淋巴结清扫术，单纯局部切除后约 20% 局部会复发，须再次手术。5 年生存率 80% ~ 95%。

第二节　阴道肿瘤

一、阴道实性良性肿瘤

阴道实性良性肿瘤包括乳头状瘤、平滑肌瘤等，其发病原因尚不明了，可能与慢性感染的刺激、结缔组织增生、阴道壁内肌组织或血管壁内肌组织的平滑肌细胞增生有关。

（一）诊断要点

1. 乳头状瘤

（1）一般无症状，合并感染时阴道分泌物增多，或少量血性白带。

（2）妇科检查：阴道内可见小菜花状突起的肿物，系由许多小乳头组成。色白，质脆，触之能脱落，有时可合并存在尖锐湿疣。

（3）病理活检：阴道黏膜下鳞状上皮向外呈乳头状增生，伴有不全角化及过度角化。

2. 纤维瘤

（1）肿瘤小时无症状，较大时可有阻塞感性交障碍；若肿瘤位于阴道前庭，可有排尿不畅及阴道刺激症状。

（2）妇科检查：阴道前壁可见 1 ~ 2 cm 的有蒂肿物，单发，质硬，表面光滑，可活动。如合并感染，则有坏死、破溃。

（3）病理检查：镜下可见增生的纤维结缔组织，伴以少量肌纤维，属良性。

3. 平滑肌瘤

（1）一般无症状，较大时，有下坠、阻塞感及性生活障碍。合并感染时分泌物增多。

（2）妇科检查：阴道前壁黏膜下有结节或息肉状肿物，单发或多发，大小不一，质硬。合并感染时，表面坏死、溃疡。

（3）病理活检：镜下可见增生的平滑肌纤维及纤维结缔组织。

（二）鉴别诊断

阴道实性良性肿瘤应与下列疾病相鉴别。

1. 尖锐湿疣

常有外阴处病变，自觉瘙痒，局部涂片或活检可找到空泡细胞。

2. 阴道原发性癌

肿瘤出现坏死或溃疡时主要根据病理活检区别。

三种类型的良性肿瘤的鉴别可根据好发部位、形状、质地鉴别，但确诊病理活检。

（三）治疗

（1）冷冻、电灼适用于乳头瘤。

（2）局部病灶切除适用于三型实性肿瘤。

（3）抗生素如合并感染时，可选用：①青霉素，80万U/次，3次/d，肌内注射，皮试阴性后使用。②安必仙胶囊，0.5 g/次，3次/d，口服。③安西林胶囊，0.5 g/次，3次/d，口服。④灭滴灵，200 mg/次，3次/d，口服。

（四）注意事项

（1）手术切除时注意防止膀胱、尿道、直肠的损伤。

（2）标本应送病理检查以排除恶性肿瘤。

（3）各类治疗前应做宫颈防癌涂片检查。

二、阴道癌

阴道癌有原发性及继发性两种，以继发性阴道癌多见。继发性阴道癌的治疗，常为原发癌整体治疗的一部分，本节主要涉及原发性阴道癌。原发性阴道癌包括鳞状细胞癌及腺癌，以鳞状细胞癌多见，占阴道癌的90%，腺癌占5%~10%。

（一）原发性阴道鳞状细胞癌

1. 概述

原发性阴道鳞状细胞癌较少见，仅占女性生殖道恶性肿瘤的1%~2%。此肿瘤以老年妇女多见，国外报道平均发病年龄为65岁。国内报道发病年龄的高峰在40~59岁，较国外为低。

2. 病因

本病的病因不清楚，可能与阴道黏膜受到长期刺激或损伤有关，如子宫脱垂佩戴子宫托、阴道壁膨出、阴道慢性炎症，阴道白斑等。近年来，女性下生殖道HPV感染与生殖道癌的发生引起人们的关注，HPV感染与阴道癌之间的关系，需要进一步研究。

3. 组织发生

原发性阴道鳞状细胞癌来源于阴道的鳞状上皮，可以由阴道上皮内瘤样病变（vaginal intraepithelial neoplasia，VAIN）进展而来，VAIN包括阴道鳞状上皮的不典型增生及原位癌，VAIN可分为三级，Ⅰ级为阴道上皮轻度不典型增生，即异型细胞局限在上皮的下1/3；Ⅱ级为阴道上皮中度不典型增生，即异型细胞占据上皮层的下2/3；Ⅲ级为阴道上皮的重度不典型增生及原位癌，即异型细胞占据上皮超过下2/3或已达全层，但未穿破基膜。

4. 病理检查

（1）大体检查：大体检查可分为3种类型。

①菜花型-外生型：最常见，多发生在阴道后壁上1/3，灰白色，质稍硬、脆易出血、很少向内浸润，癌细胞多呈高分化，预后较好。

②结节型-内生型：多发生在阴道前壁，肿瘤向黏膜下浸润，呈硬节状，表面隆起，可向阴道周围浸润，以致阴道壁僵硬，病灶中心可出现坏死，溃疡，预后较差。

③表层型-黏膜型：较少见。病灶长时间局限在阴道黏膜，发展缓慢。此型常为多灶性病变，早期发现预后较好。

（2）显微镜检查：多为中分化鳞癌，含少量角化珠，有角化不良细胞和细胞间桥。

5. 转移途径

由于阴道壁薄，黏膜下结缔组织疏松，并且阴道壁的血管、淋巴管丰富，有利于癌的生长及扩散，阴道癌的转移途径主要有直接浸润及淋巴转移。

（1）直接浸润：向前累及膀胱、尿道，向后累及直肠及直肠旁，向上累及宫颈，向下累及外阴，向两侧累及阴道旁组织。

（2）淋巴转移：病灶位于阴道上 1/3 者，转移途径与宫颈癌相同，可转移至髂内、闭孔、骶前淋巴结。病灶位于阴道下 1/3 者，转移途径与外阴癌相同，可转移至腹股沟淋巴结。病灶位于中 1/3 者，则同时具有阴道上 1/3 及下 1/3 的转移特点。

（3）血行转移：少见，发生于晚期。

6. 临床分期

原发性阴道癌的 1992 年 FIGO 分期标准如下。

0 期：原位癌、上皮内癌。

Ⅰ期：癌局限于阴道黏膜。

Ⅱ期：癌已浸及阴道下组织，但未达盆壁。

Ⅲ期：癌已达盆壁。

Ⅳ期：癌已超过真骨盆或临床已累及膀胱直肠黏膜，但泡样水肿不属于Ⅳ期。

$Ⅳ_A$ 期：肿瘤侵及邻近器官或直接扩展出真骨盆。

$Ⅳ_B$ 期：肿瘤扩散至远处器官。

有人提出将Ⅰ期进一步分为以下三期。① $Ⅰ_A$ 期：癌侵犯阴道黏膜小于 2 cm。② $Ⅰ_B$ 期：癌侵犯阴道黏膜超过 2 cm。③ $Ⅰ_C$ 期：癌侵犯阴道黏膜全长。

将Ⅱ期进一步分为两期：① $Ⅱ_A$ 期：癌侵及阴道壁下组织，但未侵犯宫旁及阴道旁组织。② $Ⅱ_B$ 期：癌侵及宫旁组织但未达盆壁。

7. 诊断要点

（1）病史：阴道黏膜长期慢性炎症刺激病史。

（2）症状：在病变的早期，尤其 VAIN 时可无症状或仅表现为性交后血性分泌物或少量出血，随着病变的进展，可出现以下症状。

①阴道出血：绝经前患者可表现为不规则阴道出血，绝经后患者表现为绝经后出血，流血时间可长可短、流血量或多或少，但多为接触性出血。

②阴道排液：阴道排液可为水样、米汤样或混有血液，排液主要与肿瘤组织坏死、感染有关。

③疼痛：与肿瘤大小及组织反应有关。

④压迫症状：晚期可出现压迫症状，如压迫膀胱、尿道可出现尿急、尿频、血尿。压迫直肠可出现排便困难、里急后重，穿透直肠可出现便血。

⑤恶病质：晚期癌表现。

（3）体征：妇科检查时可看到或扪及肿瘤。外生型肿瘤由阴道壁向阴道腔呈菜花状突出，触之易出血，并可伴有坏死、感染，体征较明显。而结节型由于向阴道黏膜下生长，有时阴道壁表面变化不大，但触诊时感觉阴道壁僵硬。表层型应注意病灶的多中心性。

（4）辅助检查。

①阴道细胞学检查：对阴道检查的可疑区域行阴道细胞学检查，可作为初筛的方法之一。

②阴道镜检查：对早期病变有价值，可发现阴道上皮有白色、镶嵌、点状等异常上皮和/或异常血管病变区。

③活体组织检查：在碘试验的不着色区及阴道镜下做活体组织检查，可提高阳性检出率。由于临床上继发性阴道癌比较多见，因此要诊断原发性阴道癌需符合以下条件：癌灶局限于阴道；子宫颈完整，活组织检查证实无癌存在；其他部位无原发性肿瘤依据。

8. 鉴别诊断

原发性阴道癌需同继发性阴道癌相鉴别，并确定病灶是否原发于阴道上皮或来自宫颈、尿道、外阴、前庭大腺、宫体、卵巢、直肠、膀胱等部位。此外还需同良性疾病相鉴别，如结核性溃疡、梅毒性溃疡、腺病、子宫内膜异位症、外伤性溃疡等，必要时行活检进行鉴别诊断。

9. 治疗

（1）VAIN 的治疗：主要以局部治疗为主，但在治疗前应除外浸润癌，可行局部电凝或 CO_2 激光治疗，或采用 5% 氟尿嘧啶（5-FU）霜剂局部应用，每日 1 次连用 5 d，8～12 d 后复查，观察治疗效果。如仍有病灶，继续应用一个疗程，如无效改用其他治疗方法。根据病变范围及部位也可选择手术治疗。如病灶仅累及阴道穹隆小部分组织可行全子宫切除及局部阴道穹隆切除。如为其他部位的小病灶，可选择局部病灶切除术，如病变累及大部或全部阴道，可行部分阴道切除术或全阴道切除术，或行放射治疗。

（2）阴道浸润癌的治疗：阴道浸润癌的治疗以放疗和手术为主，或两者联合应用。由于阴道癌毗邻膀胱和直肠，就诊时多为中、晚期，治疗比较困难。

①放射治疗：各种阴道癌均可行放射治疗，包括阴道腔内放疗及体外放疗。腔内治疗主要是针对阴道内原发灶及其周围浸润区。阴道腔内放疗应根据癌灶的位置、范围及深度选用放疗方法。可采用模型敷贴，组织内插植、阴道限线筒照射，后装式腔内放疗等，可参考以下方法：a. 癌灶位于阴道上 1/3 者，与宫颈癌放疗方法类似。阴道腔内肿瘤基底放射剂量 70 Gy/4～5 周左右，每周治疗 1 次。b. 癌灶位于阴道下 1/3，且肿瘤较局限者，可采用镭针（^{60}Co 针或其他放射源）做阴道原发灶的组织间插植，肿瘤放射总剂量为 70～80 Gy/7 d 内；或者采用阴道腔内后装治疗，肿瘤放射剂量给予 70 Gy/5～6 周。c. 癌灶位于阴道中 1/3 者，可选用后装腔内放射或模型敷贴，肿瘤放射剂量 70 Gy 左右。

体外放疗主要是针对阴道旁组织、盆壁及其所属的淋巴区进行照射。可采用 ^{60}Co、加速器等。对阴道浸润癌应常规给予体外照射，照射范围应根据病灶位置决定。若癌灶位于阴道上 1/3，体外放疗同子宫颈癌，采用盆腔四野照射，剂量为 40～50 Gy。如癌灶位于阴道中、下 1/3 段，应同时将盆髂、腹股沟区包入放射野，照射面积较一般宫颈癌常规体外放疗的放射野为大，肿瘤放射剂量 40～50 Gy/5～6 周。

②手术治疗：手术治疗主要适用于原位癌及较早期的病例（Ⅰ、Ⅱ期）和部分Ⅳ期仅累及膀胱或直肠的病例。手术切除范围应根据病灶的位置及浸润的深度而定。对位于阴道上 1/3 处的原位癌，可行单纯子宫切除加阴道上段切除。阴道中、下段原位癌、因手术损伤大，不宜采用手术治疗，可选用放疗。对于Ⅰ期及Ⅱ期病例，病灶位于阴道上 1/3 者，可按宫颈癌根治术式行广泛性全子宫切除和阴道上 2/5 切除术及盆腔淋巴结清扫术。病灶位于阴道下 1/3 者，可做外阴广泛切除及阴道下 1/3 切除，必要时同时做盆髂淋巴结及腹股沟淋巴结清扫术。对于病灶位于阴道中 1/3 者，可行全阴道切除术、广泛性全子宫切除术及盆腔淋巴结清扫术，因手术创伤大，要选择合适的病例施行此手术。对于部分Ⅳ期仅累及膀胱或直肠、患者年轻、体质好，可行盆腔内脏清除术。即在阴道手术同时切除受累膀胱、直肠，行结肠造瘘或尿路改道。关于盆腔内脏清除术是否可改善患者的生存率，国内外有争论，多因手术范围太大，患者生存质量低，而不被患者所接受。

③化疗：可作为辅助治疗手段。常用的化疗药物有顺铂、平阳霉素、阿霉素、环磷酰胺、长春新碱等。化疗可以静脉给药，也可行动脉灌注治疗，以盆腔动脉灌注化疗为好，可与手术或放疗联合使用。

④综合治疗及治疗方法的选择：阴道癌的主要治疗方法有放疗及手术，如何选择治疗方法及两者联合应用，可参考以下意见。a. 病灶位于阴道上 1/3 者：早期可行手术治疗，即行广泛性全子宫切除加盆腔淋巴结清扫术，加部分阴道切除术，术后根据情况决定是否行体外放疗。晚期行放射治疗（包括腔内及体外照射）或先行化疗再行放疗。b. 病灶位于中 1/3 者：以放疗为主，如病灶较小，肿瘤直径小于 2 cm 时，可行组织间插植放疗。如患者年轻，一般情况好，也可行全阴道切除术。对病灶较大者，可先行体外放疗，待病灶缩小后行腔内放疗，也可先行化疗后再行放疗。c. 病灶位于下 1/3 者：以手术治疗为主，对病灶较大者，可先行体外放疗，待肿瘤缩小后，行阴道腔内放疗或手术切除。

10. 预后

阴道癌总的 5 年生存率为 50%。阴道癌的预后与分期、原发部位及治疗方法有关。Ⅰ期 5 年生存率为85%，Ⅱ期55%~65%，Ⅲ期30%~35%，Ⅳ期5%~10%。病灶在后穹隆部位，因较少累及邻近脏器及盆腔淋巴结，预后相对较好，而位于阴道下1/3的肿瘤，则容易侵犯邻近器官，且易有盆腔及腹股沟淋巴结转移，5年生存率很低。总之，阴道癌的预后较宫颈癌、宫体癌为差，因此，临床应注意在防癌普查时，同时注意阴道有无异常，以便早期发现阴道癌，及时治疗，改善预后。

（二）阴道透明细胞腺癌

1. 概述

原发阴道透明细胞腺癌是一种极少见的阴道恶性肿瘤，可发生于幼女、年轻妇女及老年妇女，但多见于年轻妇女。其组织来源为残留的中肾管、副中肾管或异位的子宫内膜。其发病原因可能与胚胎发育期母亲服用DES导致阴道腺病，进而恶变形成阴道透明细胞腺癌。但也有少部分患者并无DES接触史，其病因不明。

2. 病理检查

（1）大体病理：肿瘤可呈结节状、息肉状或扁平斑，质地硬脆，可伴有溃疡，肿瘤大小不等，小者仅1mm，大者可达10cm。

（2）显微镜检查：镜下见癌细胞胞质透明，核呈鞋钉状，细胞结构可呈管囊型、实片型、乳头型、子宫内膜样型等。

3. 转移途径及分期

同阴道鳞状细胞癌。

4. 诊断要点

（1）病史：胚胎期母亲服用DES史。

（2）发病年龄：多在20岁左右。

（3）症状：可表现为阴道出血和阴道排液。

（4）体征：妇科检查见病变多位于阴道前壁上1/3，大小不一，肿瘤一般比较表浅，呈息肉状、结节状、扁平斑，表面可有溃疡形成，质硬。

（5）辅助检查。①阴道脱落细胞学检查：可发现异常细胞。②阴道镜检查：可明确病变累及阴道的范围，协助选取活检部位。③活组织检查：是确诊方法。

5. 鉴别诊断

本病需与阴道腺病及其他阴道恶性肿瘤鉴别，活体组织检查为最后确诊的方法。

6. 治疗

（1）手术治疗：用于早期（Ⅰ、Ⅱ期）病例，病灶位于阴道上1/3，可行广泛性子宫切除、阴道上段切除术及盆腔淋巴结清扫术；如病变侵犯阴道下2/3，除行广泛性全子宫切除术、盆腔淋巴结清扫术外，应行全阴道切除术。

（2）放射治疗：Ⅱ期及Ⅱ期以上的病例可行放射治疗，放射治疗可参照阴道鳞状细胞癌。

（3）化疗：常用药物有环磷酰胺、长春新碱、5-FU、氨甲蝶呤等，因例数太少，疗效不肯定。

7. 预后

预后与肿瘤期别、病灶部位、淋巴结有无转移有关。据报道，总的5年生存率为80%，其中Ⅰ期为87%，Ⅱ期为76%，Ⅲ期为30%，阴道上段病变较下段预后好，淋巴结有转移者预后差。

三、阴道肉瘤

阴道肉瘤极为罕见，仅占阴道恶性肿瘤的2%以下，包括平滑肌肉瘤、纤维肉瘤、胚胎性横纹肌肉瘤（葡萄状肉瘤）。

（一）平滑肌肉瘤

1. 概述

平滑肌肉瘤可发生于任何年龄，但40岁以上者多见，肿瘤可位于阴道任何部位，但常见于阴道后壁，肿瘤的性状与身体其他部位的平滑肌肉瘤相似，开始为小的黏膜下硬结，表面黏膜完整，随病情发展，可穿透黏膜，呈乳头状、菜花状、也可形成溃疡。

2. 病理检查

（1）大体检查：肿瘤大小不一，直径 3 ~ 10 cm，瘤体质地较硬，切面呈灰红色，可有出血。

（2）显微镜检：镜下可见圆形细胞，梭形细胞及混合性 3 种类型，其中以梭形细胞肉瘤为最常见，核异型明显，分裂象多，一般认为分裂象超过 5 个 /10 高倍视野，可考虑为平滑肌肉瘤。

3. 转移途径

平滑肌肉瘤生长快，可较迅速地直接浸润邻近脏器，还可通过淋巴及血行转移至区域引流淋巴结及远处器官。

4. 分期

同阴道鳞状细胞癌。

5. 诊断要点

（1）病史：约 1/3 患者有盆腔放射治疗史。

（2）发病年龄：以 40 ~ 60 岁多见。

（3）症状：早期无临床症状，随着病情进展可出现白带增多，阴道不规则出血，阴道胀痛及阴道下坠感，性生活不适等。如肿瘤压迫或侵犯膀胱、直肠可致排尿、排便困难。

（4）体征：妇科检查可见阴道壁肿物，多位于阴道上 1/3，肿物呈结节状，或呈浸润状硬块，阴道壁坚硬、狭窄，表面可有溃疡、坏死。

（5）辅助检查：活组织检查可确诊。

6. 治疗

由于平滑肌肉瘤的恶性度高，手术、放疗、化疗疗效均差。目前的治疗原则是手术为主，化疗为辅，放疗疗效不满意，有人主张术后可以试用放疗。总之此病的预后极差。多数在 5 年内死亡。

（二）胚胎性横纹肌肉瘤

1. 概述

胚胎性横纹肌肉瘤过去亦称之为葡萄状肉瘤或中胚叶混合瘤，恶性度极高。幼女及青春期女孩均可发病，但以幼女多见，尤其在 2 岁以内，据报道 5 岁以下发病者占 85% ~ 90%，而 2 岁以下发病者占 50% ~ 66%。

2. 组织发生

有关胚胎性横纹肌肉瘤的组织起源不清楚，有人认为系苗勒氏管发育异常所致，也有人认为来源于成熟肌源组织，或者来源于具有迷走分化能力的中胚叶组织（过去称之为中胚叶混合瘤），在肉瘤成分中可见到中胚叶成分，尤其是胚胎性横纹肌，因此称之为胚胎性横纹肌肉瘤。

3. 病理检查

（1）大体检查：肿瘤好发于阴道前壁下 2/3 处，呈有蒂或无蒂的息肉样组织，远端膨大为圆形水泡状物，形似一串葡萄突向阴道，甚至突出于阴道口外，因此亦称之为葡萄状肉瘤，肿瘤呈淡红色或紫红色，质软，切面呈灰白或呈半透明黏液状，可有出血及坏死。

（2）显微镜检：镜下可见肿瘤表面被覆正常阴道上皮，肿瘤由横纹肌细胞、星形或梭形细胞组成，核异型明显。

4. 转移途径

（1）局部浸润：胚胎性横纹肌肉瘤以局部浸润为主，肿瘤恶性程度高，可迅速向四周蔓延。由于肿瘤多发生在阴道前壁，阴道前壁筋膜的下 1/3 与膀胱筋膜紧密融合，其间无间隙，故早期即可侵及膀胱后壁。发生在阴道后壁者由于有阴道直肠隔的存在，侵及直肠较晚。肿瘤亦可直接侵及阴道两侧，并可达子宫直肠窝。

（2）淋巴转移：以区域淋巴为主，转移途径与阴道鳞状细胞癌相同。

（3）血行转移：晚期病例可出现血行转移。

5. 诊断要点

（1）症状：婴幼儿女性出现阴道分泌物增多和阴道出血，发现阴道口有组织物脱出。如肿瘤侵犯膀胱或尿道可出现尿急、尿频、排尿困难或血尿。

（2）体征：由于此病多发生于婴幼儿，阴道检查困难，可行一指检查，如必要时行轻度麻醉，用气管镜、尿道镜或其他可屈内窥镜做阴道检查，可见肿瘤呈息肉状物突向阴道，或达阴道口外，肿瘤状似葡萄，表面光滑、淡红色、质软。盲肠指检可了解阴道情况及阴道周围浸润情况。

（3）辅助检查：①活组织检查，凡婴幼儿发现阴道肿物均应行活组织检查以明确诊断。②膀胱镜检查，可了解膀胱是否累及。

6. 鉴别诊断

阴道胚胎性横纹肌肉瘤需与先天性阴道囊肿、阴道良性息肉、处女膜息肉鉴别，鉴别诊断主要依靠活体组织检查。阴道异物也可表现为阴道出血及分泌物增多，应仔细询问病史，阴道检查发现异物即可确诊。

7. 治疗

胚胎性横纹肌肉瘤的恶性程度高，多数在出现症状后数月内死亡，各种治疗方法均不理想，主要的治疗方法有手术、化疗，目前手术及化疗的联合应用受到人们的重视。

（1）手术治疗：20世纪70年代前，手术范围主张子宫、阴道切除术、盆腔淋巴结清扫术及全盆腔脏器清扫术，显然手术较彻底，但手术并发症及死亡率均较高。目前治疗趋势是行子宫及阴道切除术和盆腔淋巴结清扫术，术后辅以化疗及放疗。由于肿瘤的转移以局部浸润及淋巴转移为主，很少累及卵巢，为提高患儿的生存质量，手术时可保留卵巢。如术后需放疗，术中可将卵巢移植，躲开放射区。

（2）化疗：化疗常作为综合治疗的一个方法。常用化疗方案有VAC及PVB。化疗可与手术联合应用，术前给予化疗，常可使肿物缩小，有利于手术操作，术后继续给予化疗，可提高手术疗效。化疗也可与放疗联合应用。

（3）放射治疗：放射治疗对胚胎性横纹肌肉瘤有一定疗效，但由于婴幼儿正值发育期，肿瘤周围正常组织对放射线敏感性高，极易引起功能障碍。近年由于放疗设备及技术的改进，使放疗的并发症减少，提高放疗效果。

由于胚胎性横纹肌肉瘤多发生在婴幼儿，人们多希望在不影响治疗效果的情况下，缩小手术范围，尽量维持脏器功能。术前或术后辅以化疗，在治疗中的地位日渐重要。

8. 预后

预后极差，5年生存率15%左右，多在2年内死亡。

第三节 宫颈癌

2007年美国流行病学调查数据显示全球新发子宫颈癌55 094例，死于该病的患者309 808名，其中超过85%的患者来自发展中国家；我国每年子宫颈癌新发病例约17.5万，占世界的1/3。高发年龄呈双峰，第一峰为35～39岁，第二峰为60～64岁，平均发病年龄为52.2岁。近年来的研究数据还表明，本病的发病率明显上升且呈年轻化的趋势。中国医科院统计显示，35岁以下发病的患者从20世纪70年代至80年代的1.22%～1.42%上升到90年代的9.88%。子宫颈癌是一个可以预防的疾病，其潜伏期长，若能早期发现、及时治疗则其预后较好，且5年存活率高达90%以上。故其筛查和预防具有十分重要的意义。

一、病因

与所有的肿瘤一样，本病的发生也是多种因素协同作用的结果。与子宫颈癌发病有关的因素主要有性传播疾病、与性生活相关因素等。

(一) 性传播疾病

易感染生殖道的病毒主要包括人乳突状瘤病毒（human papilloma virus，HPV）、单纯疱疹病毒 II 型（HSV-II）、巨细胞病毒（CMV）等。其中 HPV 感染与子宫颈癌发病关系最为密切。迄今为止，已经鉴定出的 HPV 亚型多达 100 余种，其中 HPV 16、18、33、58 等亚型与子宫颈上皮内瘤样病变（CIN）以及子宫颈癌的发生、发展密切相关，故称之为高危型病毒。而 HPV 6、11、42、43 等亚型与子宫颈癌的发生、发展无明显相关关系，故称其为低危型病毒。

学者们认为，子宫颈癌是一种由病毒感染引起的恶性肿瘤。流行病学及相关研究资料显示，超过 80% 的 CIN 样本中 HPV DNA 为阳性，95% 的子宫颈癌标本中 HPV DNA 为阳性，并且 HPV DNA 含量与子宫颈病变程度呈正相关。此外，研究还表明，20 岁是女性 HPV 感染的高峰年龄，25～35 岁是 CIN 发生的高峰年龄段，而 40 岁以上是子宫颈癌发生的高峰年龄，提示 HPV 感染与子宫颈癌的发生呈时序关系，符合生物学的时相规律。

HPV 的致瘤作用与 HPV DNA 在宿主中的状态有关。HPV 感染宿主细胞后先以游离状态潜伏于基底细胞的核内，然后病毒核酸整合到宿主细胞内，整合后的 DNA 发生致癌作用的主要部分为 E6、E7 和 E2。HPV 病毒通过 E1、E2 的开放读码框断裂并线性化插入到人体上皮细胞的染色体中，E2 开放阅读框架断裂后该片段发生丢失或失活。E2 蛋白是一种特异性的 DNA 束缚蛋白，可以调节病毒 mRNA 的转录、DNA 的复制以及 E6、E7 的转化，故 E2 片段的缺失可导致 E6 和/或 E7 片段表达失控。此外，E6、E7 还可分别与抑癌基因 P53、Rb 基因结合，并与细胞周期调控蛋白发生相互作用，干扰正常的细胞周期调控，促进细胞的转化，从而诱发肿瘤。

(二) 与性生活相关因素

流行病学资料显示，早年性生活（即 20 岁以前有性生活者，子宫颈癌的发病率比 20 岁后有性生活者高 3 倍）、早育、性生活紊乱（有多个性伴侣）、多产等均是子宫颈癌发病的高危因素。

(三) 其他

(1) 自身免疫低下。
(2) 性激素（E）促进作用。
(3) 化学致癌因素：如包皮垢。动物试验也证实精液中的精液组蛋白为致癌物质。
(4) 精神刺激、吸烟、社会经济地位较低等因素。

二、组织及病理学

(一) 正常子宫颈上皮生理变化

子宫颈上皮包括阴道部的鳞状上皮（即扁平上皮）和子宫颈管的柱状上皮。二者交界部即鳞-柱交接（squamocolumnar junction，SCJ），又称转化区或移行带，此区细胞增生活跃，是宫颈癌的好发部位。鳞-柱交接又分为原始鳞-柱交接和生理性鳞-柱交接。原始鳞-柱交接指胎儿期来源于泌尿生殖窦的鳞状上皮向上生长，到子宫颈外口与子宫颈管柱状上皮相邻所形成。原始鳞-柱交接随体内雌激素水平变化发生移位，称为生理性鳞-柱交接。

(二) 子宫颈移行带柱状上皮被鳞状上皮替代的机制

1. 生鳞状上皮化

生鳞状上皮化指暴露在子宫颈阴道部的柱状上皮受阴道酸性环境的影响，柱状上皮下未分化的储备细胞增生转化为绝大多数不成熟的鳞状上皮，上皮无表、中、底层之分，且代谢活跃，易受外界刺激发生细胞分化不良、排列紊乱、核异常、有丝分裂增加，或发生子宫颈上皮内瘤样病变，甚至癌变。

2. 鳞状上皮化

鳞状上皮化指宫颈阴道部的鳞状上皮直接长入柱状上皮与其基膜间并最终替代柱状上皮。

(三) 子宫颈上皮内瘤样病变及转归

子宫颈上皮内瘤样病变（cervical intraepithelial neoplasia，CIN）分 3 级，如图 6-1 所示。

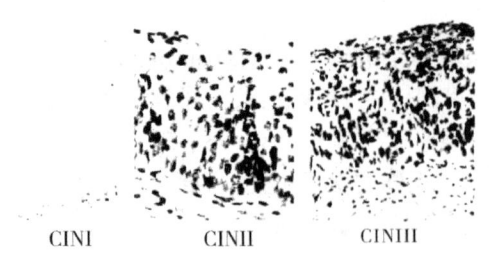

图 6-1 子宫颈上皮内瘤样病变分级

1. CIN Ⅰ

CIN Ⅰ即轻度非典型增生，指上皮下 1/3 层细胞核增大，核浆比例稍增大、细胞核染色稍加深、分裂象少，细胞极性正常。60%～85% 能自然消退，但应该检测 HPV 状态，并进行随访，若病灶持续 2 年，应采用激光或冷冻治疗。

2. CIN Ⅱ

CIN Ⅱ即中度非典型增生，指上皮下 1/3～2/3 层细胞核明显增大，核浆比例增大，细胞核深染、分裂象较多，细胞数量明显增加，细胞极性存在。约 20% 发展为原位癌，5% 发展为浸润癌。

3. CIN Ⅲ

CIN Ⅲ包括重度不典型增生及原位癌（carcinoma in situ，CIS），指病变细胞几乎或全部侵及上皮全层，细胞核异常增大，核浆比例显著增大，细胞核染色深、分裂象多、形状不规则，细胞拥挤、排列紊乱、极性消失。

4. 浸润癌

CIN 病变突破上皮下基膜，浸润间质，即形成浸润癌。

（四）组织学分类

常采用 WHO 子宫颈恶性肿瘤组织学分类（表 6-2）。

表 6-2 WHO 子宫颈恶性肿瘤组织学分类（2003 年）

（一）上皮肿瘤	3. 其他上皮肿瘤
1. 鳞状肿瘤和前体	（1）瘤腺鳞癌
（1）鳞状细胞癌，非特异型	（2）毛玻璃状细胞癌型
①角化	（3）腺样囊性癌
②非角化	（4）腺样基底细胞癌
③基底样	4. 神经内分泌肿瘤
④疣状	（1）类癌
⑤湿疣性	（2）非典型类癌
⑥淋巴上皮瘤样	（3）小细胞癌
⑦鳞状移行性	（4）大细胞神经内分泌
（2）早期浸润（微灶浸润）	5. 未分化癌
（3）鳞状细胞癌	（二）间叶肿瘤
（4）原位鳞状细胞癌	1. 平滑肌肉瘤
2. 腺性肿瘤和前体	2. 子宫内膜间质肉瘤，低度恶性
（1）腺癌	3. 未分化宫颈内膜肉瘤
①黏液腺癌	4. 葡萄状肉瘤
②宫颈内型	5. 软组织腺泡状肉瘤
③肠型	6. 血管肉瘤
④印戒细胞型	7. 恶性周围神经鞘瘤
⑤微偏型	（三）上皮和间叶混合性肿瘤
⑥绒毛膜性	1. 癌肉瘤（恶性苗勒混合瘤、化生癌）
（2）子宫内膜样腺癌	2. 腺肉瘤
（3）透明细胞腺癌	3. 恶性黑色素瘤
（4）浆液性腺癌	（四）杂类肿瘤
（5）中肾性腺癌	1. 干细胞型肿瘤
（6）早期浸润腺癌	2. 卵黄囊瘤
（7）原位腺癌	3. 恶性淋巴瘤（特定型）
	4. 白血病（特定型）
	（五）继发肿瘤

(五) 巨检

1. 鳞状细胞癌

鳞状细胞癌是最常见的，占子宫颈癌的80%~85%，分为外生型、内生型、宫颈管型和溃疡型4种类型。

（1）外生型：最多见，肿瘤向外生长呈菜花状或乳头状，组织脆，易有接触出血，肿瘤多累及阴道。

（2）内生型：肿瘤浸润宫颈深部组织，多有宫颈肥大、变硬，呈桶状，肿瘤多累及宫旁组织。

（3）宫颈管型：肿瘤发生于子宫颈管，多有脉管浸润和盆腔淋巴结转移。

（4）溃疡型：在外生型和内生型的基础上继续发展并合并感染、坏死，组织脱落后形成溃疡、空洞，形成火山口样宫颈。

2. 腺癌

腺癌占子宫颈癌的15%~20%，其中黏液性腺癌最多见。微偏腺癌（宫颈恶性腺瘤）约占1%，是一种少见的子宫颈腺癌；腺鳞癌占3%~5%，含腺癌和鳞癌两种成分。

（六）转移途径

子宫颈癌主要以直接蔓延及淋巴转移为主，晚期可有血行播散。

1. 直接蔓延

子宫颈癌的转移途径以直接蔓延最多见。

（1）向上：浸润子宫体。

（2）向下：浸润阴道。

（3）两侧：浸润宫旁组织，甚至累及盆腔侧壁，压迫输尿管，导致输尿管扩张和肾盂积水。

（4）前后：晚期可浸润膀胱或直肠（少见），形成膀胱阴道瘘或直肠阴道瘘。

2. 淋巴转移

研究报道，子宫颈癌盆腔淋巴结转移率与FIGO分期呈正相关，Ⅰ期~Ⅳ期子宫颈癌盆腔淋巴结转移率分别为15%、30%、50%、60%。Henrlken将盆腔淋巴结区域分为两级，即初级（1级：Ⅰ station）和次级（2级：Ⅱ station）。初级盆腔淋巴结包括宫旁淋巴结、宫颈旁淋巴结、闭孔淋巴结、髂内淋巴结、髂外淋巴结、髂总淋巴结、骶前淋巴结；次级盆腔淋巴结包括腹股沟深浅淋巴结和腹主动脉旁淋巴结。

3. 血行播散

子宫颈癌血行播散少见，约占5%，远处受累器官常见于肺、骨、肝、肾等。

三、临床表现与诊断

（一）临床表现

1. 早期

可无明显症状，部分患者有白带增多、白带带血或接触性出血（同房出血）等症状。妇科检查（包括双合诊和三合诊）：宫颈糜烂或粗、硬，宫旁无增厚（无浸润）。

2. 晚期

多有阴道不规则出血（或多、或少，甚至大出血），绝经后妇女可出现阴道出血，血性、脓性或水样白带并伴有特殊臭味，部分患者表现为恶病质。妇科检查（包括双合诊和三合诊）：宫颈菜花样、浸润结节型、溃疡出血或伴坏死，阴道或宫旁组织增厚浸润等。

（二）诊断

根据病史和体格检查、辅助检查、病理组织学检查结果确诊。

早期辅助诊断方法如下所述。

1. 宫颈脱落细胞学检查

筛查子宫颈癌的首选方法。希腊医师Papanicolaou（巴氏）于1941年发明，从1940年代开始沿用了近半个世纪的用于子宫颈癌筛查的传统手工方法为巴氏涂片（Pap Smear）。现发展为液基薄层细胞学技术（TCT），该技术明显提高了子宫颈癌前病变以及子宫颈癌的诊断率，降低了假阴性率。1988年Bethesda应用TBS报告系统（the Bethesda system），创建了实验报告的标准框架，即除包含了对标本的评估外，还包括了描述性诊断。该系统统一的诊断术语，为临床处理提供了帮助，达到了细胞病理和临床的有效交流。

2. 阴道镜指导下活体组织检查（colposcopic directed biopsy）

阴道镜是一座架于临床与病理形态学之间的观察活组织形态学的桥梁。它在醋酸和碘染色的帮助下，将子宫颈阴道部黏膜放大6～40倍，通过观察肉眼看不见的表面形态和终末血管网（terminal vas-cular network）的变化来评价局部病变，以提高早期诊断的准确性，达到早期治疗的目的。

3. 子宫颈和子宫颈管活体组织检查（ECC）

组织病理学检查结果是诊断的"金标准"。临床上对宫颈脱落细胞学检查结果异常或可疑患者可取部分子宫颈组织做病理学检查，确定病变的性质，帮助医师决定最终的治疗方法。临床上ECC包括点切法、子宫颈管搔刮术、子宫颈锥切术三种方法。①点切法：常用于子宫颈脱落细胞学检查可疑或异常而需进一步明确诊断者。②子宫颈管搔刮术：用于明确子宫颈管内是否有病变或癌灶是否浸润子宫颈管，和点切法联合使用可进一步提高子宫颈上皮内瘤样病变及早期子宫颈癌的检出率。③子宫颈锥切术（conization or cone biopsy）：该法不仅可用作诊断也可用于治疗。当子宫颈脱落细胞检查多次发现癌细胞而另外两种子宫颈活体组织检查法均未发现异常；或为明确已诊断的子宫颈原位癌或镜下早期浸润癌患者是否为浸润癌时，可用该法明确诊断。此外，该法可作为子宫颈上皮内瘤样病变患者的治疗方法之一。

4. 其他检查

根据患者的具体情况可选择CT、MRI、膀胱镜、直肠镜、静脉肾盂造影、腹腔镜、穿刺活体组织检查等。

（三）鉴别诊断

病理组织学检查结果是诊断与鉴别诊断的"金标准"。

1. 子宫颈良性病变

包括息肉、重度糜烂、乳突瘤，子宫颈结核、尖锐湿疣以及位于子宫颈及阴道穹隆的子宫内膜异位结节等病变。

2. 子宫颈恶性肿瘤

包括原发于子宫颈的恶性黑色素瘤、肉瘤、淋巴瘤以及其他转移到子宫颈的恶性肿瘤。

四、临床分期

临床分期在治疗前由2位或3位妇科肿瘤专科高年资医师共同评估后做出，治疗后不能更改。子宫颈癌的临床分期详见表6-3。

分期注意事项如下所述。

（1）不分期：子宫体浸润不列入分期。

（2）0期：不典型细胞覆盖上皮全层，但无间质浸润。

（3）I_A期：为显微镜下诊断。

（4）Ⅲ期：①肿瘤浸润到达盆腔侧壁，完全无间隙，且肿瘤呈结节状。②当其他检查确定肿瘤为Ⅰ或Ⅱ期，但肿瘤浸润输尿管引起癌性狭窄、肾盂积水或肾功能丧失时应确定为Ⅲ期。

（5）Ⅳ期：仅有膀胱泡样水肿者不能确定为本期，当膀胱冲洗液查见肿瘤细胞时，还应做活体组织检查取得病理组织学证据后方能确诊。

表6-3 子宫颈癌的临床分期（2006年）

FIGO 分期	肿瘤范围	TNM 分类
	原发肿瘤无法评估	T_x
	没有原发肿瘤的证据	T_0
0期	原位癌（浸润前癌）	T_{is}
Ⅰ期	肿瘤局限于子宫颈（包括累及子宫体）	T_1
$Ⅰ_A$	肉眼未见癌灶，仅通过显微镜可见浸润癌	T_{1a}
$Ⅰ_{A1}$	间质浸润深度≤3 mm，宽度≤7 mm	T_{1a1}
$Ⅰ_{A2}$	3 mm≤间质浸润深度≤5 mm，宽度≤7 mm	T_{1a2}
$Ⅰ_B$	临床可见癌灶局限在子宫颈，或通过显微镜可见病变>$Ⅰ_{A2}$	T_{1b}
$Ⅰ_{B1}$	临床可见癌灶最长径≤4 cm	T_{1b1}
$Ⅰ_{B2}$	临床可见癌灶最长径>4 cm	T_{1b2}
Ⅱ期	癌灶超出子宫颈，未达盆腔壁；累及阴道，未达阴道下1/3	T_2
$Ⅱ_A$	无子宫旁浸润	T_{2a}
$Ⅱ_B$	有子宫旁浸润	T_{2b}
Ⅲ期	癌肿扩散至盆腔壁和/或累及阴道下1/3，导致肾盂积水或无功能肾	T_3
$Ⅲ_A$	癌累及阴道下1/3，但未达盆腔壁	T_{3a}
$Ⅲ_B$	癌已达盆腔壁，或有肾盂积水或无功能肾	T_{3b}
Ⅳ期		
$Ⅳ_A$	肿瘤播散超出真骨盆或癌浸润膀胱黏膜或直肠黏膜	T_4
$Ⅳ_B$	肿瘤有远处转移	M_1

五、治疗

要高度重视首次治疗。首先应明确诊断及临床分期，根据患者年龄、全身情况、是否有生育要求、病理类型以及医疗技术水平、设备等制订个体化的治疗方案。按照以放射、手术为主，辅以化疗、中医药、免疫治疗等综合治疗的原则进行治疗。

（一）放射治疗

1. 适应证

放疗适用于：①各期子宫颈癌，且不受内科疾病的影响。②$Ⅱ_B$以上的患者首选。③术后有淋巴结转移，切缘阳性，子宫旁浸润，淋巴或血管间隙、深部间质浸润等高复发风险的患者需补充放疗。

2. 规范的子宫颈癌根治性放疗的方案

规范的子宫颈癌根治性放疗的方案是盆腔外照射加盆腔内近距离照射。此外，国际上还推荐同步放化疗。

（1）体外照射：盆腔野包括子宫、子宫颈、子宫旁和上1/3阴道（$Ⅲ_A$患者包括全阴道）、盆腔淋巴结、腹股沟深淋巴结。扩大野主要是腹主动脉旁淋巴结范围。照射前应设定好照射野，并用铅板或多叶光栅技术保护正常组织。

照射野包括：①盆腔前后野，又称矩形野，上界为L_4与L_5间隙，下界为闭孔下缘或肿瘤下缘下2 cm以上，侧界为真骨盆外1.5~2 cm。②四野箱式照射，前界为耻骨联合前缘处的垂直线，后界为S_2与S_3间隙处的垂直线，上、下界同盆腔前后野。③扩大野照射：当髂总和/或腹主动脉旁淋巴结受累时，照射野可从以上两野上缘向上扩大到所需照射的部位。全盆腔照射剂量为45~50 Gy；或每次1.8~2.0 Gy，5次/周。扩大野照射剂量约为45 Gy，每次1.8~2.0 Gy，5周完成。当肿瘤体积大时，先进行体外照射30 Gy后再做盆腔内近距离照射，疗效更理想。

（2）盆腔内近距离照射：根据对"A"点（子宫颈外口上2 cm与旁2 cm的交点）的放射剂量率分为高（超过20 cGy/min）、中（3.33 cGy/min~20 cGy/min）、低（0.667 cGy/min~3.33 cGy/min）剂量率。

多采用高剂量率盆腔内照射，每次 6～7 Gy，1 次/周，总剂量为 35～42 Gy。

当局部肿瘤体积大、出血多时，可选用阴道盒、组织间插植治疗等方法。

（3）同步放化疗：研究已证实放疗同时辅以铂类为基础的化疗可明显控制盆腔肿瘤，提高患者生存率。因为化学药物可以充当放疗的敏感剂，此外其本身还能杀死肿瘤细胞，两种治疗手段的联合，可明显阻止肿瘤细胞的修复，使肿瘤细胞更加同步化，减少了缺氧细胞的比例。同步放化疗（concurrent）的具体方案如下所述。

顺铂（DDP）60～70 mg/m^2，静脉滴注，第 1 d 和第 29 d 联合放疗；氟尿嘧啶（5-FU）3～4 g/m^2，96 h 持续静脉滴注，第 1 d 和第 29 d 联合放疗。

顺铂 40 mg/m^2，静脉滴注，第 1 d、第 8 d、第 15 d、第 22 d、第 29 d 和第 35 d 联合放疗。

3. 并发症

子宫颈癌放疗的并发症包括早期及晚期并发症。

（1）早期并发症：早期并发症是指放疗中或放疗结束不久发生的并发症，如子宫穿孔等机械性损伤，局部感染，尿频、尿急、尿痛、血尿等泌尿道反应，以及里急后重、腹泻、便血等胃肠反应等，多较轻。经对症处理，并保证富含蛋白质和多种维生素且易消化的饮食后，患者多能坚持治疗。严重的患者可暂停放疗，经对症治疗好转后，再恢复照射。

（2）晚期并发症：晚期并发症常见的有放射性直肠炎、膀胱炎、小肠炎、局部皮肤及皮下组织的改变、盆腔纤维化等。这里简单介绍最常见的放射性直肠炎和膀胱炎。

放射性直肠炎：多在放疗后半年至一年内发生，按直肠病变程度分为三度。①轻度：有症状，临床检查直肠无明显异常，但直肠镜检查见直肠壁黏膜充血、水肿。②中度：有明显症状，临床检查肠壁有明显增厚或溃疡。③重度：出现需要手术治疗的疾病，如肠梗阻、肠穿孔或直肠阴道瘘等。轻度和中度的放射性直肠炎以消炎、止血、对症处理的保守治疗为主，也可用药物保留灌肠；重度者一经诊断应择日手术。

放射性膀胱炎：多发生在放疗后一年以上，按临床表现分为三度。①轻度：有尿急、尿频、尿痛等症状，膀胱镜下见黏膜充血、水肿。②中度：膀胱黏膜毛细血管扩张性血尿，反复发作，甚至形成溃疡。③重度：膀胱阴道瘘的患者。轻度和中度放射性膀胱炎，采用抗炎、止血、对症治疗的保守治疗；重度者，应择日手术治疗。

盆腔纤维化：即盆腔呈冰冻骨盆状。严重者可导致输尿管梗阻及淋巴管阻塞，可采用活血化瘀类中药治疗，必要时手术。

（二）手术治疗

手术治疗的优点是能保护年轻患者所希望保留的卵巢及阴道的功能。适用于早期 II$_A$ 以前、全身情况良好，且无手术禁忌证的患者。

1. 手术类型

根据肿瘤对子宫旁、阴道、宫骶韧带、主韧带浸润范围选择不同的手术方式。

（1）I$_{A1}$ 期：年轻有生育要求的妇女可选择子宫颈锥形切除术，无生育要求的妇女可选择子宫全切术，可保留卵巢，无须清除淋巴结（淋巴结转移率小于 1% 时）。

（2）I$_{A2}$ 期：筋膜外子宫全切术（extrafascial hysterectomy）及盆腔淋巴结清扫术（pelvic lymphadenectomy）。对渴望生育的妇女可选用子宫颈广泛性切除术及盆腔淋巴结清扫术（腹膜外或腹腔镜下），保留正常卵巢，严密随访。

（3）I$_{B1}$ 期：次广泛子宫切除术或广泛子宫切除术（subradical/Radical hysterectomy）及盆腔淋巴结清扫术。肿瘤病灶最长径小于 2 cm，渴望生育的妇女可选用子宫颈广泛性切除术及盆腔淋巴结清扫术（腹膜外或腹腔镜下），保留正常卵巢，严密随访。

（4）I$_{B2}$～II$_B$ 期：先行新辅助化疗，确定有效后行广泛性子宫切除术及盆腔淋巴结清扫术，可保留正常卵巢。若术中发现髂总淋巴结有肿瘤转移者，应行腹主动脉旁淋巴结切除或取样。

（5）III 期以上：放化疗联合治疗。

2. 手术中和手术后常见并发症的预防及处理

（1）出血：术中出血常有两处，其一是清除淋巴结时直接损伤动、静脉，其二是分离主韧带或打输尿管隧道时损伤盆膈（盆底）静脉丛。若能看清出血点，可立即钳夹、缝扎止血。否则只有用纱布压迫或使用血管收缩剂，然后再缝扎止血；髂内动脉结扎，有时也能取得较好的效果；必要时还可盆膈填塞长纱条，术后24～48 h后取出。术后出血可因出血点漏扎或结扎线松脱所致。若为阴道断端出血且可见者，可钳夹后缝扎止血；若为腹腔内出血，应立即开腹止血；若术后多日发生，多继发于感染，应加强抗感染并对症处理，积极预防出血可能导致的并发症。预防出血的关键是提高手术技能，操作轻柔，严密结扎止血。

（2）泌尿系统并发症：包括术中的直接损伤和术后的缺血性损伤两类。输尿管直接损伤多发生于处理骨盆漏斗韧带、宫骶韧带和打输尿管隧道等时，故术中应仔细解剖，避免误伤。缺血性损伤是因为局部血液循环差，造成局部输尿管缺血，坏死，故术中要注意保护膀胱、输尿管的营养血管，术后要保持输尿管通畅，积极纠正贫血、加强支持、预防感染。此外，由于手术可不同程度地损伤支配膀胱、尿道的神经；而膀胱功能麻痹也是常见的并发症之一，其发生率高达50%。因此，保留神经功能的手术方式越来越引起大家的关注。

（3）感染：随着抗生素的不断发展，感染的发生率明显降低。预防的措施包括术前仔细准备患者的阴道；术中严格无菌操作；术毕放置引流管，加强引流；术后积极支持患者全身情况，采用广谱预防性或治疗性的抗生素预防感染等。

（4）盆腔淋巴囊肿：由于腹膜后淋巴组织清除后留有无效腔，回流的淋巴液潴留在此形成囊肿。大的淋巴囊肿产生压迫症状，甚至引起输尿管梗阻。部分患者在淋巴囊肿的基础上合并感染，甚至高热，对这类患者应在抗感染的基础上行腹膜外淋巴囊肿切开引流术。子宫颈癌淋巴组织清除术中应仔细结扎淋巴管近、远端，预防盆腔淋巴囊肿的发生。

（5）其他并发症：如切口感染、肠梗阻、栓塞性静脉炎及肺栓塞等，其防治方法与其他腹部手术相同，在此不再赘述。

（三）化学药物治疗

近年来，化疗在子宫颈癌治疗中的作用得到了较大的提升。目前已知单药有效的药物包括：顺铂（DDP）、卡铂（CBP）、长春新碱（VCR）、紫杉类药物、拓扑替康、环磷酰胺（CTX）、异环磷酰胺（IFO）、氟尿嘧啶（5-FU）、博来霉素（BLM）、丝裂霉素（MMC）等，其中以顺铂效果较好。禁忌证为再生障碍性贫血、恶病质以及有严重脑、心、肝、肾病变的患者。治疗模式包括：缓解性化疗（姑息性化疗，palliative chemotherapy）、同步放化疗（concurrent chemoradiotherapy）、新辅助化疗（neoadjuvant chemotherapy，NAC）、辅助化疗（adjuvant chemotherapy）。其中，NAC最令人瞩目。

NAC主要适用于局部肿瘤体积大的 I_{B2}～II_A期子宫颈癌患者以及较年轻的II_B期子宫颈癌患者。其目的是在手术或放疗前先行1～3个疗程的化疗，能缩小肿瘤体积、降低分期，使手术更容易实施。同时可控制肿瘤的微小转移，提高疗效。目前的研究证实动脉和静脉化疗疗效相当，按照WHO实体瘤疗效评价标准，NAC总有效率大于80%，但尚未证实该方法能提高患者生存率。

（四）特殊类型的子宫颈癌的处理

1. 子宫颈癌合并妊娠

子宫颈癌合并妊娠时应综合考虑临床期别、孕周、患者及家属的要求来进行治疗。总的原则如下所述。

（1）尽快处理，否则影响预后。

（2）若孕周超过28周，估计胎儿能够存活，可先行剖宫产手术，再根据临床分期决定手术类型。

（3）若孕周不足28周，胎儿不能存活，可先行放化疗使胎儿流产后再根据临床分期决定手术类型或治疗方案。

2. 复发子宫颈癌

规范手术治疗1年后、根治性放疗治疗3个月后经体检和影像提示，病理证实的复发灶出现即为复发，多数复发灶在盆腔。治疗应根据患者的具体情况制订个体化综合治疗方案。

3. 子宫颈残端癌

子宫颈残端癌指子宫次全切除术后所剩子宫颈发生的癌变。其预防、诊断、治疗及预后与普通子宫颈癌没有明显差别，但需特别注意的是对手术的技巧要求更高，损伤发生的概率较大。

第四节 子宫肌瘤

子宫肌瘤（uterine myoma）是女性生殖器官最常见的良性肿瘤。好发于 30～50 岁妇女。据统计，约 20% 育龄妇女有子宫肌瘤。

一、类型及临床表现

（一）分类

按子宫肌瘤生长部位不同分体部肌瘤（90%）和宫颈肌瘤（10%）。按肌瘤与子宫肌壁的关系分为3类。

1. 肌壁间肌瘤

占 60%～70%，肌瘤位于子宫肌壁间，周围被肌层组织包围。

2. 浆膜下肌瘤

占 20%，肌瘤向子宫浆膜面生长，突向子宫表面，瘤体由浆膜覆盖。若肌瘤向宫旁生长突出于阔韧带两叶间，成为阔韧带肌瘤。

3. 黏膜下肌瘤

占 10%～15%，肌瘤向黏膜方向生长，突向宫腔，表面由黏膜层覆盖。黏膜下肌瘤在宫腔内生长犹如异物，易引起子宫收缩，常形成蒂，可被挤出宫颈外口而突出于阴道，甚至突出于阴道口外。

各种类型的肌瘤可发生在同一子宫，称为多发性子宫肌瘤（图 6-2）。

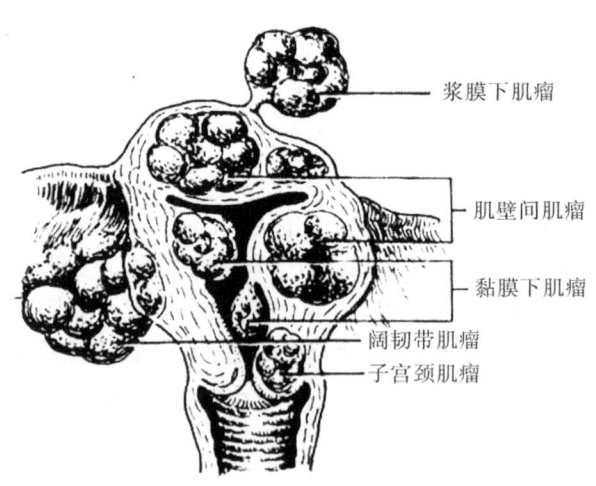

图 6-2 子宫肌瘤分类

（二）临床表现

1. 症状

多无明显症状，仅于体检时偶被发现。症状与肌瘤部位、大小、生长速度、有无变性等相关。

（1）月经改变：多见于大的肌壁间肌瘤及黏膜下肌瘤使宫腔内膜面积增加，宫缩不良，子宫内膜静脉丛充血与扩张，从而导致经期延长、经量增多、不规则阴道出血等；黏膜下肌瘤如发生坏死感染时，可发生持续性阴道流血或脓血性排液。

（2）耻区肿块：大的肌瘤使子宫超过如孕3个月大时可从腹部扪及，质硬，清晨空腹排尿前更易触及。

（3）阴道分泌物增多：子宫黏膜下肌瘤坏死感染时，可有大量脓血性伴臭味的分泌物。大的肌壁间肌瘤使宫腔面积增大，内膜腺体分泌增多，此外伴有盆腔充血而导致白带增多。

（4）压迫症状：如肌瘤较大可出现尿频、尿急、排尿困难、尿潴留等泌尿系统症状。如直肠受压，可引起下腹坠胀、便秘等表现。如压迫输尿管可出现输尿管扩张甚至发生肾盂积水。

（5）其他：常见下腹坠痛及腰酸背痛，月经期加重。浆膜下肌瘤蒂扭转可有急性腹痛；黏膜下肌瘤突出宫腔时也可引起腹痛；红色变性时有急性腹痛，伴恶心呕吐及发热，可引起不孕或流产。

2. 体征

与肌瘤大小、数目、位置、有无变性有关。肌瘤较大时，可在耻区扪及实质性、无痛性肿块。妇科检查子宫增大，质硬，表面可有单个或多个结节突出。黏膜下肌瘤位于宫腔内时子宫均匀增大，带蒂黏膜下肌瘤可脱出宫颈外口至阴道，粉红色，表面光滑；如感染时可有渗出液覆盖或有溃疡形成，伴恶臭分泌物。

二、病因与病理

（一）病因

确切病因尚未明确。根据肌瘤好发于生育年龄及绝经后萎缩或消退可能，提示子宫肌瘤的发生可能与女性性激素有关。肌瘤中高雌激素浓度与肌瘤组织局部对雌激素的高敏感性，是肌瘤发生的重要因素。孕激素有刺激肌瘤生长的作用。

（二）病理

1. 巨检

为实质性球形或结节状，表面光滑，质韧硬，压迫周围肌壁纤维组织形成假包膜，两者之间有一层疏松网状间隙，很易将肌瘤剥出。其切面呈旋涡状或编织状结构，颜色与硬度与纤维组织多少相关。

2. 镜检

肌瘤是由梭形平滑肌细胞和不等量纤维结缔组织相交织而成，肌细胞大小均匀、排列成旋涡状，核杆状。

3. 肌瘤变性

肌瘤变性是肌瘤失去原有的典型结构，可发生以下变性。

（1）玻璃样变：又称透明变性，最多见。肌瘤剖面由均匀透明状物质取代旋涡状结构。镜下见病变区肌细胞消失，为均匀粉红色无结构区。

（2）囊性变：继发于玻璃样变，肌细胞坏死液化形成囊性变，肌瘤内可出现大小不等数个囊腔，其间有结缔组织相隔，也可融合成大囊腔，腔内含清亮或草黄色液体，也可凝固成胶冻状，因无上皮覆盖，故不是真性囊肿。

（3）红色变：多发生于妊娠期或产褥期，是一种特殊类型的坏死，发生原因不清，可能和肌瘤内小血管退行性变，导致血栓及溶血、血红蛋白渗入肌瘤内相关。肌瘤剖面为暗红色、腥臭、质软，典型的旋涡状结构消失。镜下见假包膜及瘤体内静脉血栓形成及溶血，伴有出血，肌细胞减少并有较多脂肪小球沉积。患者常有剧烈腹痛伴发热及白细胞升高等，检查可发现肌瘤体积增大。

（4）肉瘤样变：肌瘤恶变为肉瘤的发生率为0.4%~0.8%，多见于年龄较大妇女。若绝经后妇女，肌瘤迅速增大者，更要警惕。肉瘤质脆软，切面灰黄色如烂鱼肉样，与周围组织界限不清。

（5）钙化：常见于细小蒂部、血供不足的浆膜下肌瘤或绝经后妇女的肌瘤。多在脂肪变性后，分解为甘油三酯与钙盐结合，沉积在肌瘤内。镜下钙化区为分层状沉积，呈圆形，有深蓝色微细颗粒。

三、诊断与鉴别诊断

（一）诊断

根据病史及体征，诊断并无困难。对于个别诊断困难患者，采用 B 型超声检查、腹腔镜检查、宫腔镜检查、子宫输卵管造影等可协助诊断。

（二）鉴别诊断

1. 妊娠子宫

妊娠者有停经史、早孕反应，子宫增大变软，触之收缩变硬，妊娠试验阳性，B 型超声示孕囊或胚胎。而子宫肌瘤无以上改变。应注意肌瘤囊性变与先兆流产的鉴别。

2. 卵巢肿瘤

常无月经改变，肿块位于子宫一侧，与子宫能分开。卵巢实质性肿瘤应与带蒂浆膜下肌瘤鉴别，卵巢囊肿应与肌瘤囊性变鉴别。应体会肿块与子宫的关系，借助 B 型超声、腹腔镜或探针探测宫腔长度和方向等协助诊断。

3. 子宫腺肌病

可使子宫增大，月经量增多，常有继发性进行性痛经史，子宫呈均匀增大，很少超过 3 个月妊娠子宫，经后子宫会缩小。而子宫肌瘤常呈不规则结节状突起，鉴别有一定难度，且有时两者并存。

4. 其他

子宫畸形、盆腔炎性包块、卵巢子宫内膜异位囊肿等，可通过病史、体征及 B 型超声等检查鉴别。

四、处理

应根据患者意愿，年龄，生育要求，症状及肌瘤的部位、数目、大小等全面考虑。

（一）随访观察

如肌瘤较小，无明显症状，不需特殊治疗，尤其绝经过渡期妇女，绝经后肌瘤常自然萎缩或消失。每 3~6 个月随访 1 次。

（二）药物治疗

适合于肌瘤在 2 个月妊娠子宫大小以内，症状轻，近绝经期年龄，全身状态不宜手术者。

1. 促性腺激素释放激素类似物

可抑制垂体和卵巢功能，降低雌二醇至绝经水平，缓解症状并抑制肌瘤生长使其缩小，用药 6 个月以上可使雌激素缺乏，出现骨质疏松等不良反应，不宜长期应用。

2. 其他药物

雄激素、米非司酮等药物，均适用于绝经过渡期患者。

3. 手术治疗

（1）手术适应证：①月经量过多致继发贫血，药物治疗无效。②严重腹痛、性交痛或慢性腹痛、有蒂肌瘤扭转引起的急性腹痛。③能确定肌瘤是不孕或反复流产的唯一原因者。④肌瘤生长较快，怀疑恶变。⑤有膀胱、直肠压迫症状。

（2）手术可经腹、经阴道或宫腔镜及腹腔镜下手术。

子宫切除术：无生育要求或疑有恶变者，可行子宫切除术或子宫次全切除术。

肌瘤剔除术：适合于要求保留生育功能的患者。可经腹腔镜或经腹剔除，黏膜下肌瘤可经阴道或宫腔镜下摘除。

4. 介入治疗

介入治疗指针对肌瘤本身的局部治疗。在影像设备监视下，对病变定位，进行微创操作为特点的治疗方法。包括：子宫肌瘤射频消融术、子宫动脉栓塞术、聚焦超声治疗和瘤体内注射等治疗，有保留子宫、恢复快等优点。

第五节 子宫内膜癌

子宫内膜癌是最常见的妇科恶性肿瘤之一，占女性生殖道恶性肿瘤的 20%~30%。在美国及许多发达国家为最常见的妇科恶性肿瘤，其发病率在乳癌、肺癌和大肠癌之后，位居第四。大多数患者在早期因为有症状而就诊，所以多数患者能够在早期得到医治，因此预后较好。近年来在我国其发病率有逐年上升的趋势，因此越来越得到同行们的重视。

一、病因学

子宫内膜癌的病因到目前为止不清楚，但就目前的研究结果而言，可能和雌激素有关。许多研究表明长期暴露于雌激素的妇女子宫内膜癌的发生明显增高，与之相对应的是对于长期暴露于雌激素的妇女加用孕激素，其发生子宫内膜癌的机会明显减少。近些年来患乳腺癌的患者术后长期服用三苯氧胺可使患者子宫内膜癌的发生率明显升高，这也许和其雌激素作用有关，正是因为这个原因，对于长期服用三苯氧胺的乳腺癌患者，如果出现不规则阴道出血，应该予以相应的措施。

流行病学的研究发现有以下几个危险因素：这些因素主要包括身体过重、未孕、晚绝经、糖尿病、高血压、多囊卵巢综合征、卵巢肿瘤、外源性雌激素等。

二、组织学分类（cellular classification）

子宫内膜癌最常见的组织学类型是子宫内膜样腺癌，它主要是由恶性的腺上皮组成的，可以伴有不同的鳞状上皮成分，腺鳞癌主要包括腺上皮和鳞状上皮两种恶性成分，透明细胞癌及子宫内膜乳头状浆液性癌在组织学形态方面与来自卵巢和输卵管的相似。在子宫内膜癌的组织学分类中，黏液性、鳞状上皮和未分化癌属于罕见之列。

（1）子宫内膜样腺癌（75%~80%）：①纤毛型腺癌；②分泌型腺癌；③乳头状或绒毛腺样；④伴有鳞状上皮分化的腺癌：腺棘癌；腺鳞癌。

（2）子宫乳头状浆液性癌（<10%）。

（3）黏液性癌（1%）。

（4）透明细胞癌（4%）。

（5）鳞状细胞癌（<1%）。

（6）混合型癌（10%）。

（7）未分化型癌。

三、预后的影响因素

在判断子宫内膜癌的预后时，我们不得不考虑其影响预后的高危因素，大量的研究表明，以下几个因素和肿瘤的转移、预后有关。

（一）分化

子宫内膜癌的转移和肿瘤组织的分化有关，分化好的肿瘤倾向于生长在子宫内膜的表面，很少发生肌层内的浸润；而在分化差的肿瘤，发生肌层浸润十分常见的。

（二）肌层浸润

肌层浸润通常是预测远处转移和淋巴结受累的重要因素，它是独立于肿瘤细胞分化的预后因素。

（三）淋巴血管间隙受累

淋巴血管间隙受累也是一个较重要的预后因素，它主要与宫外转移和淋巴结转移有关。

（四）孕激素受体

孕激素受体是重要的预后因素之一，受体的滴度越高，无病生存率就越高。

（五）癌基因

癌基因的表达和子宫内膜癌的预后有关，HER-2/neu 的过渡表达常伴有较差的预后。

（六）肿瘤细胞的核分裂象

8 个核分裂象 /10 HPFs 以上的常伴有不良的预后。

对于子宫内膜癌预后的估价多需要综合考虑，如果患者为 G_1，仅累及子宫内膜且没有腹腔内转移（如附件转移或腹腔细胞学阳性），淋巴结受累机会少于 5%；如果患者为 G_2 或 G_3，并仅有浅肌层的浸润，且没有腹腔内转移，其盆腔淋巴结转移率为 5% ~ 9%，腹主动脉旁淋巴结转移率为 4%，如果肿瘤浸润深肌层，分级为 G_3，伴有或不伴有腹腔内病变，20% ~ 60% 的患者合并有盆腔淋巴结受累，10% ~ 30% 合并有腹主动脉旁淋巴结受累。

总之，如果出现以下情况预示着患者的预后恶劣，这些因素包括肌层浸润、淋巴血管间隙受累、8 个核分裂象 /10 HPFs 及孕激素受体阴性。

四、临床表现

（一）发病年龄

内膜癌虽可发生于任何年龄，但基本上是一种老年妇女的肿瘤，一般认为，内膜癌之好发年龄约比子宫颈癌推迟 10 年，平均年龄在 55 岁左右。

（二）子宫出血

各种类型的子宫出血是本病最突出的症状，由于 50% ~ 70% 患者发病于绝经之后，故绝经后出血就成为患者最重要的主诉之一。

（三）异常分泌

阴道异常分泌常为瘤体渗出或继发感染之结果，可表现为血性液体或浆液性分泌物，有时可有恶臭，但远不如宫颈癌之显著，占 25%。

（四）疼痛

疼痛在内膜癌患者并不多见。

（五）盆腔检查

内膜癌阳性体征不多，约半数以上有子宫轻度增大，宫体一般稍软而均匀，如检查发现子宫特殊增大或表面有异常突起，则往往是并发肌瘤或肌腺瘤的表现，但必须考虑到癌组织穿出浆膜，在子宫表面形成肿瘤的可能。

五、诊断

近 10 年来许多同行对于子宫内膜癌的诊断问题进行了大量的研究，应该说这些研究对于判断和评价子宫内膜癌有许多的帮助，但是它们最后不能得到确诊，归根结底对于子宫内膜癌的诊断仍然依靠直接采取子宫内膜标本进行诊断的方法，并进行病理诊断。

（一）子宫内膜活检

本方法是确诊子宫内膜癌最直接、最有效、最准确的方法，即通过对于子宫内膜进行病理诊断，最后明确肿瘤的性质和类型，同时对于肿瘤的分级以及雌、孕激素受体进行检查，对于判断预后有帮助。但是它是有创性检查，会给患者带来一定的痛苦。

（二）超声波检查

B 超在子宫内膜癌术前的评价方面十分有意义，因为它既可以明确宫腔内占位的同时，又可以对其与子宫肌层的关系进行评价，对于患者的分期、预后的估价有所帮助，但是 B 超仍然存在着一定的误差，而彩超对于子宫内膜癌的检查应该是更进了一步，它将超声的影响学检查与彩超等血流信号相结合，大大地提高了诊断的符合率，有可能取代 MRI 在此方面的地位。

（三）磁共振（MRI）

磁共振在判断子宫内膜癌与子宫肌层的关系方面是非常权威的，它可以对于肿瘤的情况进行全面的评价，对于肌层浸润的深度、宫颈受累、宫外转移的判断方面都具有其他方法无法比拟的优点。

（四）CT

CT 在子宫内膜癌的诊断中有一定的意义，可以对肿瘤的情况进行较全面的评价，尤其是在了解病变的范围和程度有一定的价值。

（五）宫腔镜检

在过去的 20 余年里，宫腔镜检及操作得到了广泛的应用，对于宫腔内膜病变的诊断尤有帮助。关于宫腔镜检有可能引起内膜癌的扩散，也应值得注意。目前的材料不能保证这种癌细胞没有从输卵管扩散的危险性，故应进一步积累资料。

除以上的检查以外，还有许多其他的检查，但是无论是哪种检查，除子宫内膜活检以外，均不能得到最终的诊断，即病理诊断。但是，目前的趋势似乎对于这种内膜活检的价值有所怀疑，因为它是有创检查，给患者带来一定的痛苦和手术带来的相应的危险。

为了能够更早地明确诊断，遇到下述情况即应考虑做内膜检查，以明确诊断。

（1）绝经后出血或出现血性白带，在排除宫颈癌和阴道炎后，应高度怀疑内膜癌而立即刮宫。尤其年老患者子宫阴道均无明显之萎缩现象，细胞学检查显示有一定雌激素水平者，更应特别警惕。

（2）年过 40 岁有不规则阴道出血，虽经激素治疗仍不能止血，或一度止血又复发者。

（3）年龄较轻，但有长期子宫出血及不育史者，应警惕内膜增生已有癌变倾向。

（4）子宫内膜不典型增生的患者，一度好转或治愈，以后又出血者。

（5）阴道持续性排液者。

六、子宫内膜癌的鉴别诊断

（一）子宫内膜不典型增生

子宫内膜不典型增生多见于生育年龄的妇女，为最重要的鉴别诊断，两者的主要区别在于病理学方面的区别。

（二）子宫内膜增生和息肉

子宫一般不大或稍大，不规则出血的症状和内膜癌相似，但血性分泌物或排液现象少见，最后鉴别需靠子宫内膜病理检查。

（三）子宫肌瘤

子宫肌瘤一般有子宫增大、出血等症状。肌层内或浆膜下肌瘤的子宫大而硬，且常不对称，多发肌瘤可能摸到多个突起，均有别于内膜癌。但因两者之合并率很高，应避免片面地把一切用肌瘤解释而丧失对癌的警惕性。单纯黏膜下肌瘤，子宫可正常大小或稍大而不硬，出血同时可伴有阴道排液或血性分泌，临床表现和内膜癌十分相似，但可通过探宫腔、内膜检查以及子宫碘油造影做出鉴别诊断。

（四）子宫颈癌

一般鉴别没有困难，但如内膜癌已累及宫颈，和原发颈管癌极难区别，活组织检查亦仅具参考价值。一般说来如病检为鳞癌则原发于宫颈可能性大；如为腺癌则有时难以鉴定其来源，但如能找到黏液腺体，则原发于颈管的可能性较大。

（五）原发性输卵管癌

阴道排液以及阴道涂片可能找到恶性细胞和内膜癌相似。但卵管癌内膜检查多为阴性，有时可查到宫旁包块，均有别于内膜癌。如为小型包块，可能盆腔检查不易触及，可通过腹腔镜明确诊断。

七、分期

目前广泛采用的子宫内膜癌的分期是手术分期，即为了判断子宫肌层的浸润深度需要首先行子宫切除。此分期体系已经被 FIGO（International Federation of Gynecology and Obstetrics）（表 6-4）和 AJCC

（American Joint Committee on Censer）采纳为通用的分期标准。

表 6-4　子宫内膜癌 FIGO 分期体系

Ⅰ期	Ⅰ期子宫内膜癌是指癌局限于子宫
	Ⅰ$_A$：肿瘤局限于内膜
	Ⅰ$_B$：肿瘤浸润肌层 < 1/2 肌层
	Ⅰ$_C$：肿瘤浸润肌层 > 1/2 肌层
Ⅱ期	Ⅱ期子宫内膜癌是指癌累及宫体和宫颈，但是没有子宫外转移
	Ⅱ$_A$：仅宫颈管腺体受累
	Ⅱ$_B$：宫颈间质受累
Ⅲ期	Ⅲ期子宫内膜癌是指癌扩散到宫外，但是仍局限于真骨盆
	Ⅲ$_A$：肿瘤侵犯浆膜面和 / 或附件和 / 或腹腔细胞学阳性
	Ⅲ$_B$：阴道转移
	Ⅲ$_C$：转移至盆腔和 / 或腹主动脉旁淋巴结
Ⅳ期	Ⅳ期子宫内膜癌是指癌侵犯膀胱或肠黏膜或远处转移
	Ⅳ$_A$：肿瘤侵犯膀胱和 / 或肠黏膜
	Ⅳ$_B$：肿瘤已有远处转移，包括腹腔内和 / 或腹股沟淋巴结转移

八、治疗

（一）治疗概述

对于早期且局限的子宫内膜癌病例仅仅通过全子宫双附件切除大多数患者是可以获得治愈，目前对于子宫内膜癌的治疗效果最好的是子宫切除或子宫切除并用放疗，后者常用于有 ≥ 1/2 的肌层浸润，或者组织学分级为 G_3 并伴有肌层浸润的病例。过去对于复发的病例，传统采用孕激素治疗，虽然多数患者对于激素治疗有效，但是却很难见到治愈的病例，因此，对于这类病例仅仅激素治疗是不够的。有关孕激素对于Ⅰ期子宫内膜癌辅助治疗的前瞻性研究已经证实对于预后没有任何益处。

（二）Ⅰ期

1. 手术治疗

如果肿瘤分化好（G_1 或 G_2）、仅累及子宫体的上 2/3、腹腔细胞学阴性、没有淋巴血管间隙受累、肌层浸润深度 < 1/2 肌层，可行全子宫切除双附件切除术，术中应行选择性盆腔淋巴结切除，若阴性则无须任何辅助治疗。

2. 手术合并放射治疗

如果超过以上的因素，应该行全子宫双附件切除，同时应该行腹主动脉旁及盆腔淋巴结切除，如果淋巴结为阴性，应该加用盆腔淋巴结区域照射。就目前的研究结果来讲，术后放疗的价值仍然有许多争论，放射治疗可以减少局部的复发，但却不能改善患者的生存率。如果淋巴结阳性，应该行全盆腔照射。

（三）Ⅱ期

对于Ⅱ期子宫内膜癌的治疗来讲可以有许多个组合，主要的治疗手段是术前给予腔内照射和外照射，随后再行全子宫双附件切除，术中仔细探查腹主动脉旁淋巴结。

Ⅱ$_A$：治疗方法与Ⅰ期相同。

Ⅱ$_B$：对于此期的患者有许多治疗的方案。

（1）手术合并放射治疗：全子宫双附件切除，淋巴结活检，术后加用放射治疗。

（2）术前放疗合并手术治疗：术前腔内、腔外照射，随后全子宫双附件切除，手术时应该探查腹主动脉旁淋巴结切除。

（3）手术治疗：对于某些病例来讲也可以行广泛式子宫切除、盆腔淋巴结切除。

（四）Ⅲ期

一般来讲，本期的患者应该是采用手术和放射治疗结合的方法来治疗，但是，当肿瘤侵犯到盆壁时，手术时机将失去，这些患者此时仅能行放射治疗。放射治疗通常采用腔内、腔外结合的方法。而对于那些既不能接受手术，也不能行放射治疗的患者，可以考虑给予孕激素治疗。对于术前判断为早期的病例，术中发现有淋巴结转移或附件受累的病例，应该给予术后放疗。如果患者出现远处转移（如上腹腔、腹腔以外），则标志着本期的治疗失败。对于本期的治疗问题目前正在进行大规模的临床试验。

（五）Ⅳ期

对于Ⅳ期的子宫内膜癌来讲目前缺乏比较一致的治疗手段，治疗方法的选择通常取决于肿瘤转移的部位，以及引起的相应症状。

1. 放射治疗

对于盆腔内大块的转移灶来讲，放射治疗应为首选，且应将腔内和腔外照射相结合。

2. 激素治疗

对于远处转移尤其是肺转移，目前主张给予激素治疗。大量的研究证明孕激素治疗可以获得15%～30%的有效率，并且可以明显地改善患者的生存率。对于激素治疗效果取决于内膜癌组织中的雌激素、孕激素受体的水平和肿瘤组织的分化。

3. 化疗

化疗对于子宫内膜癌有一定的效果，但是目前尚缺乏统一的方案，但是，通过大量临床试验发现含有阿霉素类药物的化疗方案效果较好，近来发现紫杉醇对于子宫内膜癌有一定的效果。

（六）复发

1. 放射治疗

对于局部复发（如盆腔和腹主动脉旁淋巴结）或某些部位的远处转移，仍然可以应用放射治疗，它是非常有效的姑息治疗，对于个别的病例（如阴道的复发），完全可以通过放射治疗而治愈。

2. 激素治疗

对于雌、孕激素受体阳性的病例，激素治疗仍然不失为一种十分有效的好方法。

3. 化疗

在常用的化疗药物中，最有效的是阿霉素类药物，另外，紫杉醇也有相当好的效果。

第六节 卵巢肿瘤

卵巢肿瘤是女性生殖器官常见肿瘤。卵巢恶性肿瘤是女性生殖器三大恶性肿瘤之一。至今缺乏有效的诊断方法，卵巢恶性肿瘤5年生存率仍较低，为25%～30%。随着宫颈癌及子宫内膜癌诊断和治疗的进展，卵巢癌已成为严重威胁妇女生命的肿瘤。卵巢肿瘤分为良性、交界性和恶性。

一、卵巢良性上皮性肿瘤

卵巢上皮性肿瘤发病年龄多为30～60岁。卵巢良性上皮性肿瘤生长缓慢，转移率低。早期肿瘤较小，多无症状。

（一）病因

卵巢良性上皮性肿瘤病因尚未明了。

（二）诊断要点

1. 临床表现

（1）早期肿瘤较小，多无症状，腹部无法扪及，常在妇科检查时偶然发现。

（2）腹胀：肿瘤增至中等大时，常感腹胀或腹部扪及肿块，逐渐增大。

（3）压迫症状：肿瘤增大至占满盆、腹腔即出现压迫症状，如尿频、便秘、气急、心悸等。

（4）疼痛：肿瘤发生扭转或破裂时可出现突发一侧下腹剧烈疼痛，为妇科常见急腹症。肿瘤发生扭转如继发感染可出现腹膜炎症状。

（5）块物边界清楚：妇科检查在子宫一侧或双侧触及球形肿块，多为囊性，表面光滑，与子宫无粘连，蒂长者活动良好。若肿物过大，腹部隆起，块物活动度差，叩诊呈鼓音，无移动性浊音。

2. B 型超声检查

B 超能检测肿块部位、大小、形态及性质，既可对肿块来源做出定位，是否来自卵巢，又可提示肿瘤性质，囊性或实性，良性或恶性，B 型超声检查的临床诊断符合率大于 90%，但直径小于 1 cm 的实性肿瘤不易测出。通过彩色多普勒超声扫描，能测定卵巢及其新生组织血流变化，有助于诊断。

（三）鉴别要点

1. 卵巢恶性肿瘤

卵巢恶性肿瘤多为实性或半实性，单侧或双侧，表面高低不平，妇科检查因与周围组织粘连而固定不动，可生长较快，伴有腹水。可伴有 CA125、CA19-9、AFP、HCG 及性激素水平等肿瘤标志物水平的升高。

2. 子宫肌瘤

浆膜下肌瘤或肌瘤囊性变易与卵巢实质性肿瘤或囊肿相混淆。肌瘤常为多发性，与子宫相连，并伴月经异常（如月经过多）等症状，检查时肿瘤随宫体及宫颈移动。探针检查子宫大小及方向是有效的鉴别肿块与子宫关系的方法。

3. 巨大卵巢囊肿与腹水相鉴别

腹水常有肝病、心脏病史，平卧时腹部两侧突出如蛙腹，叩诊腹部中间鼓音，两侧浊音，移动性浊音阳性；B 型超声检查见不规则液性暗区，其间有肠曲光团浮动，液平面随体位改变，无占位性病变。巨大囊肿平卧时腹部中间隆起，叩诊浊音，腹部两侧鼓音，移动性浊音阴性；下腹块物边界清楚，B 型超声检查见圆球形液性暗区，边界整齐光滑，液平面不随体位移动。

4. 妊娠子宫

妊娠早期或中期时，子宫增大变软，峡部更软，三合诊时宫体与宫颈似不相连，易将柔软的宫体误认为卵巢肿瘤。但妊娠妇女有停经史，若能详细询问病史，做 HCG 测定或超声检查即可鉴别。

（四）治疗

卵巢上皮性肿瘤一经确诊，应手术治疗。疑为卵巢瘤样病变，可做短期观察。根据患者年龄、生育要求及对侧卵巢情况决定手术范围。

（1）年轻、单侧良性肿瘤应行患侧附件或卵巢切除术或卵巢肿瘤剥除术，保留对侧正常卵巢；即使双侧肿瘤，也应争取行卵巢肿瘤剥除术，以保留部分卵巢组织。

（2）围绝经期妇女应行全子宫及双侧附件切除术。术中除剖开肿瘤肉眼观察区分良、恶性外，必要时做冷冻切片组织学检查以确定手术范围。

（3）必须完整取出肿瘤，以防囊液流出及瘤细胞种植于腹腔。巨大囊肿可穿刺放液，待体积缩小后取出。穿刺前须保护穿刺点周围组织，以防瘤细胞外溢。放液速度应缓慢，以免腹压骤降发生休克。

二、卵巢交界性上皮性肿瘤

（一）病因

卵巢交界性瘤是介于良性与恶性之间的一种肿瘤，有核异型性及核分裂象，但无间质浸润，预后较好。卵巢交界性肿瘤的发病原因仍不明了。

（二）诊断

1. 临床情况

（1）患者的年龄：卵巢交界性上皮性肿瘤较卵巢恶性上皮性肿瘤患者的年龄小，40 岁以前多为交界性瘤，而 50 岁以后大多为恶性癌。

（2）早期肿瘤较小：多无症状，腹部无法扪及，常在妇科检查时偶然发现。

（3）腹胀和下腹不适感：随着肿瘤逐渐长大，由于肿瘤本身的体积、重量及受肠蠕动及体位的影响，使肿瘤在盆腔内移动时牵拉其韧带，产生腹胀和下腹不适感。

（4）腹部包块：肿瘤渐长大时可于腹部扪及肿块。可为双侧，实性或囊实性，表面高低不平，周围有粘连则固定不动。

(5) 压迫症状：如尿频、便秘、气急、心悸等。
(6) 腹痛：肿瘤发生扭转则出现剧烈下腹痛，伴恶心、呕吐等症状。肿瘤感染则有发热、腹痛等症状。
(7) 合并症状：可合并腹水，出现腹胀、纳差等症状。

2. 盆腔肿物

妇科检查在子宫一侧或双侧触及球形或不规则肿块，多为囊实性或实性，表面高低不平，如与子宫及周围组织有粘连而固定不动。

3. B型超声检查

可于盆腔探及一侧或双侧低回声肿块及与子宫的关系、有无粘连。

4. 肿瘤标志物

CA125、CA19-9等肿瘤标志物水平一般在正常范围。

（三）鉴别

1. 卵巢良性上皮性肿瘤

肿瘤多为单侧，囊性，表面光滑，B超检查有助于鉴别。

2. 卵巢恶性上皮性肿瘤

两者早期临床表现无明显差别，不宜在术前做出诊断。交界性肿瘤临床进展缓慢，晚期可出现腹水。如有腹水而一般情况很好时，可以多考虑交界性瘤的诊断。

（四）治疗

1. 手术治疗

(1) 保守性手术：即保留一侧附件及子宫，行患侧附件切除。适于年轻有生育要求的Ⅰ期患者。
(2) 完全性手术：行全子宫、双附件及大网膜切除。

2. 化学药物治疗

卵巢外有扩散行全子宫双附件及大网膜切除术后可辅以化疗。如顺铂腹腔化疗2个疗程。

三、卵巢恶性上皮性肿瘤

（一）病因

1. 生殖内分泌因素

有关卵巢癌病因的经典学说是"不间断排卵"假说。

2. 遗传性因素

与遗传因素有关的卵巢癌分为家族性卵巢癌和遗传性卵巢癌。

3. 环境及饮食因素

环境及饮食的污染等。

（二）诊断

1. 临床表现

(1) 早期肿瘤较小，多无症状，腹部无法扪及，往往在妇科检查时偶然发现。
(2) 腹胀和下腹不适感：随着肿瘤逐渐长大，由于肿瘤本身的体积、重量及受肠蠕动及体位的影响，使肿瘤在盆腔内移动时牵拉其韧带，产生腹胀和下腹不适感。
(3) 腹痛、腰痛或下肢疼痛：肿瘤若向周围组织浸润或压迫神经，可引起腹痛、腰痛或下肢疼痛。如肿瘤发生扭转则出现剧烈下腹痛，伴恶心、呕吐等症状。肿瘤感染是则有发热、腹痛等症状。
(4) 下肢水肿：若压迫盆腔静脉，出现下肢水肿。
(5) 腹水：出现腹胀、下腹不适、纳差等症状。
(6) 晚期时表现消瘦、严重贫血等恶病质征象。

2. 妇科检查

妇科检查在子宫一侧或双侧触及球形或不规则肿块，多为囊实性或实性，表面高低不平，常与子宫及周围组织有粘连而固定不动。子宫直肠窝发现无痛性结节或增厚浸润是一个值得重视的体征。应结合其他辅助检查，尽早明确其性质。

3. 病理

腹水找癌细胞检查对卵巢癌的诊断可提供病理学的支持。

4. CA125、CA19-9等肿瘤标志物水平

常高于正常范围。

5. 剖腹探查

一经疑为恶性肿瘤，应尽早剖腹探查。先吸取腹水或腹腔冲洗液做细胞学检查；然后全面探查盆、腹腔，包括横膈、肝、脾、消化道、腹膜后各组淋巴结及内生殖器等。对可疑病灶及易发生转移部位需多处取材做组织学检查。

（三）鉴别

1. 子宫内膜异位症

异位症形成的粘连性肿块及直肠子宫陷凹结节与卵巢恶性肿瘤很难鉴别。子宫内膜异位症常有进行性痛经、月经过多、经前不规则阴道流血等。试用孕激素治疗可辅助鉴别，B超检查、腹腔镜检查是有效的辅助诊断方法，有时需剖腹探查才能确诊。

2. 盆腔结缔组织炎

有流产或产褥感染病史，表现为发热、下腹痛，妇科检查附件区组织增厚、压痛、片状块物达盆壁。用抗生素治疗症状缓解，块物缩小。若治疗后症状、体征无改善，块物反而增大，应考虑为卵巢恶性肿瘤。B型超声检查有助于鉴别。

3. 结核性腹膜炎

常合并腹水。盆、腹腔内粘连性块物形成，多发生于年轻、不孕妇女。多有肺结核史，全身症状有消瘦、乏力、低热、盗汗、食欲缺乏、月经稀少或闭经。妇科检查肿块位置较高，形状不规则，界限不清，固定不动。叩诊时鼓音和浊音分界不清，B型超声检查、X线胃肠检查多可协助诊断，必要时行剖腹探查确诊。

4. 转移性卵巢肿瘤

与卵巢恶性肿瘤不易鉴别。若在附件区扪及双侧性、中等大、肾形、活动的实性肿块，应疑为转移性卵巢肿瘤。若患者有消化道症状，有消化道癌、乳癌病史，诊断基本可成立。但多数病例无原发性肿瘤病史。

（四）治疗

治疗原则以手术为主，加用化疗、放疗的综合治疗。

1. 手术治疗

手术起关键作用，尤其是首次手术更重要。根据剖腹探查结果，决定肿瘤分期及手术范围。对晚期病例应放弃既往仅做剖腹探查及取活组织检查的观点，尽量争取手术治疗。

手术范围：I_A、I_B期应做全子宫及双侧附件切除术。I_C期及其以上同时行大网膜切除术。肿瘤细胞减灭术是指对晚期（Ⅱ期及其以上）患者应尽量切除原发病灶及转移灶，使肿瘤残余灶直径小于2 cm，必要时切除部分肠曲，行结肠造瘘、切除胆囊或脾等，现多主张同时常规行后腹膜淋巴结清扫术（包括腹主动脉旁及各组盆腔淋巴结）。符合下列条件的年轻患者可考虑保留对侧卵巢：①临床I_A期，肿瘤分化好。②肿瘤为临界恶性或低度恶性。③术中剖视对侧卵巢未发现肿瘤。④术后有条件严密随访。

2. 化学药物治疗

化学药物治疗为主要的辅助治疗。因卵巢恶性肿瘤对化疗较敏感，即使已广泛转移也能取得一定疗效。既可用于预防复发，也可用于手术未能全部切除者，患者可获暂时缓解，甚至长期存活。已无法施行手术的晚期患者，化疗可使肿瘤缩小，为以后手术创造条件。

3. 放射治疗

放射治疗为手术和化疗的辅助治疗。

（1）放疗主要应用 ^{60}Co 或直线加速器做外照射，适用于残余灶直径 < 2 cm，无腹水、无肝、肾转移。照射范围包括全腹及盆腔，肝、肾区应加保护，盆腔放射 40～50 Gy，上腹部 20～30 Gy，疗程 30～40 d。

（2）内照射是指腹腔内灌注放射性核素，常用 ^{32}P，可使腹膜和大网膜受到外照射不易达到的剂量，从而提高治愈率。内照射适用于：①早期病例术中肿瘤破裂，肿瘤侵犯包膜与邻近组织粘连，腹水或腹腔冲洗液阳性。②晚期病例肿瘤已基本切净，残余灶直径小于 2 cm。^{32}P 剂量一般为 370～555 MBq，置于 300～500 mL 生理盐水中，缓慢注入腹腔，^{32}P 注完后，应嘱患者多转动身体，使 ^{32}P 能均匀分布在腹腔内。腹腔内有粘连时禁用。

四、成熟畸胎瘤

成熟畸胎瘤属良性肿瘤，又称皮样囊肿，是最常见的卵巢肿瘤，占卵巢肿瘤的 10%～20%，占生殖细胞肿瘤的 85%～95%，占畸胎瘤的 95% 以上。本病发生于任何年龄，以 20～40 岁居多。多为单侧，双侧仅占 10%～17%。中等大小，呈圆形或卵圆形，表面光滑，壁薄质韧。切面多为单房，腔内充满油脂和毛发，有时见牙齿或骨质。囊壁上常见小丘样隆起向腔内突出称"头节"。肿瘤可含外、中、内胚层组织，偶见向单一胚层分化，称有高度特异性畸胎瘤，如卵巢甲状腺肿，分泌甲状腺激素，甚至引起甲状腺功能亢进。

（一）病因

1. 卵细胞第一次减数分裂失败或第一机体与卵子的融合（Ⅰ型）

Ⅰ型表现为肿瘤组织与宿主细胞染色体着丝粒标记均为杂合性。

2. 第二次减数分裂失败或第二机体与卵子的融合（Ⅱ型）

Ⅱ型表现为畸胎瘤染色体着丝粒标记均为纯合性，而染色体末端标记依减数分裂时互换与否可表现为纯合性或杂合性。

3. 成熟卵细胞基因核内自行复制（Ⅲ型）

该类的畸胎瘤其着丝粒标记及染色体末端标记均表现为纯合性或杂合性。

4. 原始生殖细胞第一次及第二次减数分裂均失败（Ⅳ型）

该类型不发生减数分裂，经有丝分裂之后形成的畸胎瘤其染色体着丝粒及末端标记均与宿主一致，表现为杂合性。

5. 两个卵子融合所致（Ⅴ型）

该类型畸胎瘤染色体着丝粒及末端标记既可为杂合性，也可为纯合性。

（二）诊断

1. 临床表现

任何年龄都可发病，20～40 岁居多。

（1）腹部包块：肿瘤小时腹部无法扪及，往往在妇科检查时偶然发现。

（2）疼痛：成熟畸胎瘤因瘤蒂长、中等大、活动度良好、重心偏于一侧而易发生扭转。患者突然改变体位或向同一方向连续转动，妊娠期或产褥期子宫位置改变均易发生蒂扭转。其典型症状是突然发生一侧下腹剧痛，常伴恶心、呕吐甚至休克，是腹膜牵引绞窄引起。妇科检查扪及肿物张力较大，有压痛，以瘤蒂部最明显，并有肌紧张。有时扭转自然复位，腹痛随之缓解。

2. 妇科检查

在子宫一侧或双侧触及球形肿块，多为囊实性，表面光滑，与子宫无粘连，活动良好。

3. B 型超声检查

在子宫一侧或双侧探及混合性回声包块，部分呈强回声改变，边界清楚，与子宫分界清。

4. 肿瘤标志物

CA125、CA19-9、AFP、HCG 及性激素水平等肿瘤标志物在正常范围内。

(三）鉴别

1. 卵巢恶性肿瘤

多为实性或囊实性，单侧或双侧，表面高低不平，多与周围组织粘连而固定不动，可生长较快，伴有腹水。可伴有CA125、CA19-9、AFP、HCG及性激素水平等肿瘤标志物水平的升高。

2. 子宫肌瘤

浆膜下肌瘤常为多发性，与子宫相连，并伴月经异常如月经过多等症状，检查时肿瘤随宫体及宫颈移动。

3. 妊娠子宫

妊娠早期或中期时，子宫增大变软，峡部更软，三合诊时宫体与宫颈似不相连，易将柔软的宫体误认为卵巢肿瘤。但妊娠妇女有停经史，若能详细询问病史，做HCG测定或超声检查即可鉴别。

（四）治疗

一经确诊，应手术治疗。年轻患者应行卵巢肿瘤剥除术，尽量保留卵巢组织。由于双侧卵巢肿瘤的发生率可达10%，正确处理对侧卵巢十分重要。对侧卵巢外观正常时，剖腹探查阳性率3%，因此不必要常规性对侧卵巢剖腹探查。

卵巢无性细胞瘤属于胚胎细胞来源的卵巢恶性肿瘤，高发年龄为20～30岁，为第2常见的卵巢生殖细胞肿瘤，约占25%。发生于左侧卵巢较右侧为多，10%～15%双侧性。

（一）病因

卵巢无性细胞瘤是一种较为少见的肿瘤，有关无性细胞瘤的组织来源，迄今未十分肯定。

（二）诊断

1. 临床表现

发病年龄多见于青、少年女性，高发年龄为20～30岁。

（1）腹部包块：肿块大小相差很大。由于生长迅速，大多数无性细胞瘤直径在10 cm以上。

（2）腹痛：肿瘤扭转时出现急腹痛。

（3）腹胀及下腹不适：由于肿瘤本身的体积、重量及受肠蠕动及体位的影响，使肿瘤在盆腔内移动时牵拉其韧带，产生腹胀和下腹不适感。

2. 妇科检查

妇科检查于子宫一侧触及实性包块。

3. 影像学检查

B型超声检查或CT检查可于盆腹腔探及混合性回声包块，边界清楚，与子宫分界清。

（三）鉴别

本病应注意与卵巢良性肿瘤、子宫肌瘤相鉴别。

（四）治疗

手术治疗为主，辅助化疗和放疗。

1. 手术治疗

对于需要保留生育功能患者，可做患侧附件切除，保留对侧附件和子宫。不需要保留生育功能患者行全子宫十双附件切除。晚期病例，做肿瘤细胞减灭术。无性细胞瘤是唯一容易双侧发病的生殖细胞肿瘤，而且有些转移尚处于亚临床阶段，故有必要剖检对侧卵巢，并对可疑部位进行多点活检。

2. 化疗

无性细胞瘤对化疗敏感，常用PVB和BEP方案等。

（1）PVB方案。①博来霉素（B）：15 mg/m^2，第2日，每周1次，深部肌内注射。②长春新碱（V）：1～1.5 mg/m^2，第1、2日各一次，静脉注射。③顺铂（P）：20 mg/（m^2·d），第1～5日，静脉滴注。3周为一疗程。

（2）BEP方案。①博来霉素（B）：15 mg/m^2，第2日，每周1次，静脉滴注。②依托泊苷（E）：

100 mg/（m² · d），第 1～3 日，静脉滴注。③顺铂（P）：20 mg/（m² · d），第 1～3 日，静脉滴注。3 周为一疗程。

3. 放疗

无性细胞瘤对放疗高度敏感。照射剂量为 2 500～3 500 cGy，效果良好。但是放疗往往造成生育功能的丧失及其他较严重的毒副反应。故目前放疗并不是无性细胞瘤的一线治疗方法。

六、颗粒细胞瘤

卵巢颗粒细胞瘤为低度恶性肿瘤，占卵巢肿瘤的 3%～6%，占卵巢恶性肿瘤的 2%～3%，占性索间质肿瘤的 80% 左右，发生于任何年龄，高峰为 45～55 岁。卵巢颗粒细胞瘤起源于卵巢间叶组织或生殖腺基质，是一组功能性肿瘤，75% 以上的肿瘤具有雌激素活性，但也有一些肿瘤产生雄性激素，当肿瘤分泌雌激素时，临床上表现为女性化综合征。

（一）诊断

1. 临床表现

多发生于任何年龄，高峰为 45～55 岁。

（1）月经紊乱：由于雌激素的作用生育年龄的患者表现为月经紊乱或痛经。绝经后可出现阴道不规则出血。

（2）腹痛：无内分泌症状的患者常表现腹痛、腹胀，甚至胸腹水。偶尔因肿瘤破裂出现急腹症。

（3）性早熟：青春期前患者出现性早熟。

（4）子宫内膜增生：由于雌激素的刺激，50% 的患者伴发子宫内膜增生；5%～30% 的患者发生子宫内膜癌。

2. 妇科检查

妇科检查于子宫一侧触及实性包块。

3. 影像学检查

B 型超声检查或 CT 检查可于盆腹腔探及中等性回声包块，边界清楚，与子宫分界清。

4. 诊断性刮宫

病理提示子宫内膜增生或子宫内膜癌。

（二）鉴别

本病应注意与卵巢良性肿瘤、子宫肌瘤相鉴别。

（三）治疗

1. 手术治疗

初潮前及生育年龄妇女多为 I_A 期，需保留生育功能，行患侧附件切除，如对侧卵巢增大，应做活检。无生育要求者，行全子宫加双附件切除，同时行标准的手术分期。Ⅱ 期以上患者，则应行肿瘤细胞减灭术。

2. 化疗

大于 40 岁的患者有复发的可能，建议加用化疗，但疗效不确切。方案为 PVB、PAC 和 BEP 方案等，疗效以 BEP 方案最好。

3. 放疗

颗粒细胞瘤患者不主张加用放疗。

第七章

子宫内膜异位症

自 Rokitansky 于 1860 年首先报道子宫内膜异位症（endometriosis，EMT）以来，直至 1921 年 Sampson 发表经血逆流种植学说以前，并未引起人们的重视。Sampson 的学说引起了医学界的极大关注，成为对 EMT 开展研究的里程碑。

EMT 是一种始于细胞水平而终止于以盆腔疼痛和不孕为特点的持续性病变，近数十年来，对其进行了大量的研究。综合文献对 EMT 的研究过程大致可分为三个阶段。

第一阶段：约在 70 年代以前，普遍认为 EMT 的经典症状为进行性痛经、不孕、盆腔紫色结节和卵巢巧克力囊肿。并认识到异位的子宫内膜和在位的内膜一样对周期性卵巢激素发生反应。据此，临床上采用大剂量孕激素造成假孕，以及 Danazol 造成的类似绝经期闭经，使异位内膜发生蜕膜样变化，最终发生萎缩。在此阶段，外科手术治疗也是主要的治疗手段之一，剖腹病灶清除的保守手术和对晚期病变的子宫加附件切除的根治手术，均为普遍应用的治疗方法。为了防止病灶的残留和复发，还采用了手术前后的药物联合治疗，治疗后的症状缓解率达 85% 左右，妊娠率约 30%~40% 之间。治疗的效果与患者的年龄，病变的分期以及手术的技巧有密切的关系。

第二阶段：此阶段的两大特点一是腹腔镜技术的不断改进和完善，以及应用的普遍性，使对 EMT 的早期病变有了进一步的认识，并开拓了不同于经典治疗的新观点，特别是对有生育要求的年轻患者的治疗更趋保守，期待疗法也获得不少学者们的支持。腹腔镜治疗 EMT 的适应证进一步扩大，已逐步取代常规外科手术，并取得相当满意的疗效。另一特点是 GnRHa 在治疗 EMT 中的广泛应用，它作为一种对整个垂体—卵巢轴的全面抑制剂，在抑制病灶和恢复正常解剖生理功能方面受到普遍的重视。

第三阶段：近年来，对子宫内膜异位症的病理生理学的基础研究，取得了新的进展。研究发现 EMT 患者腹腔液内巨噬细胞活性增强，种植的内膜组织可以产生一系列的细胞因子和生长因子，对异位内膜在腹膜上的种植生长有重要作用。目前，已经证实异位病灶的种植和生长均有赖于新生血管的形成，抗血管生成已成为预防和治疗子宫内膜异位症的一个全新的领域。通过组织抗原特异性疫苗能诱发机体的主动免疫，起到更好的预防和治疗作用。此外，近来发现异位病灶的间质细胞表达高芳香化酶活性，局部合成雌激素，通过自/旁分泌作用发挥雌激素作用，促成病灶的生长。应用芳香化酶抑制剂阻断芳香化酶的活性，抑制病灶的发展，为进一步预防和治疗子宫内膜异位症提供一个全新的途径。

但迄今为止，促使异位内膜种植和生长能力的因素至今仍属不明。今后进一步深入的研究，必将改变目前临床限于处理 EMT 的最终阶段状态，直接指导临床对早期病变的根治，从而防止疾病向晚期发展。

第一节 发病机制和病理生理学

子宫内膜异位症的病理生理学至今仍是一个未最终解决的疑问，近来在认识此疾病的研究方面取得很大的成绩，使人们对其演变过程有了进一步的了解。特别是通过对轻度子宫内膜异位症的研究，证实了腹腔内环境中巨噬细胞以及各种细胞因子、免疫球蛋白等的变化，在发病过程中起着重要的作用，目前比较一致的意见是用多因子的发病理论来解释其发病机制。

一、种植学说

1921 年 Sampson 提出子宫内膜随经血通过输卵管逆流种植的学说。至今，经血逆流的理论仍被大多数人所接受，支持此学说的根据如下：

（1）子宫内膜组织具有异位生长的能力，月经血中可以找到存活的内膜细胞；Scott 等于 1953 年成功地将经血中的子宫内膜移植在猕猴腹腔内的实验，以及以后报道的将去势的猕猴的子宫颈异位在后穹隆内使经血直接流入盆腔，通过外源性性激素的支持，使种植的内膜得以存活，这些事实均有力地支持了此学说。手术后瘢痕的子宫内膜异位症，反映了手术所致内膜异位生长。

（2）开腹或腹腔镜均发现腹腔内有经血逆流，同时在异位病灶内发现有逆流的经血成分。

（3）内膜异位病灶多分布在盆腔内游离的部位，如子宫直肠陷窝、卵巢窝等地，卵巢因接近输卵管伞，也是容易种植的部位。

（4）月经过多和生殖道阻塞的妇女子宫内膜异位症的发病率增高。

用 Sampson 学说不能解释盆腔外的子宫内膜异位症，也无法解释为什么有的行经的妇女又不发生子宫内膜异位症。

二、血源－淋巴性散播学说

1952 年，由 Javert 提出认为子宫内膜组织可以像恶性肿瘤一样，通过血行和淋巴向远处转移。此外，动物实验证明将内膜组织注射到动物的静脉内，可以导致远处的种植。如果确实如此，则全身各部位的子宫内膜异位症的发生率应该更高，而不应如此少见。其原因是否与机体的免疫功能有关，还是这种良性转移本身就很少见，尚难定论。

三、医源性散播

医源性的散播即直接移植。多见于手术时将子宫内膜带至切口处，在该处种植形成子宫内膜异位症。典型的例子是剖宫产术后的腹壁瘢痕子宫内膜异位症，特别是剖宫取胎后的腹壁瘢痕子宫内膜异位症，更为多见，文献报道其发生率占腹壁瘢痕子宫内膜异位症的 90% 左右。足月产术后，脱落的子宫内膜流经软产道的伤口，但在这些部位的种植确很少见，分析可能与阴道内的细菌所形成的环境不利于内膜的种植有关，产后雌激素水平的下降也不利于异位内膜的生长。典型的代表为手术瘢痕子宫内膜异位症。

四、遗传学研究

子宫内膜异位症是一种与糖尿病、哮喘类似的多因素疾病，由多重基因位点与环境相互作用引起。流行病学调查发现子宫内膜异位症发病有以下特点：①家族聚集性。②患者一级亲属发病率显著高于人群发病率。③家族史阳性患者痛经严重程度显著高于家族阴性患者。④家族中有多个患者时患者疼痛症状的发作年龄趋于一致。这些发病特点符合多基因遗传性疾病，推测子宫内膜异位症可能是一种多个基因位点致病作用积累，在环境因素继发作用下产生疾病表现型的多因子遗传性疾病。子宫内膜异位症患者的体细胞常见有染色体的异常，最常见表现包括 1p、22q、17q 序列丢失，其他异常表现包括 5p、6q、7p、9q 序列丢失，6q、7q、17q 序列插入。异位内膜组织中染色体异常表现有：16 号染色体单倍体发生频率增高，单倍体核呈明显的克隆扩增；其他可见 11 号染色体 3 倍体、17 号染色体非整倍体等改变。孕激素受体基因位于 6 号染色体，肿瘤抑制基因和致癌基因位于 11、16、17 号染色体，推测染色体的异常导致了这些基因的表达异常，可能与子宫内膜异位症发生、发展有关。

五、免疫发病学说

免疫机制在子宫内膜异位症的发生、发展各环节起重要作用。近年来研究表明，免疫异常对异位内膜的种植、黏附、增生具有直接或间接作用。表现为免疫监视、免疫杀伤功能的细胞如 NK 细胞、巨噬细胞等细胞毒作用减弱，黏附分子协同促进异位内膜的移植、定位，免疫活性细胞释放的细胞因子促进异位内膜存活、增殖。该病的临床特点及自身抗体可能为寡克隆激活模式表明它具有自身免疫性疾病的特征。

（一）子宫内膜异位种植的免疫排斥异常机制

尽管90%的妇女可发生经血逆流，但仅少部分发生子宫内膜异位症。人们开始探讨作为免疫监视的排斥机制是否异常。许多研究报道了子宫内膜异位症与细胞免疫缺陷间的关系，认为子宫内膜异位症的异常免疫机制不能阻止内膜种植，并导致其进一步定位和增殖。子宫内膜异位症患者免疫功能异常表现如下：

1. T淋巴细胞异常 对子宫内膜异位症T淋巴细胞及亚群的研究表明，患者的外周血及腹腔液中抑制性T细胞（Ts）显著升高，而细胞毒性T细胞（Tc）显著降低，CD4/CD8比值降低，甚至出现倒置。腹腔液对PHA诱导T淋巴细胞增殖有明显的抑制作用，抑制程度与腹腔液中雌、孕激素，前列腺素的水平无关，推测在患者的腹腔液中存在某种可以抑制细胞介导的免疫反应的因子，有利于异位子宫内膜的种植。

2. NK细胞异常 NK细胞作为一类无须致敏而具有细胞毒性的淋巴细胞在机体的抗肿瘤发生中发挥着重要的免疫监视作用。子宫内膜组织之所以能异位种植并像肿瘤细胞一样广泛地散播，可能与机体NK细胞活性异常有关。大量的研究证实，子宫内膜异位症体内确实存在NK细胞功能异常，表现如下。

（1）子宫内膜异位症患者外周血及腹腔液中NK细胞活性均有明显降低，且腹腔液中NK细胞活性较外周血下降更为明显。

（2）NK细胞活性下降是一种功能性改变，而非体内NK细胞数量减少所致。

（3）外周血及腹腔液对NK细胞的活性具有明显的抑制作用，并呈剂量依赖关系。推测可能在患者的外周血及腹腔液中存在着某些NK细胞的抑制因子。切除异位内膜病灶可逆转NK细胞的功能。提示NK细胞介导的自然免疫对异位内膜种植可能具有调节作用。

（4）随着疾病的进展NK细胞活性呈下降趋势，即在子宫内膜异位症早期，NK细胞活性易于恢复，而在晚期有可能发生了较严重或不可逆损害。

3. 巨噬细胞 许多研究表明子宫内膜异位症患者腹腔液中巨噬细胞数量增多，活性增强，并分泌多种活性介质导致腹腔液微环境改变，参与了子宫内膜异位症的发病过程。由于腹腔中的巨噬细胞为终末细胞，本身不具有增殖能力，因此在子宫内膜异位症的发病过程中，外周血单核细胞迁入腹腔是极为重要的环节。近年来的研究表明，单核细胞趋化蛋白-1（monocyte chemotactic protein-1，MCP-1）在此环节中发挥了关键性的作用。MCP-1是一条由76个氨基酸残基构成的碱性蛋白质，为一种对单核细胞具有特异性趋化及激活性的细胞因子，是吸引单核细胞浸润到肿瘤及组织中的有效介质。MCP-1可由许多细胞产生，如内皮细胞，单核/巨噬细胞，成纤维细胞及某些肿瘤细胞等，而这些细胞合成分泌MCP-1可受TNF等多种细胞因子的调控。大量研究证实，子宫内膜异位症患者腹腔液的趋化活性增强，募集外周血单核细胞迁入腹腔，是腹腔液中巨噬细胞的数目及活性增加的主要原因。局部MCP-1水平增高的原因可能为：①异位病灶内的子宫内膜细胞可产生并释放MCP-1。②子宫内膜异位症患者在位子宫内膜细胞产生MCP-1水平上调，通过输卵管而进入盆腔。③趋化的腹腔巨噬细胞可表达高水平的MCP-1。

（二）异位子宫内膜黏附的免疫机制

细胞与细胞、细胞与细胞外基质间的黏附作用是多细胞生物的基本生物学现象。黏附作用是通过一系列位于细胞膜表面的细胞黏附分子（cell adhesion molecules，CAMs），或称为细胞黏附受体所介导的。CAMs除参与多种生理及病理过程外，在胚胎的发育分化，正常组织结构的维持，损伤的修复，炎症和免疫反应以及肿瘤的转移等方面都起着重要的作用。近年来研究发现，人类子宫内膜的腺上皮及基底膜均有多种CAMs的表达，有些呈周期性变化，并与子宫内膜"着床窗"（window of implantation）的开放同步。某些CAMs的异常表达可能参与了异位子宫内膜的定位、黏附及种植过程，并可通过干扰子宫内膜对受精卵的接受性导致不孕。

1. 细胞黏附分子的生物学特性 CAMs为细胞膜上的糖蛋白，由细胞外区、跨膜区和细胞内区三部分组成，少数通过肌醇聚糖磷脂"抛锚"于细胞膜。到目前为止已发现的CAMs有50种以上，分属于免疫球蛋白超家族（immunoglobulin superfamily）、整合素家族（intergrin family）、选择素家族（selectin

family）和钙黏附素家族（cadherin family）等。

（1）免疫球蛋白超家族：包括 ICAM-1、ICAM-2 和 VCAM-1。其共同特点是胞膜外部分的结构类似于免疫球蛋白的功能区。此家族的 CAMs 与整合素家族成员可互为配体－受体。

（2）整合素家族：整合素家族是一组细胞表面糖蛋白受体，其配体为细胞外基质成分，如纤维粘连蛋白、纤维蛋白原、胶原蛋白、体外粘连蛋白等。所有整合素家族均为由 α、β 亚单位通过非共价键连接起来的异二聚体。根据 β 亚单位的不同，可分为三个亚家族：① β_1 亚家族，该亚家族至少包括 6 个不同的成员（$\alpha_1\beta_1$、$\alpha_2\beta_1$、$\alpha_3\beta_1$、$\alpha_4\beta_1$、$\alpha_5\beta_1$、$\alpha_6\beta_1$），它们可在各种类型的细胞表面表达。② β_2 亚家族，它包括三个成员（LFA1、MAC1 和 P150，P90），三者均在白细胞上表达，故又称为白细胞整合素亚家族。③ β_3 亚家族，有两个成员（体外粘连蛋白受体 VNR 和血小板蛋白Ⅱb/Ⅲa），两者主要表达于内皮细胞和血小板上。

（3）选择素家族：包括选择素－E、选择素－P 和选择素－L。选择素家族的 CAMs 在结构上均有外源凝血素样区，EGF 样区和 C3、C4 结合蛋白样区三部分组成。其外源凝血素样区是受体－配体结合的部位。选择素表达于白细胞、活化的内皮细胞以及血小板表面，它可在血流状态下介导白细胞与血管壁的初步附着。

（4）钙黏附素家族：包括钙黏附素－E、钙黏附素－P 和钙黏附素－N 等。钙黏附素家族是一组钙依赖性糖蛋白，广泛分布于各种类型的细胞表面。为细胞间连接的主要成分并以此构成组织的细胞骨架。钙黏附素主要介导细胞与细胞的相互作用，其黏附作用具有亲同源性，即表达同源性钙黏附素的细胞将发生黏附。

2. 细胞黏附分子在女性生殖系统中的表达　Inoue 等证实，在阴道、子宫颈、子宫内膜及输卵管的腺上皮中均显示有较强的钙黏附素－E 的表达。在阴道和子宫颈中，随着正常鳞状上皮的成熟，其表达逐渐减弱，即将脱落的表面上皮细胞则呈阴性。动物实验结果显示，E_2 体外能明显促进大鼠卵巢中颗粒细胞钙黏附素的表达。说明 CAMs 生殖系统中的表达呈周期性变化，可能受到体内甾体激素的影响。Lessev 等利用一组共 53 种不同的针对各种整合素 CAMs 抗原的单克隆抗体，观察了整合素各亚族在子宫内膜的表达，并着重研究了三种整合素亚族（α_1、α_4 和 β_3）的周期性变化特点以及与子宫内膜"着床窗"的关系。在整个月经周期中，三者同时表达于子宫内膜腺上皮的时间仅有 4 天，即月经周期的第 20 至 24 天，而这段时间正好与子宫内膜"着床窗"开放的时间同步。所谓"着床窗"为发育的子宫内膜诱导胚胎着床的一段特定时期，估计在月经周期的第 20～24 天。在此期间，子宫内膜呈现最大的胚胎种植接受性。由于某些 CAMs（尤其是 β_3）在子宫内膜中的表达与"着床窗"的开放同步，推测这些 CAMs 的表达与子宫内膜的接受性有关，并可能参与了子宫内膜与滋养细胞的相互作用。具体作用如何尚不清楚。因此，两种特殊的 CAMs，$\alpha_4\beta_1$ 和 $\alpha_4\beta_3$ 的表达可作为反应子宫内膜接受性的特异性标志。在不明原因不孕症患者中，子宫内膜黄体中期整合素 β_3 表达丧失是导致患者不孕的部分原因之一。

3. 细胞黏附分子在子宫内膜异位症发病中的作用　尽管目前还缺乏详细、深入的研究探讨子宫内膜异位症中 CAMs 的作用，但子宫内膜异位症发生、发展过程中细胞间相互作用及多种细胞因子的存在，提示黏附分子对异位内膜的免疫黏附可能起不可忽视的作用。一些研究表明，某些 CAMs 的异常表达可能参与了子宫内膜组织异位黏附的过程。具体表现为以下几个方面：①腹腔液中免疫细胞选择性渗出可能与 CAMs 在不同类型细胞表达的差异，以及细胞因子对 CAMs 表达的不同调节作用有关。② CAMs 介导细胞的移动，这对异位内膜到达宫腔外部位的选择性定位具有促进作用。③ CAMs 参与异位内膜细胞与基质的附着，这是细胞存活、繁殖所必需的。这主要由整合素家族的黏附分子介导。④ CAMs 参与细胞间的附着，主要由钙黏附素家族的 CAMs 以自身识别方式作用，保证异位内膜细胞的聚集。

（三）异位子宫内膜增殖的免疫机制

由于 NK 细胞活性下降，免疫监视机制未能成功地清除异位子宫内膜，在黏附分子的诱导下内膜碎片定居于腹腔。此时免疫系统调节作用进一步失控，由免疫监视、免疫清除转化为免疫促进，表现为众多激活的免疫细胞分泌一系列炎性介质、细胞因子及生长因子，促进异位内膜进一步增殖、生长而加重病情。

1. 细胞因子与子宫内膜异位症　细胞因子是由巨噬细胞等合成和分泌的一类介导炎痛和免疫反应的

多肽类蛋白，大量研究表明，子宫内膜异位症患者腹腔液中巨噬细胞数量增多、活性增强，活化的巨噬细胞释放 IL-1、IL-6 及 TNF 等一系列细胞因子，导致腹腔液中上述细胞因子水平升高，通过刺激 T、B 淋巴细胞增殖、活化，介导免疫反应，促进前列腺素合成及局部成纤维细胞增生，胶原沉积和纤维蛋白形成，导致盆腔纤维化和粘连。促进子宫内膜异位症的发展。

2. 血管生长因子与子宫内膜异位症　血管发生（angiogenesis）是形成新生毛细血管的过程，常见于损伤修复、风湿性疾病、糖尿病性网膜病及肿瘤生长等。同时与人类的生殖活动密切相关，包括卵泡生成，孕卵种植，胎盘形成及胚胎发育等。近年来有证据表明，血管发生参与了子宫内膜异位症的发生机制，认为逆流经血中的子宫内膜之所以能成功地异位种植生长，与局部血管生长因子增多，导致毛细血管增生有关系。对盆腔内异位病灶的形态学研究证实，异位的子宫内膜基底部毛细血管的数量和面积均显著增多，新鲜的红色病灶较陈旧的褐色病灶具有更丰富的毛细血管。血管生长因子是一类小分子的肽类，它们除了有强烈的生血管活性，对卵泡的发育成熟，精子的获能，孕卵的种植及胚胎的发育都起着重要的作用，参与人类生殖活动。同时还具有介导炎症反应及免疫调节的作用。其中 VEGF 与子宫内膜异位症的发病有着密切的关系。

（1）VEGF 的生物学特性：1989 年 Forrara 从牛垂体滤泡细胞的体外培养液中纯化得到一种能作用于血管内皮细胞，促进其有丝分裂的物质，命名为血管内皮生长因子。VEGF 可由平滑肌细胞，黄体细胞、胚胎细胞、巨噬细胞等产生，是一种肝素结合性双价糖蛋白，分子量为 34～46 KD。VEGF 能特异性地与其受体结合，并通过释放一系列蛋白溶酶参与血管发生。此外，VEGF 的受体还广泛分布于单核-巨噬细胞，恶性肿瘤细胞等表面，在介导炎症及肿瘤发生和转移过程中起着重要的病理生理作用。

（2）VEGF 在正常子宫内膜组织中的表达及调节：关于 VEGF 及其 mRNA 在子宫内膜组织中的表达及其周期性变化存在不同意见。1993 年，Charnock-Jones 等首次在人类子宫内膜组织中证实存在 VEGF mRNA 的表达，并呈周期性变化。在增生期，VEGF mRNA 在子宫内膜的腺体和基底膜中均有表达；在分泌期，VEGF mRNA 主要局限于腺上皮细胞中，而在基底膜上仅有少许表达。认为 VEGF mRNA 在基底膜表达的抑制可能是由于孕激素介导的。但 Shifen 等通过免疫组化学方法和分子原位杂交方法观察了 VEGF 及其 mRNA 在整个月经周期中子宫内膜的表达。结果发现，VEGF 及其 mRNA 主要分布于子宫内膜腺上皮，并广泛向基底膜弥散，其表达强度分泌期明显高于增生期。并通过定量分析研究证实，与早期增生期子宫内膜相比，中期增生期、晚期增生期和分泌期 VEGF mRNA 水平分别增加 1.6，2.0 和 3.6 倍。作者通过体外研究进一步证实，子宫内膜基底膜细胞在雌、孕激素作用下，VEGF mRNA 的表达明显增强，最高反应强度在雌激素作用 1 小时后，24 小时达到稳定状态。反应如此迅速，说明 VEGF 可能是子宫内膜中最早受到激素影响的细胞因子之一，其作用机制可能是影响了 VEGF 基因的转录。比较一致的看法是，在整个月经周期的子宫内膜间质的血管中均有较强的 VEGF 的表达，说明 VEGF 在月经周期子宫内膜的血管构建中起着重要的生理作用。

（3）VEGF 在子宫内膜异位症发病中的作用：子宫内膜异位症中，逆流经血中的子宫内膜为何能成功地异位种植生长，并像肿瘤细胞一样在盆腔内广泛播散的机制至今还不十分清楚。通过对子宫内膜异位症患者盆腔异位子宫内膜组织血管结构的形态学研究表明，在新鲜的异位病灶中有着丰富的新生毛细血管。Osterlynck 等发现子宫内膜异位症患者腹腔液能促进毛细血管增生，提示患者腹腔液中血管生长因子增多，使盆腔微血管生长增加，导致局部对子宫内膜种植的接受性增强。进一步研究发现，子宫内膜异位症患者腹腔液中 VEGF 水平较正常对照组明显升高，并与月经周期有关，增生期明显高于黄体期，这有利于逆流经血中子宫内膜的异位种植。在异位的子宫内膜病灶中也存在 VEGF 的表达，但与正常子宫内膜组织不同的是，VEGF 主要局限于基底膜周围的一些散在细胞中，经 HLA-DR 抗原染色证实这些细胞主要为巨噬细胞，而在腺上皮中仅有轻度着色，提示异位的子宫内膜不是子宫内膜异位症患者腹腔液中 VEGF 的主要来源。体外研究进一步证实，子宫内膜异位症患者腹腔巨噬细胞分泌 VEGF 的能力较正常对照组明显增强。Mclaren 认为由于巨噬细胞功能差异导致在子宫内膜异位症患者和正常对照组腹腔液中 VEGF 浓度的差异。

（4）子宫内膜异位症腹腔巨噬细胞分泌 VEGF 的调节：子宫内膜异位症腹腔巨噬细胞可以通过自分

泌和旁分泌的机制促进 VEGF 的分泌。腹腔液中的一些细胞因子如 IL-6 等可以促进腹腔液巨噬细胞分泌 VEGF。不仅如此，在子宫内膜异位症患者腹腔液巨噬细胞中有雌、孕激素受体的表达，在雌、孕激素的作用下，腹腔巨噬细胞分泌 VEGF 的能力明显增强。同时，雌、孕激素还能促进腹腔巨噬细胞 VEGF 受体的表达，在子宫内膜异位症患者腹腔液中，VEGF 受体 KDR 阳性的腹腔巨噬细胞数量明显增多，这样有助于提高巨噬细胞自分泌调节功能。这说明在子宫内膜异位症患者中，雌、孕激素可以间接通过调节腹腔液巨噬细胞分泌 VEGF 的活性来促进异位子宫内膜的种植和生长。

总之，由于子宫内膜异位症患者腹腔巨噬细胞分泌 VEGF 能力增强，导致局部腹腔液中 VEGF 水平升高，促进了盆腔局部血管生长增加，使异位的子宫内膜组织得以成功地种植和生长，表明 VEGF 在子宫内膜异位症的发病环节中起着重要的病理生理作用，这也为通过抑制生血管活性而治疗子宫内膜异位症提供了理论基础。

（四）自身抗体在子宫内膜异位症发病过程中的意义

越来越多的证据表明，子宫内膜异位症是一种自身免疫性疾病。在患者的外周血和腹腔液中出现多种非器官特异性抗体（如抗多核苷酸类、抗组蛋白及抗磷脂、心脂类抗体等）及器官特异性抗体（如抗子宫内膜和卵巢抗体），尤其是抗子宫内膜抗体对子宫内膜异位症的发病及不孕均具有重要的作用。抗原抗体结合沉积于子宫和异位病灶中，通过激活补体，使患者血清及腹腔液中 C3、C4 水平增高，并通过激活一系列的免疫反应，导致患者产生较广泛的细胞免疫、体液免疫异常，尤其在腹腔局部表现更为明显。

目前的研究结果表明，子宫内膜异位症的免疫发病机制可能为免疫抑制与免疫促进失衡导致免疫失控所致。在疾病发展早期，机体表现为积极的免疫反应，此时 NK 细胞、巨噬细胞、Th 细胞数目增加，IL-2 浓度升高，使淋巴细胞活性增加，细胞毒作用增强，启动多种途径清除异位内膜残片。但内膜组织释放的有害因子（如免疫抑制因子）与免疫系统相互作用的消长过程中，诱发免疫系统释放一系列反馈因子，协同作用进一步抑制免疫活性细胞对异位内膜的清除，并使免疫系统逆转为免疫促进现象，即由免疫细胞释放一系列活性因子，促进异位内膜转移、定位、生长。

六、芳香化酶

芳香化酶 P450 是雌激素生物合成的关键酶，在人体多种组织和细胞均有表达。对育龄妇女，卵巢是最重要的雌激素合成部位。芳香化酶催化雄烯二酮（A）或睾酮（T）转化为雌酮（E_1），后者在颗粒细胞经 I 型 17β-羟甾脱氢酶（17β-HSD1）催化转变为雌二醇（E_2）。长期以来，子宫内膜异位症被认为是雌激素依赖性疾病，近年来的研究发现，除传统内分泌机制外，子宫内膜异位症的发生似乎更与异位子宫内膜自分泌机制有关。许多研究证实，正常子宫内膜和肌层不表达芳香化酶，而在盆腔异位子宫内膜中却高度表达，表明除内分泌机制外，雌激素在异位子宫内膜生长中起自分泌作用。进一步的研究发现，子宫内膜异位症患者宫腔内膜也表达芳香化酶 mRNA，其水平较盆腔异位子宫内膜为低，但正常妇女宫腔内膜未检测出芳香化酶的表达。当芳香化酶阳性的内膜组织逆流入盆腔后，局部促发炎症反应，芳香化酶活性进一步加强，雌激素分泌增加，刺激异位内膜生长。至于为什么正常子宫内膜不表达芳香化酶，而异位子宫内膜却高度表达的原因与二者芳香化酶表达调控的分子机制不同有关。研究发现，正常和异位子宫内膜间质细胞芳香化酶的表达均依赖于 cAMP 激活启动区 II，但两种转录调节因子竞争性结合启动区位点决定着芳香化酶基因转录信号的开启。转录抑制因子（chicker ovalbumin upstream promoter transcription factor，COUP-TF）在正常和异位子宫内膜均有表达，而转录刺激因子 ST-1 只特异性表达于异位内膜而不表达于正常子宫内膜。因此，ST-1 与启动区 II 位点结合后异位内膜芳香化酶基因表达信号被激活。而正常内膜 COUP-TF 占领了启动区 II DNA 上的同一位点，抑制芳香化酶基因表达。芳香化酶直接产物 E_1 的雌激素效应很低，必须转化为活性更强的 E_2 才能充分发挥雌激素作用。17β-HSD1 催化 E_1 向 E_2 转换，17β-HSD2 的作用相反，其催化 E_2 向 E_1 转化，也即灭活 E_2。在月经黄体期，正常子宫内膜上皮细胞表达 17β-HSD2，孕酮促进此酶的活性。因此被认为是孕激素对子宫内膜保护作用（抗雌激素）的重要机制。异位子宫内膜正常表达 17β-HSD1，因此能将芳香化酶产物 E_1 转化

为活性更强的 E_2。由于异位内膜异常表达芳香化酶,正常表达 17β-HSD1,而 17β-HSD2 缺乏,其结果是相对于宫腔内膜,异位内膜处于高水平的 E_2 环境中,促进了异位子宫内膜的生长。

七、凋亡与子宫内膜异位症

细胞凋亡是真核生物有核细胞死亡的一种方式,受高度调节的生理性过程,细胞以凋亡方式自杀,对机体的自身稳定起了积极作用。若此环节发生异常,则会出现细胞生理的异常而引起疾病、与凋亡有关的蛋白有:bcl-2,bcl-x,bax,fas,TNFR,PD-1,c-fos,myc 和 p53,其中最主要的是 bcl-2 和 fas。越来越多的证据证实凋亡是子宫内膜细胞保持稳定的关键因素。异位内膜细胞在盆腔内得以继续存活及种植,与其对凋亡的抵抗力增强有关,研究发现异位内膜的自身凋亡总是低于在位内膜,且与月经周期无关。有趣的是,Ⅲ/Ⅳ期子宫内膜异位症者比Ⅰ/Ⅱ期凋亡减少,提示子宫内膜对凋亡敏感性与疾病进程有关。有报道子宫内膜异位症患者的在位和异位内膜均表达一定水平的 Fas 和 bcl-2,这可能提示内膜组织的凋亡受蛋白调节,而不是 Fas 调节。研究不同的在位内膜对凋亡的敏感性将很有意义,理论上那些对凋亡低敏感的内膜可能成为异位内膜。细胞凋亡在子宫内膜异位症中的研究尚处于起步阶段,子宫内膜异位症凋亡基础的研究,尤其是利用现代分子生物学技术研究凋亡基因、凋亡抑制基因将开辟子宫内膜异位症诊治的很有希望的领域。

八、子宫异位内膜对子宫内膜异位症发病的作用

作为内异症发病主导理论的 Sampson 经血逆流种植学说的重要缺憾是无法解释 80%~90% 的妇女有经血逆流现象,但仅有 10%~15% 的妇女罹患内膜异位症。因此,模型建立、临床循证、科学解释,甚至修正完善这一学说对真正认识内异症发生以及有效防治是非常重要的。

从病理生理学而言,经血逆流、内膜细胞种植要具备四个条件方可确立,亦即:①子宫内膜细胞必须通过输卵管进入腹腔。②经血碎片中的细胞必须是存活的。③细胞必须有能力种植到盆腔器官组织上。④内异症在盆腔的解剖必须与脱落细胞的种植原理一致。所以,脱落的内膜细胞要突破盆腹腔的3道防线,即:①腹腔积液。②腹腔细胞,主要是巨噬细胞和自然杀伤细胞(NKC)。③腹膜细胞外基质(ECM)。在这个过程中,诚如前述,黏附、侵袭和血管形成是病理过程的3个主要步骤,所谓"3A模式"(attachment,aggression,angiogenesis),以此完成逆流内膜细胞在盆腹腔腹膜、器官和组织的种植、生长,并随激素影响发生出血以及炎性反应、免疫反应等变化,而形成内异症病变。

先前较多的研究基本集中在内异症病变的各种生物学特征、免疫学反应等方面,而发生这些变化的内在因素或始动原因则较少被注意和认识。新近的研究证明子宫在位内膜的生物学特质在内异症发病中起重要,甚至决定作用。研究证实,内异症患者和非内异症妇女的在位内膜之黏附、侵袭和血管形成能力均有明显差异,其强侵袭能力等生物学特质使其易于发生内膜异位症。作为重要的前列腺素合成限速酶的环氧合酶-2(cyclooxygenase-2,Cox-2)能增加侵袭性、诱导血管形成,在内膜异位症患者的在位内膜,其表达亦明显增高,使之有助于内膜细胞的黏附与侵袭。RANTES(regulated on activation normal T cell expressed and secreted,正常T淋巴细胞表达和分泌的受激活调节因子)可使单核巨细胞游出,激活,发生免疫异常,发生黏附和血管形成,促使内膜异位症;内膜异位症在受到 RANTES 之影响,又正反馈地提升 RANTES。这一"链式反应"在内膜异位症患者的在位内膜表现十分明显。参与雌激素转化的芳香酶 P450 在内膜异位症患者在位内膜亦呈高表达状态。

另一些支持"在位内膜决定作用"的是基因差异、蛋白质组学及猕猴动物研究。差异基因研究证明内膜异位症患者和正常妇女在位内膜有基因差异;蛋白指纹图谱分析,即用表面增强激光解析离子化飞行时间质谱技术(SELDI-TOF-MS),发现有差异蛋白质峰。成功的猕猴动物模型建立不仅说明经血逆流可以导致内膜异位症,更说明在位内膜是决定因素,而免疫反应是继发的,或者免疫应答,或者免疫耐受。局部环境及激素状态是影响因素。在位内膜在发病中的研究有助于建立预防和治疗的新策略,如对在位内膜的干预,或者对子宫内膜异位症的早期和微创诊断。

第二节 子宫内膜异位症的病理学

子宫内膜异位症是指具有生长功能的子宫内膜组织异位到子宫腔以外而言，其主要病理变化为异位种植的子宫内膜随卵巢甾体激素的变化而发生周期性的出血，血液、分泌液及组织碎片聚集在组织间隙内，血浆及血红蛋白缓慢吸收，病灶周围产生类似感染炎性的反应，纤维组织增生、粘连、皱褶并形成瘢痕。在病变处形成紫褐色斑点或小泡，最后形成大小不等的紫蓝色结节或包块。病变因发生的部位和程度的不同而有所差异。

子宫内膜异位症病灶的分布较广，其发生最多的部位为宫骶韧带76%，子宫直肠陷凹70%，卵巢55.2%以及盆腔腹膜的各个部位及盆腔器官的表面，故有盆腔子宫内膜异位症之称。根据其发生的部位不同，可分为腹膜子宫内膜异位症、卵巢子宫内膜异位症和子宫腺肌病。

一、腹膜子宫内膜异位症

（一）腹膜子宫内膜异位症的外观分型

腹膜子宫内膜异位症的外观形态各异，可分为色素沉着型及无色素沉着型两种。

1. **色素沉着型** 即典型的黑色、紫蓝色腹膜异位结节，由于病灶内出血、炎症、纤维化色素沉着而使外形突出，为最容易辨认的病灶。月经周期中激素的作用、纤维化的增加而使病灶具有多变性。

2. **无色素沉着型** 为异位内膜种植的早期病变具有多种表现形式，种植面积从数毫米到2 cm不等，可为表面性或侵蚀性，后者常累积腹膜下结构。微小的腹膜子宫内膜异位症病灶仅在腹腔镜下可见，更小的病灶只能在显微镜下看到，称为显微镜下病灶，无色素沉着型比色素沉着型更多见，且较黑色病灶更具活性。可分为如下几点。

（1）红色病变：由红色火焰样病灶、腺体型病灶、息肉样病灶、紫点腹膜、血管赘生区等类型。红色火焰样病灶及血管赘生区最常累积到圆韧带及子宫骶骨韧带，在颜色、透明度、硬度及腺体形成等方面类似在位的子宫内膜；紫点腹膜、血管赘生区常累积膀胱及阔韧带。红色病变通常为疾病的开始阶段，病变多由内膜细胞及腺体组成，血管网丰富，有丝分裂活跃，病变较为活跃。

（2）白色病变：随着病情的进展，出血逐渐吸收，瘢痕形成，血管网减少，有丝分裂减少，形成白色病变，可分为白色透明、卵巢周围粘连、黄棕色斑及环形腹膜缺损等类型。腹膜的白色透明病变表现为腹膜瘢痕形成或局部性斑点。常增厚突起；卵巢周围粘连的特征有别于输卵管炎及腹膜炎引起的组织粘连；黄棕腹膜斑类似于"牛奶咖啡斑"，其组织学特征与白色透明样病变相似，血色素在间质细胞之间形成"牛奶咖啡色"。环形腹膜缺损又称腹膜袋（peritoneal pockets），在子宫内膜异位症患者中有15%的人可发现腹膜袋，其形成可能是由于腹膜子宫内膜异位病灶对腹膜的刺激或侵入而引起的腹膜反应及瘢痕形成所致的组织学变化。

（二）腹膜子宫内膜异位症的组织学改变

在微观上，异位内膜组织含有四种成分：子宫内膜腺体、子宫内膜间质、纤素素及出血。通常需要两种以上的成分诊断子宫内膜异位症，因为出血发生于间质血管，有时异位组织的间质较腺体更具诊断价值。当子宫内膜异位病灶中发现典型的腺体及间质时，即使对内膜完全无反应，也可认为是活性病灶。腹膜子宫内膜异位种植病灶约占子宫内膜异位症的75%。Nisolle M等用微测器测量内膜异位症病灶中上皮细胞的高度同时测量每2 000个上皮细胞中的分裂指数，代表病变的活性程度。

腹膜子宫内膜异位病灶常肉眼可见，而近来研究证实在肉眼观正常的腹膜经病理切片可证实有微小病灶的存在，其病灶的显微程度可达$313\mu m \pm 185\mu m$，这种病灶是无法从临床上诊断出来的。有人从20例中～重度子宫内膜异位症患者的腹腔镜下取正常的腹膜进行连续切片，经扫描电镜证实有25%用光学显微镜所未能发现的显微病灶。在腹腔镜下随机取正常腹膜做连续切片，可发现有15%的子宫内膜异位病灶。无论腹腔镜检是否证实为子宫内膜异位症的患者，将肉眼观正常的腹膜行组织学检查，均有发现微小异位病灶的可能。

因为病灶反复出血，上述典型的组织学结构可能被破坏而难以发现，以致出现临床与病理不一致的现象。MoenMb 等统计典型病灶的组织检查有 24% 为阴性结果、Jansen 报道在微小型子宫内膜异位症的组织学特征的阳性率：红色火焰样病变为 81%、白色透明病变为 80%、腺样结构为 67.5%、卵巢周围粘连为 50%、黄棕斑为 47%、环形腹膜缺损 36.5%。Stnpling 等在 91% 的白色透明病变、75% 的红色病变、33% 的血红蛋白沉着病变及 85% 的其他病变中得到组织学证实。目前发现至少有 50% 的无色素沉着型病灶组织学检查为阳性（表 7-1）。

表 7-1 不同类型内膜异位病灶组织学阳性率（%）

病变	Jansen	Stripling
红色火焰样病变	81	80
白色透明病变	80	91
腺样结构	67.5	75
卵巢周围粘连	50	33
黄棕斑	47	—
环形腹膜缺损	36.5	—

腹膜子宫内膜异位症的病症可分为四期：显微病变型、早期活动型病变、晚期活性病变（典型）及愈合型病变。

1. 显微病变型　近来扫描电镜及组织学研究发现，肉眼观正常的腹膜具有两种类型的显微病变：①腹膜病变：即正常的腹膜间皮细胞由上皮细胞及纤毛细胞所取代，上皮细胞呈假复层，增生活跃，伴有内膜间质，腺体直接开口于腹腔。②腹膜下病变：正常的腹膜间皮细胞下覆盖腺体及间质。

2. 早期活动型病变　当腺体细胞在间皮细胞下形成囊腺型（丘疹型赘生物）或息肉型即为早期活动型病变。活检约 95% 可找到内膜组织，腺体囊肿为突起的、外表致密的病变，覆盖结缔组织及腹膜间皮，具有丰富的血管形成。可表现为一个或多个增生的腺体因分泌活动较强而扩张。内膜异位囊肿可表现为一个或一簇囊泡，其中充满浆液性、粉状或血性液体，为增生的网状血管所包绕。在这些病灶中可见自基底腺体断裂而来，独立的息肉样内膜组织。在早期，丘疹样囊性病变具有丰富的血管形成而无纤维化。其腺体可处于增生期或分泌期，细胞活跃，约 1/3 的病灶与子宫内膜同步。

3. 晚期活性病变　即典型黑色病变。病变表现为不同程度的纤维化或色素沉着，活检中 50%~60% 可见到内膜组织。此类病变血供较差，腺细胞活性低，常呈增生反应或退化，多数与子宫内膜不同步。

4. 愈合型病变　愈合型病变为白色，有时为纤维组织包裹的腺体钙化的瘢痕。在未行组织学检查前，不能确定这些病变是否具有活性。

（三）子宫内膜异位症的超微结构及其对激素的反应

子宫内膜异位腺体的功能性变化有别于正常的子宫内膜，其形态的变化并不完全受卵巢激素周期变化的影响。不同的异位灶甚至同一病灶的不同部位，异位内膜对激素轴的调节反应方式及程度不一，其间质细胞及腺上皮细胞均具有很大的差异。Schweppe 将异位灶分为三种类型：

1. 囊型　囊壁由未分化的立方或柱状上皮构成，其特点为：腺上皮细胞浆分化极差，为扁平型，胞浆内多脊线粒体极少且分布异常，内质网有少数管道及小泡，核大，无核膜内折，核通常位于细胞中间，细胞核区有大量的溶酶体。有的腺上皮胞浆明显减少，高尔基体呈空泡样变性。

2. 典型的子宫内膜腺体及间质　呈正常的周期性改变，可呈早期、中期、晚期增生期，早期及晚期分泌期。其各期的病理学变化类似正常在位的子宫内膜。

3. 混合型　同一病灶的不同区域具有不同的结构，有的类似第一种，有的分化好但无周期性，有的呈现增生期的结构特点，但与激素的周期性变化不相符。超微结构的特点说明异位内膜的形态特点并不完全取决于激素变化，而取决于异位内膜组织的成熟程度。

通常认为异位子宫内膜组织具有对垂体激素起反应而发生与正常子宫内膜组织相似的周期性变化，

但研究发现其组织变化与在位的子宫内膜不同。应用组化定性分析观察异位种植内膜的显微变化,提示此种内膜不具备正常在位内膜所具有的超微结构特征。其原因较复杂,可能是:病变组织缺乏甾体激素受体,对激素敏感性降低、局部瘢痕组织包绕,阻断了其与外界的血供通道、腺上皮与间质关系的改变,血供缺乏,炎症反应或腺体本身对激素缺乏依赖性。

由于异位组织的异质性,病灶中所含腺细胞及间质细胞较少,增加了异位种植内膜的甾体激素体体检测的难度。大多数异位病灶有孕激素受体的表达,而仅30%的病灶含有雌激素受体。卵巢异位病灶所含雌、孕激素受体的量远较在位的子宫内膜为少。去势、绝经、妊娠及药物抑制性腺功能均可明显改变该疾病的进程。但激素治疗却不能根治子宫内膜异位症,药物治疗6个月后通过对卵巢及腹膜子宫内膜异位病灶的活检证实相当多的异位灶仍然具有活性,其分裂指数表明病灶内存在非激素依赖性的腺体。长期激素治疗只能起暂时抑制作用,而不能根治,虽经激素治疗后再次腹腔镜检未看到病灶,但并不能肯定病灶的完全根除,因而潜伏有复发或新生的危险性。

(四)子宫内膜异位病灶的二维或三维空间结构

立体图像及立体分析显示了子宫内膜异位病灶的新特征,即在病灶发展的不同阶段,病灶可表现为不同的类型。血管在间质中的构象可能为异位子宫内膜生长及侵蚀的重要因素之一。应用二维计算机影像分析,用毛细血管表面积与间质表面积之比表达的红色病变的血管的血管形成明显高于黑色及白色病变。白色透明及黄棕斑病变血管形成较低无分裂象,表明子宫内膜异位症处于潜伏期,属无活性病灶,此潜伏期可维持相当长的时期。经GnRH治疗后子宫内膜异位病灶的血管形成显著减少,并非毛细血管的数量减少,而是其表面积减少,致使毛细血管表面积/间质表面积之比减少。此治疗效果在黑色皱褶及红色病变中具有显著性,而白色病变却无此改变。经过治疗的病灶以小血管占优势与治疗后再次腹腔镜观察的结果一致。

为了说明子宫内膜异位病灶的生物学特征,了解其在体内的立体生长特征及腺上皮与间质与周围组织如何联系等,Gamran R等最近应用超微立体图像计算机技术探讨了异位内膜种植的三维空间构象。子宫内膜异位病灶的立体构象可分为两种:

1. 腺体无分支型 腺上皮在间质中呈规律性分布,间质及腺上皮管腔呈规律性变化,与正常子宫内膜结构相似。

2. 腺体有分支型 腺腔彼此交叉,腺上皮呈指状插入间质,腺体的分布在间质中无规律性。分支较多时,管腔狭窄,腺腔的直径为22～185μm在红色病变中具有分支的腺体结构含量明显高于黑色及白色病变,其丰富的间质血管形成有利于腺上皮及间质在异位组织中的种植。这两种病变的类型是否与病灶的侵蚀程度及病灶的活性有关尚需进一步研究证实。在早期病变的发展过程中,一个或多个包埋与间皮下的腺体分支的顶端由于分泌、出血或活性内膜细胞的剥脱而形成囊泡,可能突破菲薄的间皮层。这些囊状病变在腹膜表层呈菌状出现或消失,说明子宫内膜异位病灶的高度不规则性。药物治疗后,圆柱形管腔及分支型管腔的数量不变,其外形却具有明显的改变。

二、卵巢子宫内膜异位症

(一)卵巢子宫内膜异位病症的外观形态

子宫内膜异位病灶较多见,主要位于卵巢,接近卵巢门皱褶处的卵巢前沿处最常累积。卵巢内膜异位病灶可分为微小病变型和典型病变型。

1. 微小病变型 卵巢的表面及表层可见灰红色、棕色或蓝红色斑点及小囊,子宫内膜异位病灶,囊肿仅数毫米大小,有时可融合成桑葚样结构并有反复的穿破及出血,与周围组织粘连甚紧。手术剥离时有咖啡色黏稠物流出。

2. 典型病变型 由于异位组织侵及卵巢皮质,在卵巢皮质内生长,随月经周期激素的变化反复出血,形成单个或多个囊肿,形似宫腔积血。囊内压增加时,囊壁可出现小裂隙,内容物溢出,引起局部性炎性反应及组织纤维化,导致卵巢与邻近器官紧密粘连而固定于盆腔不能活动。卵巢内可具有多个小腔,小腔之间有正常的卵巢皮质;囊肿进行性扩大、纤维化而掩盖正常的卵巢结构,卵巢可因色素沉着,纤维增生而成为少血管的囊肿壁。引用卵巢内镜技术，可见萎缩及倒位的卵巢皮质，早期，卵巢皮质呈珍珠色上可辨认，种植的内膜组织呈红色，血管丰富，有时可见出血斑弥散在卵巢皮质表面。在囊肿较大时，壁内仅少部分尚光滑，而大部分粗糙，上覆灰黄色、咖啡色或棕红色的小斑块，囊壁厚薄不均，有的地方菲薄容易穿破。

卵巢中内膜异位病灶的周期性出血及吸收缓慢的内膜碎片沉积在囊腔内，每周期的再次出血又填充囊腔，而使囊内液呈黑色、柏油样、巧克力色，有时也可为鲜红色。因为囊内积血也可发生于卵巢黄体囊肿出血、赘生物出血等，因此诊断要靠组织学的证实。

（二）卵巢子宫内膜异位囊肿的组织学特征

卵巢子宫内膜异位瘤的镜下特点变化很大，有时缺乏典型的组织学改变。在卵巢表面的异位病灶，大多能见到较完整的腺体组织；病灶较小的部位，也能看到类似的内膜组织；囊肿壁由于受内容物的压迫，扩大变薄，上皮脱落和破坏，因而临床上最不易得到卵巢子宫内膜异位瘤的组织学证据，在镜下，内膜异位瘤壁可有以下几种类型：

（1）囊壁内层为柱状上皮，似内膜的腺上皮，上皮下为内膜的间质细胞，伴有出血，为典型的内膜瘤。

（2）囊壁内层的内皮细胞大部分被破坏，只能见到少许的立方上皮，其间质部分或全部为肥大的含铁血黄素细胞所替代，为最多见的一种。

（3）内膜上皮及间质均找不到只能见到含铁血黄素细胞层在囊肿周围，其外由玻璃样变性的结缔组织包围。

（三）卵巢子宫内膜异位囊肿对激素的反应性

卵巢的异位内膜组织大多来源于经血倒流种植，这些内膜不像腺肌病的异位内膜来自子宫内膜的基底层，因而对激素不敏感；相反，它们较成熟，类似于在位的子宫内膜，对卵巢激素具有周期性的反应。但有是同一组织的不同病灶也具有差异，在黄体期，有的病灶可呈很好的分泌反应，可见弯曲的腺体及蜕膜样变的内膜间质，但有的病灶却呈增生反应，其差异可能为异位的内膜不够成熟或生长部位紧密的纤维组织包围导致血供不足而内膜反应差。

第三节 子宫内膜异位症的临床表现及诊断

一、临床表现

子宫内膜异位症的症状主要有慢性盆腔痛、性交痛、痛经及不孕。其表现形式多种多样，因人而异，并随病变部位的不同而不同，症状的特征与月经周期密切相关。

（一）症状

1. 疼痛　是子宫内膜异位症的主要症状之一，其产生的原因为异位的病灶受周期性卵巢激素的影响，而出现类似月经期的变化，如增生、出血等，故本病疼痛的特点是痛经。尤以开始于异位子宫内膜形成后的继发性痛经及随局部病变的加重而逐渐加剧的渐进性痛经被认为是子宫内膜异位症的典型症状，但实际上并非完全如此。Lukayat 统计 618 例诊断为子宫内膜异位症的患者中，27%～40% 无疼痛症状。由此可知，痛经并非子宫内膜异位症必须具备的症状。

子宫内膜异位症引起的疼痛多位于下腹部及腰骶部，可放射至阴道、会阴、肛门或大腿。常于月经来潮前 1～2 日开始，经期第一日最剧烈，以后逐渐减轻，至月经干净时消失。这是由于在月经周期中，随卵巢分泌的雌激素不断增加，异位的子宫内膜增生、肿胀；到月经后半期，受卵巢孕激素的影响而出血，刺激局部组织，导致疼痛。如子宫内膜异位于子宫肌层时，可使子宫肌肉痉挛收缩，痛经症状更为明显。月经过后，异位子宫内膜逐渐萎缩而痛经消失。此外，痛经与前列腺素（PGs）的异常产生有关。子宫内膜异位症患者月经期除正常的子宫内膜产生 $PGF_{2\alpha}$ 与 PGE_2 外，子宫肌及异位的子宫内膜病灶中亦能产生。外加前者的代谢产物6-酮-前列腺素1α（6-keto-prostaglandin）与血栓素B_2（TXB_2）的作用，故除了子宫内膜异位症病灶出血引起的刺激外，子宫受PGs的激惹，过度收缩，子宫内压较正常妇女升高2~3倍。子宫血流量减少，局部缺血，遂致疼痛，常伴有恶心、呕吐、腹泻等。卵巢子宫内膜异位囊肿在下列情况下可以发生破裂：①经前或经期反复出血，使囊内压增加。②妊娠期孕激素水平增高或使用外源性孕激素治疗时，孕激素使囊壁血管增生、充血水肿、组织软化而致破裂。③排卵口的存在也可致囊肿破裂。囊内容物刺激腹膜引起剧烈腹痛，伴恶心、呕吐和肛门坠胀等急腹症症状，易与卵巢囊肿蒂扭转、宫外孕、阑尾炎和腹膜炎等疾病相混淆。本院19例卵巢子宫内膜异位囊肿破裂的病例，大多数均未能术前明确诊断，其中诊断为卵巢囊肿蒂扭转者3例，宫外孕1例，急性阑尾炎及弥漫性腹膜炎6例。本症疼痛的另一特点是疼痛的程度与病灶的大小不成正比。有时盆腔内小的病灶，如子宫骶骨韧带部位的较小异位结节可以引起难以忍受的疼痛；而有的较明显的病灶，由于异位的子宫内膜活性已丧失，病灶被结缔组织包裹或与周围脏器粘连，可以无痛经症状；较大的卵巢子宫内膜异位囊肿，由于卵巢皮质层无感觉神经，也可无痛经症状。大量文献均支持这一观点。有无痛经不是诊断子宫内膜异位症的主要依据而且痛经的程度亦不能反映疾病的严重程度。

大量的研究都在探索痛经的强度和异位的子宫内膜的部位和种植程度的关系，发现痛经的强度和种植部位的数目和定位直接相关；但是与病变的形态学特征如：不典型的病变、微小病灶和典型病变等无相关性。

2. 月经失调　15%~30%的患者表现为经量增多或经期延长，少数出现经前点滴出血。月经失调可能与卵巢实质被异位囊肿所破坏或被粘连包裹，致使卵巢功能紊乱有关，还与患者常合并有子宫腺肌病或子宫肌瘤有关。

3. 不孕　子宫内膜异位症患者不孕率可高达40%左右。实验动物模型发现，子宫内膜异位症的确可以降低生育率和导致不孕，而且还发现某些体细胞基因突变能引起卵巢子宫内膜异位囊肿，因而可能筛选出在卵巢子宫内膜异位囊肿中起关键作用的基因进行靶向治疗。重度子宫内膜异位患者不孕的原因可能与解剖结构的改变有关：一般子宫内膜异位症很少侵犯输卵管的肌层和黏膜层，故子宫输卵管造影多显示双侧输卵管通畅。但病灶的反应使盆腔内器官和组织广泛粘连，输卵管变硬僵直，影响输卵管的蠕动，从而影响卵子的捡拾和精子、受精卵的输送，如周围病变严重还可导致输卵管伞端闭锁。此外，输卵管内子宫内膜异位症病变也可直接影响生殖功能。三桥直树报道，24例诊断为输卵管梗阻而行显微手术者，切除输卵管段的病理学检查，其中4例（16.7%）发现子宫内膜异位症，主要由于粘连造成输卵管的器质性梗阻所致。近年来注意到轻度子宫内膜异位症患者，输卵管和卵巢均未受累，且无其他不孕原因，也可导致不孕，说明不孕的原因绝非单纯局部解剖结构异常所致。现多认为子宫内膜异位症患者的不孕还可能与下列因素有关：

（1）腹腔内微环境因素：腹腔液浸绕着盆腔内生殖器官，又与异位子宫内膜病灶直接接触。其容量和所含的细胞成分及生物活性因子与子宫、输卵管的运动有密切关系，形成了生殖活动的微环境因素。多数文献指出，腹腔积液可引起输卵管的拾卵障碍；腹腔液还能使精子活动力减低；动物实验证明，腹水能妨碍受精及受精卵的分裂。子宫内膜异位症患者的腹腔积液中所含异常物质可致不孕，其中以腹腔积液中巨噬细胞数量增加最为重要，其吞噬精子的作用亢进；腹腔积液中与不孕症有关而为研究者们所关注的物质为由巨噬细胞所产生的各种细胞因子及PGs，如$PGF_{2\alpha}$、PGE_2、TXB_2等花生四烯酸代谢产物增加。PGs与排卵、黄体功能及输卵管运动有着密切的关系，PGS病理性增加，成为不孕的原因。此外，腹腔积液中含大量低密度脂蛋白（LDL）在子宫内膜异位症患者的炎性环境中，在增强的巨噬细胞的作用下产生一种氧化脂蛋白，增强某些化学诱导剂，如巨噬细胞趋化因子（MCP-1）的表达，并可刺激异位的子宫内膜细胞的生长活力，现今已经明确巨噬细胞、氧化应激反应和子宫内膜细胞生长之间具有一定相关性，患者腹腔内的这种氧化环境可能是调控异位子宫内膜细胞生长和导致不孕的重要因素。此外，腹腔积液中的细胞因子，特别是白细胞介素，目前甚受学者们注意，认为可能对受精、卵细胞分裂等生殖过程有阻碍作用。体外研究发现重组的IL-1a可明显抑制精子穿透卵细胞的能力和早期胚胎的发育。

（2）卵巢功能异常：子宫内膜异位症患者常伴有卵巢排卵功能障碍，发生率为17%~27%，与腹腔液中前列腺素含量升高影响卵泡的生长和排卵以及抗卵巢抗体对卵巢的损害作用相关。另有研究发现患者的卵母细胞周围的卵泡颗粒细胞的凋亡率升高，细胞周期功能异常，还表现出较强的氧化应激反应，这些因素均可能导致卵母细胞质量下降，导致生育能力下降。

黄体功能不足也是子宫内膜异位症患者不孕的常见原因，发生率为 25% ~ 45%。这可能由于有些子宫内膜异位症患者合并催乳素升高。催乳素有抗促性腺激素的作用，主要抑制促卵泡生成激素的分泌，而促卵泡生成激素分泌的减少可导致卵巢内促黄体生成激素受体形成的减少，致使卵巢对促黄体生成激素不敏感，使黄体生成不良而影响受孕。

黄素化未破裂卵泡综合征（LUFS）是另一种类型的排卵功能障碍，子宫内膜异位症患者合并 LUFS 占 18% ~ 79%，亦是其发生不孕的原因。此病征为卵泡发育成熟且卵泡细胞出现黄素化，患者基础体温双相，子宫内膜呈分泌期改变，但成熟的卵子不能排出，无受孕可能。其诊断依据为在 LH 高峰后 2 日，B 超监测卵泡仍继续生长；在腹腔镜下，在应有的排卵期后 4 ~ 10 日，未在卵巢表面发现排卵孔或黄体血肿；月经周期中，腹腔液量特别是腹腔液中雌、孕激素水平无突发性升高。其发生机制，可能是神经内分泌功能失调，催乳素增加，抑制促性腺激素的分泌，LH 峰值降低，继而影响卵巢功能；或由于催乳素增加，影响卵巢促黄体生成激素受体的合成，使卵泡对促黄体生成激素反应迟钝，未经排卵而直接黄素化。

（3）免疫功能异常：关于子宫内膜异位症免疫功能异常对不孕的影响，引起学者们广泛的关注。子宫内膜腺上皮内含有一种糖蛋白，主要存在于内膜脱落碎屑的细胞溶质中。它的合成与体内的孕激素含量呈正相关，是一种孕激素依赖性蛋白，分泌期子宫内膜中含量较高。在月经期，异位内膜病灶的出血和内膜碎片由于不能像正常的经血在 24 h 内经阴道排出体外而存留在盆腔内。经血中富含有基质金属蛋白酶（MMPs）能够促进异位内膜的黏附、血管生成和血管内皮生长因子（VEGF）以及受体（KDR）的表达；IL-8，MCP-1 还能增强种植在子宫内膜以外的异位内膜的血管生成素的表达，进而促进种植的成功。内膜碎屑被体内免疫系统作为"外来异物"而识别，刺激机体内大量巨噬细胞进入盆腔，吞噬并清除这些物质。巨噬细胞具有摄取抗原和强化免疫原的能力，内膜碎屑被吞噬后，其抗原决定簇被识别和强化，继而递呈给 T、B 淋巴细胞，激活体内的免疫系统、产生抗子宫内膜自身抗体。当这种自身抗体由于反复刺激而大量产生达到一定的含量时，可与自身靶细胞 – 子宫内膜组织发生抗原抗体结合反应，并激活补体引起损伤性效应，造成子宫内膜组织细胞生化代谢及生理功能的损害，干扰和妨碍精卵结合、受精卵的着床和胚囊的发育而导致不孕或流产。子宫内膜异位症患者盆腔非特异性炎症反应，实际是由于子宫内膜异位症特异的免疫反应所致。这种局部反应激活巨噬细胞，并产生各种细胞因子，如 TNF、IL-1、IL-6、酸性磷酸酶等。巨噬细胞的活跃能破坏细胞并吞噬精子，降低精子的活力及直线速率，从而导致不孕。酸性磷酸酶可促进细胞合成前列腺素，后者参与调节卵泡的发育、卵巢激素的分泌、排卵及黄体溶解的过程。前列腺素的增加还可使输卵管蠕动增加及节律异常，影响孕卵的运行，导致孕卵的发育与宫腔子宫内膜的蜕膜变化不同步，影响了孕卵的着床，也是不孕的原因。

4. 性交痛　30% 的患者有性交痛，是由于异位的子宫内膜使周围的组织充血肿胀、纤维化粘连等，当性交时由于受阴茎的撞动，使子宫收缩向上提升而发生疼痛。以月经来潮前与经期最为明显，且与异位灶的部位有关，多见于直肠子宫陷凹的异位病灶或因病变导致子宫后倾固定时。

5. 其他部位的子宫内膜异位　当身体任何部位有内膜异位种植和生长时，均可在病变部位出现相应的周期性疼痛、出血或块物增大。据报道，除了脾脏，全身各个部位、器官和组织均有可能发生子宫内膜异位症。

（1）手术瘢痕子宫内膜异位：剖宫产术后的腹壁瘢痕及阴道分娩后的会阴瘢痕子宫内膜异位，患者有周期性瘢痕部位疼痛，并可在瘢痕深部扪及剧痛的包块，典型的外观可呈紫色，随时间的延长，包块逐渐增大，疼痛加剧，也有表现为瘢痕局部周期性出血。

（2）肠道子宫内膜异位症：肠道子宫内膜异位症很少见，可累及阑尾、盲肠、乙状结肠及直肠等，其中阑尾子宫内膜异位占肠道子宫内膜异位症的 17%，盲肠部位占 7%，结肠、直肠部位占 71%。患者可出现与月经周期相关的腹痛、腹泻或便秘，甚至有周期性少量便血。便血一般为肠黏膜充血、水肿而非黏膜溃破出血所致。如病变范围较广，病灶较大突向肠腔，可使肠腔狭窄或出现肠梗阻症状。

（3）泌尿道子宫内膜异位症：泌尿道子宫内膜异位症包括膀胱、输尿管、尿道及肾脏子宫内膜异位症，泌尿道子宫内膜异位症约占所有子宫内膜异位症的1.2%，其中累及膀胱者占84%，输尿管占15%，肾脏及尿道部位的报道少。异位内膜侵犯膀胱，可在经期引起尿痛和尿频，但常被痛经症状所掩盖而被忽略。缓慢进行的输尿管阻塞，多由于粘连瘢痕性扭曲或大的子宫内膜异位囊肿挤压所致，而子宫内膜异位于输尿管管腔罕见，该病甚至可形成肾盂积水和继发性压迫性肾萎缩，但累及双侧肾脏罕见。

（4）肺部子宫内膜异位症：由于子宫内膜异位症累及肺胸膜或膈胸膜，可在月经期间反复发生月经性气胸；累及肺实质时，可出现经前咯血，呼吸困难和（或）胸痛。在较少的情况下，表现为无症状的肺部结节，约有33%的妇女没有盆腔病变。

（5）脑部子宫内膜异位症：非常罕见，可导致典型的复发性头痛和神经性功能缺失现象。

（二）体征

随着病变部位、范围及病变程度而有所不同。典型的子宫内膜异位症在盆腔检查时，子宫多后倾固定，直肠子宫陷凹、宫骶韧带或子宫后壁下段等部位可扪及触痛性结节，卵巢子宫内膜异位囊肿时，在一侧或双侧附件处扪到囊性包块，往往有轻压痛，其特点是囊壁较厚，常与子宫粘连固定并在月经期增大，月经后缩小。若病变累及直肠阴道隔，可在阴道后穹隆处扪及甚至可看到隆起的紫蓝色结节。其他部位的异位病灶如腹壁瘢痕、会阴伤口瘢痕等处在经期可见肿大的结节，月经后肿块缩小。

二、临床诊断

（一）病史

重点询问家族史、月经史、妊娠、流产及分娩史。人工流产术可促进内膜逆流，剖宫产尤以开腹取胎易致腹部瘢痕内膜异位症。临床症状个体表现差异很大。但对生育年龄阶段有痛经、不孕、性交痛、月经紊乱等症状者，需重点询问痛经出现的时间、程度、发展及持续时间等，应与其他疾病所致的痛经加以区别。典型的子宫内膜异位症病史为继发性、进行性的痛经和性交痛，常伴有不孕及月经过多等症状。

（二）妇科检查

（1）双合诊检查时在宫骶韧带或子宫直肠陷凹处可触及黄豆大或拇指头大的硬节，触痛明显。

（2）子宫后倾固定，后穹隆有触痛。

（3）子宫一侧或双侧可触及囊性或囊实性肿块，可与周围组织粘连成团块。内膜异位囊肿直径大小多不超过10 cm。

（4）阴道直肠隔间可触及痛性孤立结节，当病灶向阴道后穹隆穿透时，在后穹隆可见到紫蓝色结节，月经期可有出血。如病灶向直肠穿透可出现便血、腹泻等症状，遇此情况应做直肠指检。

（5）其他部位的异位病灶如脐、腹壁瘢痕、会阴侧切伤口等部位可触及不规则的硬结，触痛明显，月经期可增大，病灶表浅者可见呈紫蓝色结节及出血。

上述妇科检查所见，可作为诊断典型子宫内膜异位症的指标，但下列情况常会增加诊断的困难：约25%的病例不表现任何临床症状；病灶的大小与痛经的程度常不呈正相关；其他部位的内膜异位病灶并不与盆腔子宫内膜异位症并存；少数绝经后的妇女内膜异位病灶仍有活性；妊娠并不绝对抑制病灶的进展等，因此，当临床诊断不能确诊时，应进一步做其他辅助诊断。

子宫内膜异位症虽是一种较常见的妇科疾病，但在腹腔镜应用以前，子宫内膜异位症的术前诊断率，在有经验的妇科医生中约为75%，而经验不足者只有20%。1983年国内综合8个单位389例患者的治疗分析发现：总误诊率为43%（范围26.2%～71.1%），分析其原因，首先在于过分依赖所谓的典型症状和体征，实际上子宫内膜异位症的临床表现变异很大，就以痛经而言，报道的389例中仅有50.6%的患者表现有痛经，且这种痛经和卵巢子宫内膜异位囊肿所导致的盆腔包块，不完全一致，有肿块者不一定有痛经，而且囊肿越大，一般痛经反而越轻。其次，子宫内膜异位症的盆腔检查所见，不同病例之间差别很大。卵巢子宫内膜异位囊肿和卵巢囊肿容易混淆；子宫直肠陷凹的结节往往和卵巢癌难于鉴别，而子宫内膜异位症所致盆腔粘连，则常常被误诊为慢性盆腔炎症或结核性盆腔炎等。再者，医生对子宫内膜异位症所造成的子宫骶骨韧带和子宫直肠陷凹内的病变认识不足，而遗漏了这一重要的体征。

为了提高诊断水平，最重要的是时刻想到目前子宫内膜异位症的发病率逐渐增高。对生育年龄妇女，如主诉不孕、痛经、盆腔检查时发现子宫固定后倾、盆腔粘连、附件部位可触及不活动的包块等，只需有一至两项阳性症状和（或）体征，首先就应考虑到本病的可能。在盆腔检查时，应对子宫后壁、子宫骶骨韧带和子宫直肠陷凹仔细检查，只要摸到一两个豆粒或米粒大小的触痛结节，首先诊断本病。这些结节本身，无论从硬度、大小来说都很难与卵巢癌的种植相鉴别。因此，触痛的有无，为一重要的鉴别指征。不伴有子宫直肠陷凹病变的卵巢巧克力囊肿，内诊时和附件炎性包块十分相似。为了鉴别，可行子宫输卵管碘油造影。如显示双侧输卵管通畅，则基本上可以否定炎症的诊断。但由于个别子宫内膜异位症可以累及输卵管或并发输卵管炎症，因此当看到积水、不通等改变甚至完全不显影时，并不能完全排除本病。子宫内膜异位症的最后确诊有赖于开腹探查或腹腔镜检，后者已成为当前诊断和治疗子宫内膜异位症的主要手段。

第四节　子宫内膜异位症的特殊检查

典型子宫内膜异位症可通过病史、体征及妇科检查诊断。但由于子宫内膜异位症的临床表现差异甚大，特别是轻度子宫内膜异位症的诊断更难。在所有的子宫内膜异位症患者中，痛经仅占 1/3，月经改变占 1/3，另有 1/3 的患者无任何症状。因此，仅靠临床常规检查往往不能明确诊断，需借助一些辅助诊断措施，才能提高诊断率。

一、CA125

（一）CA125 的来源、分布及特点

卵巢癌相关抗原 CA125 是来源于体腔上皮细胞的表面抗原，是一种高分子糖蛋白，分子量为 500 000，主要存在于子宫内膜、宫颈上皮、输卵管、腹膜、胸膜和心包膜上。这些组织细胞表面的 CA125 抗原脱落后进入人体的生物体腔。在血液、宫颈黏液、乳汁、唾液、羊水和腹腔液等体液内均有较高浓度的表达，唾液中的 CA125 浓度较血清中高一倍，腹腔液中的浓度较血液中高 100 倍，两者均与血液中的浓度呈直线相关。体内 CA125 的浓度均随月经周期而波动，以增生期最低，黄体期开始上升，月经期最高，绝经后和青春期前的妇女体内的 CA125 浓度较生育年龄妇女为低。表明 CA125 浓度与子宫内膜的发育密切相关。

（二）CA125 与子宫内膜异位症的关系

研究发现，子宫内膜异位症患者体液中的 CA125 浓度较正常人高，CA125 浓度升高的机制可能为：①子宫内膜细胞反流至腹腔，刺激腹膜体腔间皮细胞生化间变（biochemical coelomic metaplasia），产生较多的 CA125 抗原。②子宫内膜异位症伴随的炎症反应促进 CA125 抗原从病变部位脱落，从而导致体液中的 CA125 浓度升高。其浓度与子宫内膜异位症的临床分期呈正相关。子宫内膜异位症患者的 CA125 浓度也与月经周期密切相关，原因是子宫内膜受下丘脑－垂体－卵巢轴的调节、在月经期含 CA125 的组织增生，使体液中的 CA125 浓度升高。这种随月经周期性变化而波动的特点有助于将子宫内膜异位症与其他的妇科疾病相鉴别。因此，监测 CA125 的浓度应在月经周期的同一时期进行。

1. **血清 CA125**　在正常情况下，血清中的 CA125 浓度是由贮存在腹腔中的 CA125 扩散到血液中的，重度子宫内膜异位症患者的异位病灶引起的腹膜损伤更重，因而腹腔液和血液的 CA125 浓度高于 Ⅰ～Ⅱ期的患者，Ⅰ～Ⅱ期患者血清中的 CA125 浓度与正常对照组相似。血清 CA125 浓度的测定多应用在怀疑有深部子宫内膜异位病灶或Ⅲ～Ⅳ期的子宫内膜异位症。Barbati 以血清 CA125 浓度 ≥ 35 U/mL 为诊断子宫内膜异位症的标准，其敏感性 44%，特异性 88% 左右，阳性预测率 72%，阴性预测率 70%。Koninckx 报道以相同的标准诊断深部子宫内膜异位症、巧克力囊肿、重度盆腔粘连的敏感性分布范围为 46.6%～72%，特异性在 80.9%～87% 之间，O'Shaughnessy 则利用血清 CA125 在不同的月经周期中的变化，将经期 CA125 的浓度值与卵泡期的 CA125 值比较，以比值等于 1.5 设定为临界值，诊断中，重度子宫内膜异位症的敏感性为 62.5%，特异性为 75%。在 1 周中多次测定较一次测定更敏感。放射免疫法较酶联免疫法准。学者们还发现患者血清 CA125 水平与痛经程度成正比。Toki 等发现，血清 CA125 水平与异位内膜上皮中 ki-67 表达强度明显相关；Caefie 等的研究还表明，CA125 和异位子宫内膜细胞系 EEC145 的浸润能力明显相关，并认为 CA125 水平高低可能反应异位内膜的活性及浸润能力。

2. 腹腔液 CA125　血清 CA125 仅代表局部 CA125 扩散到血液循环系统的程度，而腹腔液中的浓度则直接反映了子宫内膜异位症病情，其浓度较血清高出 100 多倍。因此，腹腔液中 CA125 的浓度测定的意义比血清大。经高倍稀释（1：100）检测腹腔液 CA125 的实际水平能更准确地反映子宫内膜异位症的病情严重程度，避免了采用"一步法"放免试验存在的"HOOK"效应，即抗原过量时试验反应性降低，所以建议检测腹腔液 CA125 时将腹腔积液稀释 100 倍。测定腹腔液浓度的诊断标准为 ≥ 2 500 U/mL，其诊断敏感性达 83%，特异性为 64%，阳性预测率为 57%，阴性预测率为 88%。此标准的特点是提高了 Ⅰ、Ⅱ 期子宫内膜异位症的诊断率，其敏感性达 83%，明显高于血清的 44%。特异性为 77%，也明显高于血清的 25%。测定腹腔液中 CA125 的浓度虽然有较高的敏感性，但特异性并不高，尚不能与其他疾病相鉴别，二者间的浓度存在较大范围的重叠，对患有不孕症和持续有月经失调、痛经、性交痛、慢性盆腔痛等的妇女，发现血液和腹腔液 CA125 浓度增高，应怀疑患有子宫内膜异位症。

（三）CA125 浓度测定与其他检测方法的联合应用

由上可知，CA125 测定在诊断子宫内膜异位症中特异性较高而敏感性较低，因而一致认为单独用于诊断子宫内膜异位症的价值有限：对部分有较大包块如子宫腺肌瘤、卵巢内膜异位囊肿的病灶，与 B 超结合应用，则可大大提高其诊断率：在某些情况下，如病灶较小时配合 CT 和 MRI，也可互补长短，对疾病的诊断和治疗效果的监测方面有积极作用。

术前测定 CA125 有助于选择腹腔镜检时间。文献报道，深部的异位灶在常规腹腔镜检周期中，漏诊率高达 66%。漏诊率最高的时间是在月经前期进行腹腔镜检，这是因为深部异位病灶的腹膜表面无明显变化不易发现。如术前检测 CA125 升高，初步肯定有异位病灶，选择在经期病灶增大、出血、腹膜表面有阳性表现时进行腹腔镜检可避免漏诊。

由于各种检查方法的特异性和敏感性均存在一定的局限性，故很少单独使用一种方法进行诊断，通常将 CA125 和抗子宫内膜抗体测定、超声检查、CT、MRI 联合应用，以增加诊断的可靠性。CA125 的测定也是开腹探查或腹腔镜手术前的一个重要判断指标。

（四）CA125 对疗效的评估

子宫内膜异位症患者经治疗后病灶缩小，以致 CT、B 超和 MRI 不易发现。因而对治疗效果的评价常有偏差。腹腔镜检不能多次进行，临床上常用测定 CA125 来监测残留子宫内膜异位病灶的活性，早期诊断有无复发。目前一致认为，CA125 测定在监测子宫内膜异位症病情的转归方面较诊断更有价值。

二、子宫内膜抗体

1980 年 Weed 等通过对子宫内膜异位症患者免疫系统的研究提出假说：子宫内膜异位症患者由于细胞免疫缺陷，产生抗子宫内膜抗体。以后的许多学者亦证实了抗子宫内膜抗体确实存在，其分子量 26 000 ~ 40 000 的糖蛋白，主要是 IgM 和 IgA。正常妇女血清中的抗子宫内膜抗体阴性或在一基线水平，子宫内膜异位症的患者其血清抗子宫内膜抗体阳性率在 60% 以上，它的存在可能与不孕有关，但不与病情严重程度呈正相关。以其阳性为诊断标准，敏感性为 60% ~ 90%，特异性为 90% ~ 100%。患者经达那唑及 GnRHa 治疗后，血清中抗子宫内膜抗体明显降低，故测定抗子宫内膜抗体有助于子宫内膜异位症诊断及疗效观察。

三、芳香化酶 P450

双细胞双促性腺激素学说认为卵泡内膜细胞在 LH 的刺激下产生 C19 产物，经基底膜到颗粒细胞，颗粒细胞上有 FSH 受体，FSH 活化芳香化酶 P450 系统，使雄激素转化为 E_2。芳香化酶 P450 是 CYP19 基因的产物，在不同的组织中受不同刺激物的调控，有其特异性表达，如卵巢的颗粒层细胞，胎盘的滋养细胞，睾丸 Leydig 细胞，正常的子宫内膜组织中没有其表达。而在子宫内膜癌，子宫腺肌瘤患者其在位子宫内膜芳香化酶 P450 的表达异常增高。学者们认为其可导致局部雌激素水平增高促肿瘤生长。近年来芳香化酶 P450 与子宫内膜异位症的关系成为国内外研究的热门。1996 年 Noble 等人发现子宫内膜异位症患者的在位子宫内膜在生物化学特点上与对照组不同，认为芳香化酶 P450 的出现与异位子宫内膜的种植能力有关。1999 年 Kusuki 等人提出将检测子宫内膜芳香化酶 P450 表达作为一种在门诊不孕患者中筛查子宫内膜异位症的方法，他研究了 105 例患者的敏感性及特异性分别为 91%，100%，提出在子宫内膜异位症的早期诊断方面比 CA125 更有意义，其表达水平的高低与血清中 CA125 浓度以及子宫内膜异位症的分期无关。

由于芳香化酶 P450 在子宫内膜中的异常表达与雌激素依赖性疾病如子宫内膜癌，子宫肌瘤等有关，且取内膜组织的检查手段不宜多次使用，故多数作者认为其单独用于诊断子宫内膜异位症价值不大，与 CA125、B 超、腹腔镜结合应用，可提高诊断率，对门诊需行诊断性刮宫的不孕症患者可配合此项检查筛查子宫内膜异位症。

四、影像学诊断

（一）超声检查

超声检查通常应用在子宫内膜异位症Ⅲ～Ⅳ期的患者，盆腔内形成了子宫内膜异位囊肿，如卵巢巧克力囊肿。声像图不易与卵巢肿瘤相区别，需结合临床和其他检查予以鉴别。一般在盆腔内可探及单个或多个囊肿，囊肿直径一般为 5～6 cm，很少大于 10 cm。由于血液机化和纤维沉积，内膜异位囊壁较厚且粗糙不平，囊肿多与周围组织紧密粘连，特别与子宫粘连较紧。月经期由于囊肿内出血，B 超下可稍增大。一般将卵巢子宫内膜异位症的声像图分为四种类型：囊肿型、多囊型、混合型和实体型。

子宫内膜异位症的声像图特征：①在子宫角旁或在子宫直肠窝处探及边界模糊、壁较厚的无回声囊性包块，肿块一般与子宫有比较明显的分界。②囊肿呈圆形或椭圆形，囊内有点状细小回声，中央有衰减。③囊肿的大小随月经周期而变化。④囊肿较常固定。虽然 B 超在临床应用广泛，但由于囊肿的回声图像并无特征性，故很少单独根据 B 超图像确诊。

周应芳等根据临床症状、体征及 B 超检查结果设计一简易评分方法诊断子宫内膜异位囊肿（表 7-2），以 ≥3 分为诊断子宫内膜异位囊肿标准，其诊断率达 90% 以上。但该评分方法易将卵巢恶性肿瘤和盆腔炎性包块误诊为子宫内膜异位囊肿。Kurjak 等一项 5 年的回顾性研究中，将临床症状、体征、血清 CA125、B 超和彩色多普勒超声结合形成一评分系统（表 7-3），由于微小和轻度子宫内膜异位症病变在盆腔超声下无法发现，因此，腹膜种植异位灶未列入该表中。彩色超声多普勒发现子宫内膜异位症的患者血流阻力指数（resistant index，RI）随月经周期改变而变化，经期 RI 降低，非经期增高，有异位瘤的患者可显示彩色血流突然终止于瘤体边缘，其内部常无或少有血流信号。诊断子宫内膜异位症的判断标准范围在 20～25 分之间。对 656 例附件肿块的患者进行评分，发现这一评分系统能有效地区别内膜异位囊肿与其他良、恶性卵巢肿瘤，敏感性为 99%，特异性为 99.6%，形态学诊断因取材或异位病灶退化等容易得出假阳性或假阴性结果，评分法的敏感性、特异性均比单纯形态学诊断高。以上两种评分法在使用上还存在缺陷，其检测例数有限，且仅对中、重度的子宫内膜异位症进行诊断，仍需在临床上进一步验证和完善。

表 7-2 诊断子宫内膜异位囊肿的简易评分法

	0 分	1 分	2 分
痛经	无或原发	继发	有加重
慢性盆腔痛	无	轻	有盆腔、肛门坠痛
盆腔结节	无	<0.5 cm	>0.5 cm
包块活动度	好	受限	固定于宫旁或宫后
B 超检查	界限清楚呈囊性	包块粗糙、非均质	囊内为细小点状回声

表 7-3 Kurjak 子宫内膜异位症评分系统

	评分
生育年龄	2
月经前或月经期慢性盆腔痛	1
不孕	1
B 超	
囊肿位置（内侧，子宫后）	2
双侧囊肿	2
数次 B 超结果阳性	2
厚壁	2
均一的低回声区	2
与卵巢分界清楚	1
阴道彩色多普勒	
有多数血管形成	2
血管在卵巢门水平，位于囊周	2
有规则血管分布	2
切迹存在	1
RI < 0.40（月经期）	2
RI：0.40 ~ 0.60（卵泡晚期/黄体期）	2
CA125 > 35 U/mL	2

（二）子宫输卵管造影

子宫内膜异位症的 HSG 影像图特征：①子宫不规则增大，宫体边缘有小囊性阴影。②子宫内树枝状或火炬状阴影，宫体和宫底的两侧缘有毛刷状改变。③双侧输卵管可受压变窄或异位，也可因粘连而增宽。④造影剂在盆腔内弥散不均匀。

子宫以外的异位可根据病变的部位行胸片、直肠镜检查。在可疑有泌尿道异位病变时，可做肾盂造影，分泌性和逆行性造影可诊断梗阻部位；病灶波及膀胱时，可行膀胱镜检。B 超可发现卵巢异位囊肿，但无特征性。病变的病理组织检查及用激素试验性治疗对确诊有很大帮助。

（三）CT 和 MRI 检查

多数患者的诊断及随访以超声诊断为主，CT 扫描多表现为轮廓不清、密度不均匀的病灶，有出血者显示为高密度，局部积液者为低密度；MRI 的表现多变，根据所用脉冲序列不同及病灶内成分的不同而异。完全出血性病灶在 T_1、T_2 加权图像上为均一密度的高信号，T_2 加权图像上信号升高。子宫腺肌瘤往往含有较多的二价铁离子，其顺式磁效应可引起病灶信号的降低，影响诊断的准确性。MRI 对卵巢、直肠阴道间隔、阴道周围、直肠乙状结肠之间的内膜异位显示较好，但对腹膜及韧带之异位显示欠佳。

利用阴道 B 超和 MRI 的 T_2 加权图像测定子宫连接层厚度有助于诊断子宫腺肌病。其诊断基础是子宫腺肌病的病理变化为子宫内膜腺体和（或）间质深入子宫内膜与肌层的连接处。MRI 测定子宫腺肌病的平均子宫连接层厚度分别为 15.0 mm ± 4.9 mm，正常为 7.7 mm ± 3.3 mm。MRI 诊断腺肌症子宫连接层厚度最佳阈值为 ≥ 12 mm，敏感性为 93%，特异性为 91%，阳性预测值阴道 B 超为 71%，MRI 是 65%，两者差异无显著性。阴道 B 超和 MRI 在诊断子宫腺肌病上具有同样的正确性，但在诊断其他种植性病灶上 CT 和 MRI 的意义不大。

五、腹腔镜检

腹腔镜是目前诊断子宫内膜异位症的最佳方法，特别是对盆腔检查和 B 超检查均无阳性发现的不孕或腹痛患者更是唯一手段，腹腔镜下对可疑病变进行活检可以确诊。特别在轻度子宫内膜异位患者腹腔镜检更为必要。此外，子宫内膜异位症的临床分期也只有在腹腔镜或开腹探查的直视下方可确定。对那些有不孕、慢性盆腔痛和妇科检查扪及骶韧带增粗或结节，而 B 超又无阳性发现的患者，应首选腹腔镜手术。绝大多数轻度子宫内膜异位症患者，都是通过腹腔镜检诊断的。文献报道，在 510 例不孕症患者进行腹腔镜检时，发现 228 例患有子宫内膜异位症，占 44.7%。值得注意的是其中术前因症状或体征而疑诊的子宫内膜异位症仅占 18.4%，81.6% 的子宫内膜异位症均在腹腔镜下意外发现。充分说明腹腔镜诊断对及时发现子宫内膜异位症的重要性。腹腔镜不仅可以诊断，还可治疗子宫内膜异位症，如术中清除异位灶、囊肿的穿刺冲洗、剥除和切除以及术中冲洗盆腔改善盆腔内环境，有利于妊娠等。

不少作者发现，肉眼诊断的子宫内膜异位病灶只有半数得到病理证实，应注意外观正常的腹膜可以有微小子宫内膜异位病灶，使用近接触腹腔镜（near-contact laparoscopy）将腹膜区域放大或用血液涂抹腹膜及阔韧带，异位灶的腹膜表面有缺损易留存血液，使不典型病灶变得容易辨认，可提高其诊断率，检查腹膜需调整不同角度和照明光度以便于观察水泡样和白色病灶，腹膜皱褶部位需伸展开以寻找小的不典型病灶。

子宫内膜异位症在腹腔镜下的表现为多种多样，无色素子宫内膜异位病灶腹腔镜下不易辨认，Malik 等推荐了一种新的诊断方法——荧光诊断法，其原理是子宫内膜异位病灶可选择性吸收光敏感物 5-氨基果糖酸（ALA），后者在 D-Light 系统照射下会发生荧光。对 37 例患者给予 ALA（30 mg/kg）10～14 h 后行腹腔镜观察，先用普通腹腔镜，然后用 D-Light 荧光诊断系统（Storz, Germany）并行多点活检，其诊断子宫内膜异位症的敏感性及特异性在普通腹腔镜分别为 69%、70%，荧光诊断分别为 100%、75%，后者明显提高子宫内膜异位症的检出率。

近年来，经阴道通水腹腔镜技术（transvaginal hydro laparoscopy, THL）已悄然兴起，THL 是基于后陷凹镜的原理，所不同的是使用的扩充介质是温盐水而不是气体，类似于宫腔镜检查。国外有报道将此项技术用于子宫内膜异位症的诊断。Brosens 等对 43 例不孕患者行 THL，观察到不少患者卵巢周围有细小的粘连，然而接着的腹腔检查则难以发现；Dechand 等对 23 例原因不明的不孕患者行 THL，手术时间短，仅 8 分钟，和腹腔镜诊断的符合率达 80% 以上，有学者估计 THL 会逐步取代诊断性腹腔镜，并可能被用来治疗早期子宫内膜异位症。目前国内尚无类似报道。

子宫内膜异位症在腹腔镜下的表现为多种多样，主要有盆腔腹膜充血、腹膜窗样结构、白色斑块、水泡样病变、出血病灶、腹膜皱缩、瘢痕形成、紫色或褐色病灶、囊肿形成和盆腔广泛粘连等；虽然腹腔镜有放大作用，且较开腹探察更清楚但仍然有可能漏诊。这是因为内膜异位病灶在经期表现较明显，黄体高峰期则处于相对静止状态容易漏诊。腹腔镜的不足之处是无法发现微小病灶，不能反复施行等，但截至目前，仍然是一致公认的最理想的诊断方法；对体液 CA125 浓度升高，临床高度怀疑轻度或深部子宫内膜异位症的患者，腹腔镜检的最佳时间是经后即进行，可明显提高子宫内膜异位症的检出率。

对在腹腔镜下没有典型异位灶的患者，如正常盆腔和腹膜，或者盆腔出血和白色病变等，可通过热色试验（heatcolor test, HCT）帮助诊断。HCT 诊断子宫内膜异位症的原理是含铁血黄素效应，即含铁血黄素加热后变成棕褐色。内凝器内凝的热渗透深度（2～4 mm）足以达到病灶。HCT 的临床价值是：①早期诊断。②对慢性盆腔炎形成的粘连进行鉴别。③提高子宫内膜异位症的 FIGO 分期。④有助于子宫内膜异位症的治疗。

当不孕症和有症状的妇女体液中 CA125 浓度升高怀疑患有子宫内膜异位症时，最佳的诊断方法首推腹腔镜检，不仅可明确诊断，还能达到一定的治疗目的，是目前使用最广泛的诊断和治疗手段之一。

第五节　子宫内膜异位症的药物治疗

子宫内膜异位症是在绝经前仅次于子宫肌瘤需要手术治疗的疾病，常在剖腹探查或腹腔镜检时得以诊断。因此，在 1960 年以前腹腔镜尚未在临床普遍使用时，外科手术切除病灶是传统的主要治疗方法。自 1960 年后，由于腹腔镜的普遍应用，可以更早期地诊断子宫内膜异位症，保守性手术也就成为治疗的重要手段。同时药物治疗就成为有效治疗方法之一。

诊断性腹腔镜下同时进行早期病灶清除，以及对各种期别的 EMT 的切除，如盆腔粘连松解，大的卵巢内膜异位囊肿切除，骶前神经切除，复杂的直肠阴道间隔异位病灶等均可在腹腔镜下完成。对非晚期病例特别是有生育要求的妇女，保守性手术配合药物治疗基本可以取代部分外科性根治手术，其地位也因此日益重要，手术后的药物治疗对手术未能彻底清除的残留病灶可以起到辅助治疗作用。

近年来发展的免疫发病理论，虽受到越来越多的重视，也获得很大进展，但至今仍未能完全阐明其真正发病机制。临床上免疫抑制疗法尚不成熟，远非理论上那么有效。有报道称猕猴试验发现，在免疫治疗后，病情反而发展，子宫内膜异位症虽为一发展性的疾病，但其发展过程因人而异。有的患者可稳定多年而不变，而有的却在短期内发展很快；因此，对其处理，特别是关于Ⅰ~Ⅱ期病变的处理至今没有统一的看法；综观近年来文献报道，由于对子宫内膜异位症的发病机制尚未最终明了，各家对治疗的意见仍有分歧。进一步探索子宫内膜异位症的发病机制，开展临床多中心性、前瞻性、大样本、严格病历对照研究，如何脱离传统治疗观点，更新概念，探索最佳治疗方法是当前的重要任务。

子宫内膜异位症病灶的发展必须具备以下三个条件：有月经功能、有周期性雌、孕激素的刺激。已知，子宫内膜异位症为雌激素依赖性疾病组织局部的芳香化酶，可使局部雌激素水平升高，异位组织中雌激素 β 受体（estrogen receptor β，ERβ）为在位组织中的 100 倍以上，其间质中缺乏 ERβ 甲基化的催化剂。已知 ERβ 可控制 EBα 的表达，使 ERβ/EBα 比值增加，同时也使 PR 表达降低，环氧化酶-2（cyclooxygenase-2）水平增加从而导致炎性变化。据此，选择性 ERβ 抑制剂可成为治疗子宫内膜异位症的新措施之一。

卵巢雌/孕激素的周期性分泌，对异位的内膜和在位内膜均起作用，血中 E_2 可能起主导作用，特别是中期的 E_2 峰在刺激子宫膜增殖的同时，也可刺激异位的内膜生长；以及机体免疫反应异常。传统的药物治疗主要是针对前两个条件。如免疫病因在疾病的发展中起主要作用，那么手术治疗仅能起到缩小病灶的作用，而不能抑制病情的继续发展，多数病灶侵犯腹膜表面，肉眼容易看见，但腹膜下和深层的病灶就无法看到。此外，显微镜下的病灶肉眼和腹腔镜均无法看到，此种显微病灶内含有子宫内膜组织在各种有关细胞因子的作用下可分化增殖，而发展成为各种类型的异位病灶，有的病灶血管内含有内膜碎片使周围组织形成不同程度的瘢痕粘连。因此，保守性手术治疗就不能彻底，这些残留的病灶即成为复发的来源。以疼痛作为指标，保守性手术的 5 年复发率为 20% 左右，保留卵巢手术的复发率可高达 62%，约 31% 的患者需再次手术，即便卵巢摘除后还有 10% 疼痛复发的可能性。手术治疗后的复发可始于月经周期开始之时，有的病变多次复发，需要多次手术治疗，而何种手术可以在同一患者身上重复而又安全地施行？其可行性如何？这是一值得深思的问题。手术治疗并不能完全改变子宫内膜异位症复发的病理生理基础，基于此点，医学家们对药物治疗，特别是对药物和手术的合并应用以预防或减少复发问题引起了高度重视。

一般而言，治疗子宫内膜异位症的主要目的有二：止痛与解决生育，这也是衡量治疗效果的标准。以下几点可供在选择治疗方案时的参考：①是否有症状和症状的严重程度。②症状和病灶之间的明确关系。③ r-AFS 分期。④是否伴有不孕。

一、药物治疗的目的

主要为控制症状和解决生育要求（表 7-4），对在不能确诊子宫内膜异位症所致的疼痛时，可以试用药物抑制卵巢功能的方案。前已述及，30%~50% 的子宫内膜异位患者伴有不孕症，对这一部分患者的治疗目的主要是促进生育能力。一般宜从破坏性最小有利于生育的方法开始，若持续治疗 3~6 个周期无效，进一步可考虑较为复杂的治疗方案，诱发排卵、宫腔内受精、IVF-ET 等助孕技术，有助于最后解决生育问题。

表 7-4　药物治疗的目的与方法

1. 控制慢性盆腔痛
   （1）排除其他疼痛原因
   （2）如可疑，可试用药物抑制卵巢功能
   （3）如无效，应进一步排除其他病因
   （4）改用手术方法
2. 合并不孕的处理
   （1）纠正其他不孕的原因
   （2）选择破坏性最小的治疗方案
   （3）3～6个周期无效时，改用进一步的治疗方案
3. 大于 3 cm 的卵巢内膜异位瘤
   （1）排除卵巢新生物
   （2）挖除异位瘤，用或不用卵巢抑制药物
   （3）年轻不孕患者，应尽量保留全部健康卵巢组织
4. 盆腔或生殖道外的子宫内膜异位病灶
   （1）手术切除
   （2）激素抑制疗法
5. 预防复发和无症状子宫内膜异位症的治疗
   （1）治疗后获得妊娠的妇女，鼓励母乳喂养，短期内重复妊娠
   （2）无生育要求者，选用高效孕激素类的避孕药
   （3）轻症或偶然发现的无症状病变，可暂不处理

二、药物治疗方法

药物治疗包括对症治疗和激素抑制疗法，前者适用于病变局限在Ⅰ～Ⅱ期的有慢性盆腔疼痛，无生育要求者，对症治疗期间病情可能发展或导致不孕。使子宫内膜萎缩的激素抑制疗法比使病灶蜕膜化的效果好。在假孕期间，垂体与卵巢功能的抑制强于假绝经疗法。用药期间月经中期的 LH、FSH、P、E_2 水平均降低，失去正常的周期性，外源性的雌/孕激素和子宫内膜以及异位内膜上相应的受体结合，导致内膜萎缩，血管充血，水肿和蜕膜化等，继而使病灶发生坏死吸收。

（一）雌激素/孕激素诱发假孕疗法

1. **口服避孕药**　异位内膜组织中 ER 及 PR 的表达低于同一患者的在位内膜，受体染色发现异位内膜组织中 ER 及 PR 缺乏周期性的改变。有报道异位病灶中含有异常高水平的芳香化酶 mRNA（aromatase mRNA），可促进循环中的雄激素转化为雌酮（E_1），异位病灶中的 17β-羟甾脱氢酶-1（17β-hydroxysteroid dehydrogenase 1，HSD1）可催化 $E_1 \to$ 生物活性最强的 E_2，而 17β-HSD2 的作用则与之相反，它可催化 $E_2 \to E_1$，对子宫内膜异位症而言起着保护作用。但在异位病灶中 17β-HSD2 含量是降低的，因而失去此保护作用，使生物活性最强的 E_2 含量增加，有利于病灶的生长。以上事实表明异位病灶中激素调节功能失常，在治疗中外源性激素治疗就不能像对在位内膜那么有效。Kistner 于 1958 年首先应用口服避孕药治疗 EMT，此法系持续服用高效的雌/孕激素制剂，可使内膜细胞内甾体受体减少，降低 Gn 水平，抑制排卵，减少月经量，使内膜蜕膜化。形成一种高孕激素性的闭经（hyper-progestin amenorrhea），其所产生的变化与正常妊娠期相似，故名假孕，其中所含少量雌激素可以支持内膜血管增生维持闭经。意大利子宫内膜异位症研究组采用队列及病例对照研究比较了曾经服用口服避孕药和正在服用的妇女子宫内膜异位症的发病率，发现正在服药组子宫内膜异位症发病率高于有服药史者，两组 Odds 比分别为 1.8（95% CI 1.0～3.3）和 1.6（95% CI 1.1～2.4），其原因与下列因素有关：①服用避孕药期间正规月经周期次数多，增加发病机会。②服药期间痛经被控制，不易发现。③服避孕药者无生育要求，不进行不孕检查，以致不能及时诊断。

各种口服避孕药均可用来诱发假孕，以含去氧孕烯（desogestrel）150 μg + 炔雌醇 20 μg 的妈富隆（marvelone），和含孕二烯醇 75 μg + 炔雌醇 30 μg 的敏定偶（minulet），副反应较小，突破性出血发生少，且不增加体重，二者均具有高度孕激素受体结合力和生物活性。用法：每日 1 片，连续用药 6～9 个月，每次突破性出血后增加 1 片，以能维持闭经为止，有效剂量因人而异。也可周期性用药，即用药 21 d 停药 7 d，连续 6 个周期。

疗效：症状的缓解与否取决于能否维持闭经。部分患者在治疗的开始，病灶可扩大，症状加重，以后逐步减轻，其副反应和禁忌证与口服避孕药相同。缺点是停药后容易复发。

2. 单一孕激素　单用人工合成的高效孕激素，通过抑制垂体促性腺激素的分泌，造成无周期性的低雌状态，还可与细胞内的孕酮和雄激素受体结合，直接对异位病灶起抗雌作用。人工合成的孕激素与内源性雌激素共同起作用，造成高孕激素性的闭经和蜕膜化形成假孕。但由于内源性雌激素水平波动，突破性出血可高达 50% 左右，可加用少量雌激素以形成典型的假孕，此外，还有抑郁、乳胀、水潴留、食欲增加及体重增加等副反应。此法可用于对达那唑，GnRHa 禁忌者。常用的人工合成孕激素制剂可分为两大类：一为 C21 类孕激素，如 MPA 等；一为 C19 类孕激素，如内美通等，后者的雄性素作用较强。

（1）醋酸甲孕酮（medroxyprogesterone acetate，MPA）40 mg/d 或炔诺酮（norethindrone）30 mg/d 或醋酸炔诺酮（norethindrone acetate）15 mg/d。晚期无生育要求又有手术禁忌证的患者，可用长效醋酸甲孕酮（depot-MPA）100～200 mg，肌内注射，每月 1 次，疗程至少 6 个月。因不含雌激素，故无雌激素副反应，depot-MPA 具有吸收和排泄缓慢的特点，故适用于防止残留病灶的复发，但因药物吸收不稳定可引起不规则出血，亦不适用于在治疗后短期内有生育要求者。

（2）内美通：又名三烯高诺酮（nemestran，gestrinone，R2323），为 19 去甲睾酮的衍生物，化学成分为 13-ethyl-17hydroxy-8-9-dinor-17-pregna-4，9，lltrien，20yn-3-one。80 年代开始用于治疗子宫内膜异位症。它具有复杂的激素与抗激素的特性，与孕激素受体有较强的结合能力，与雄激素受体有较弱的结合力，其雄激素作用与炔诺酮相似，与雌激素受体结合的作用微弱、在体内起弱雌激素和雄激素作用，以及强孕激素和弱抗孕激素作用，为一适合治疗子宫内膜异位症的药物。研究表明内美通通过与调节基因表达的特异受体结合而对靶组起作用，可抑制垂体 FSH 与 LH 的分泌。与达那唑比较内美通用量小（每次 2.5 mg，达那唑 400～600 mg/d），和长效（每周两次），其副反应也小于达那唑，但达那唑价格较便宜。早在 1988 年，E_1-Roiey 等根据临床及实验结果推测，具有雄激素样的甾体可调节免疫功能。1994 年 Paola Vigano 等通过细胞培养发现内美通可明显抑制巨噬细胞功能，并可抑制淋巴母细胞增殖，以上作用呈剂量依赖性。这种免疫抑制功能的机制尚不十分明了，但可肯定与其雄激素性能有关。人类白细胞含有特异性糖皮质激素受体，内美通可与糖皮质激素受体发生较强的竞争性地结合，通过这一途径抑制淋巴细胞与巨噬细胞的免疫功能。实验研究内美通与达那唑结合受体的能力比较如下（表 7-5）。

表 7-5　内美通与达那唑受体结合能力的比较

受体	相对亲和力	
	内美通	达那唑
大鼠雌激素	0.2	< 0.1
大鼠孕激素	218	2

①用法：月经第 1 d 开始，2.5 mg 每周口服两次，持续 6 个月。如中途发生突破性出血时，可适当增加剂量，如每 2～3 d 服 1 片，至出血停止恢复每周 1 片。

②效果。

a. 疼痛消失：在治疗的第一个月，60% 妇女疼痛减轻或消失，治疗 4 个月 90% 的症状明显好转（表 7-6）。

表 7-6　内美通治疗盆腔疼痛的效果

作者	例数	治疗后疼痛好转率
Cohen	21	89
Coutinho	32	75
Henrion	18	100
Mettler	17	94

b. AFS 评分：Mettler 报道内美通治疗 6 个月后 AFS 评分从治疗前的平均 15.5 分降至 2.0 分，表明

病灶明显缩小。

c. 妊娠率：治疗后24个月的妊娠率为60%左右，略高于达那唑（表7-7）。

表7-7　内美通与达那唑治疗24个月后的妊娠率

药物	例数	妊娠数（%）
内美通	101	65（64）
达那唑	491	241（49）

d. 复发率：约12%~17%。

③副反应：内美通的副反应为体重增加（平均增加2.1 kg），头痛，多汗，多毛和不规则出血，停药后可自然恢复。此外，内美通可影响肝功能，用药前及用药过程中应定期检查肝功能。必要时应酌情减量或停药，内美通所致的肝功能损害是可逆的，停药后可自动恢复，为预防肝功能损害，可同时服用护肝药物。

（二）达那唑（danazol）

1970年代中期开始用于治疗子宫内膜异位症，至今仍为许多国家首选的药物。它是一种甾体衍化物，结构上类似雄激素，为17α-乙炔睾酮（17-α-ethinyl testoster-one），经肠胃道迅速吸收并迅速代谢，由尿及粪便排泄。口服400 mg后2小时达到血液最高浓度（200 μg/mL），平均半衰期为28 h，单次口服400 mg后60 h血浆浓度降至27.5 ng/mL。

1. 作用机制　①可与多种受体结合，因而具有多方面的功能，在周围循环内，可与性激素结合球蛋白（sex hormone-binding globulin, SHBG）结合，降低SHBG水平，使游离睾酮升高。在靶细胞内，可与雄激素受体结合，达那唑-激素受体复合物进入细胞核，合成新的蛋白质。②取代孕激素和考的索（cortisol）与皮质类固醇结合球蛋白（corti-costeroid-binding globulin）结合。③与细胞内雌激素不发生结合。④通过与甾体竞争活性酶，抑制肾上腺与卵巢甾体生成酶的作用。⑤在下丘脑-垂体水平，抑制中期FSH、LH峰，降低两者的基础水平，并直接作用于卵巢，抑制卵巢甾体生成能力，降低周围循环中的甾体水平，导致在位和异位内膜萎缩。⑥可直接与子宫内膜的雄激素和孕激素受体结合，抑制内膜细胞的增生。⑦达那唑的免疫调节作用，体外研究显示达那唑可通过睾丸素、孕激素和糖皮质激素受体，影响细胞内钙及cAMP/cGMP而发挥作用。经达那唑治疗后，体内自身抗体水平明显下降，同时体内免疫球蛋白IgG、IgM、IgA的含量也下降。Taketani报道达那唑可直接作用于腹腔液中还可抑制白细胞的增殖和巨噬细胞功能，抑制其合成IL-1、6及TNF-α的功能，经达那唑治疗后患者腹腔液中上述细胞因子水平降低。近年来体外细胞培养研究表明，子宫内膜异位症患者外周血中巨噬细胞能促进自身子宫内膜细胞的增生，在加入达那唑后，细胞增生作用明显受到抑制。

2. 用法　月经第一天，达那唑200 mg，每天2次，如无反应可增加剂量，最佳剂量为600 mg/d，持续6~9个月。在闭经开始后，用药期间血清E2水平维持在20~50 pg/mL。疗程长短取决于个体的反应和疾病的分期，对仅有腹膜种植而无卵巢内膜异位瘤者，一般3~4个月的闭经已足够使病灶完全退化。<3 cm的内膜瘤，疗程可延长至6个月，>3 cm时，常需6~9个月的疗程，但通常病变不能彻底消失，可用外科手术清除之。

3. 效果　治疗效果决定于用药的剂量和以血清E2水平反应的卵巢抑制程度。随着用药后闭经的开始症状即出现好转，疗程结束后约90%症状完全消失，腹腔镜下治愈率为70%~90%。妊娠率在800 mg/d时为50%~83%。停药一年的复发率为23%，以后每年的复发率约为5%~9%。

（1）卵巢抑制的反应：同绝经期症状，如潮热、多汗、阴道干燥、骨丢失等。

（2）雄激素的同化反应：与下列因素有关，SHBG与游离睾酮的比值；药物的雄激素活性和其代谢，药物与雄激素在受体结合部位的竞争。低剂量时，由于卵巢抑制不彻底继续合成甾体，并在周围循环中转化为睾酮，血中的SHBG又被达那唑所结合，导致游离睾酮增加，雄激素副反应也随之增加。当降低剂量以减少副反应的同时也降低了疗效。

鉴于上述不良反应，孕妇、痤疮、肥胖、肝功能不正常、动脉硬化或其他脂肪代谢异常者不宜应用。

表 7-8　达那唑的不良反应

1. 一般反应	2. 低雌激素症状	3. 雄激素同化作用
脂肪代谢异常	乳房缩小	痤疮
肝功能损害	抑郁	胎儿男性化
突破性出血	潮热	多毛
眩晕，头痛	失眠，易激动	食欲增加
水肿	多汗	皮肤毛发多油
肌肉痉挛，疼痛	阴道干燥	声音嘶哑
恶心，消化不良		体重增加
皮疹		

（三）GnRHa

为下丘脑神经元分泌的五种释放激素，即 GHRH、CRF、SRIF、GnRH、TRH 中的一种，为一 10 肽化合物，GnRH 的脉冲分泌，其分泌的节律和频率决定 Gn 的脉冲分泌，对性腺的正常功能起决定性的作用。灵长类实验，当 60~90 min 脉冲分泌 1 次时，对垂体起升调作用，可维持正常 FSH、LH 分泌水平，刺激卵泡和黄体正常发育及正常月经周期。提高脉冲频率至每 60~90 min，脉冲式分泌 5 次，或持续给药时，则起降调作用，使垂体 GnRHa 受体的敏感性降低，导致 FSH、LH 的分泌急剧下降，卵泡停止发育和闭经。

GnRH 在下丘脑和垂体处被血液循环中的肽链内切酶（endopeptidase）降解，在第 6 位甘氨酸和第 10 位亮氨酸（Glv6，Leu7）之间分裂，并使 9 位上的氨基酸裂解，其半衰期甚短，因而影响了临床的实用价值。通过改变 6 位及 10 位氨基酸的结构，人工合成的 GnRHa 类似物具有两种特性，即对垂体的 GnRH 受体有高度的亲和力，并可抵抗内肽酶的降解，而延长半衰期，包括人类在内灵长类试验发现 GnRHa 对卵巢无直接的作用，外源性 Gn 可完全解除其对卵巢的抑制。长效制剂可维持 4 周的有效浓度，在应用的早期，认为此化合物有促进妊娠的作用，故命名为 GnRH 促效剂（GnRH agonist）。后来明确在用药两周后，可出现短暂的 FSH、LH 升高，继之急剧下降，主要起垂体的降调节作用。常用的制剂和用法见表 7-9。

表 7-9　GnRHa 治疗子宫内膜异位症常用的制剂和用法

亮丙瑞林	3.75 mg/4 w	肌注
那法瑞林	0.4~0.8 mg/d	喷鼻
戈舍瑞林	3.6 mg/4 w	皮下
布舍瑞林	900~1 200 μg/d	喷鼻
醋酸布舍瑞林	200~400 μg/d	皮下
曲普瑞林	3.75 mg/4 w	皮下

药物的疗效因个体而不同，剂量可有增减，一般而言，美国多用布舍瑞林 900~1 200 μg/d 喷鼻，但也有报告认为喷鼻可因鼻腔充血，吸收常不稳定。疗程不超过 6 个月为宜。当出现严重低雌激素状况时，疗程应相缩短。治疗效果与达那唑相近。症状完全缓解率 > 50%，部分缓解率 > 90%，病灶缩小及腹腔镜评分减少约 50%。

1. 不良反应　主要为垂体-卵巢轴功能低下，雌激素水平降低所引起的类似经绝期综合征的表现。如潮热、多汗、血管舒缩不稳定、乳房缩小、阴道干燥等为常见的反应，约占 90% 左右，一般不影响继续用药。严重雌激素减少（E_2 < 20 pg/mL），可增加骨中钙的吸收，而发生骨质疏松症（osteo-porosis），其严重程度因人而异，多于停药后恢复。原有偏头痛和抑郁者，不宜应用，以免加重原有症状。近来大量报道提出反加（add back）方法来解决低雌反应，推荐反加方案（表 7-10）。不少报道提出开始用药的同时每日服用倍美力 0.3~0.625 mg + 甲羟孕酮 2.5 mg，或替勃龙片 1.25 mg/d，可免除低雌反应，延长疗程，增加患者用药的顺应性，而且不使病灶发展也不降低疗效。Howell 等随机病例对照研究 GnRHa 合并激素补充疗法减少低雌激素症状，结果发现单用 GnRHa 和加用激素补充治疗，两组潮热多汗发生率分别为 100% 和 40%（$P < 0.05$），性欲减退分别为 47.8% 和 17.4%（$P < 0.01$），阴道干燥及

头痛反加组显著减少，骨质丢失分别为 –3.9% 和 –1.5%（P < 0.05），由于疗程一般不超过 6 个月，低雌反应为可逆的（表 7-10）。

表 7-10 推荐反加方案

GnRHa	反加	骨密度测定
< 3 个月	不需	不需 *
3 ~ 6 个月	需要	高危患者进行
> 6 个月	必需	每 6 ~ 12 个月进行
重复用药	不详	用药前

注：*：多数作者认为初始治疗时即可开始反加。

2. 用法　长效制剂于月经来潮的第 1 ~ 5 d 之间开始用药，每个用药期宜定期检测 E_2 水平来指导用药剂量，至于 E_2 需到何种水平才能表明用药的最佳剂量，以及临床疗效是否与雌激素低下的严重程度一致等问题，目前尚不甚清楚。Barbieri 报道不同组织的雌激素阈值不一，根据子宫内膜对达那唑的反应，一般在治疗期间 E_2 浓度以 > 20 pg/mL 至 < 60 pg/mg 之间为宜。

（四）他莫昔芬

1971 年 Klopper 等首先将他莫昔芬（tamoxifen）用于诱发排卵，随后 Harbe 等用于治疗子宫内膜异位症。系一种非甾体类的雌激素受体调节剂，具有正常卵巢功能的妇女服用 TAM 时，与雌激素竞争雌激素受体，降低雌激素的净效应，可刺激孕激素的合成，起到抗雌作用。当卵巢功能低下时，TAM 表现为弱雌作用。

1. 用法　10 mg，每天 2 ~ 3 次，连续服用 3 ~ 6 个月。
2. 不良反应　为潮热、恶心、呕吐、水肿、阴道炎和抑郁等雄激素反应，但反应比达那唑轻。长期应用可能对子宫内膜起雌激素的刺激作用，而引起子宫内膜增生，甚至子宫内膜恶变等。用药过程中应定期随访，并应严格选择病例，高危对象应选用其他方法。

（五）米非司酮（mifepristone）

1980 年代初，由法国 Roussel-Uclaf 厂在合成甾体激素过程中的一个中间产物，为人工合成 19 去甲基睾酮的衍生物。具有强抗孕激素作用，它与子宫孕酮受体的亲和力比孕酮高 5 倍。此外，还有抗糖皮质激素和抗雄激素作用，与雌激素受体无亲和力，也不与血浆 SHBG 结合。RU486 治疗子宫内膜异位症的作用机制主要是其抗孕激素作用，用药后造成闭经，使病灶萎缩，疼痛缓解。不良反应轻，疗效好，是一种颇有希望的治疗方法。

1. 用法　Kettel 报道用 50 mg/d 连续 6 个月，在用药的第一个月即闭经，用药期间症状消失，约 50% 患者雌激素保持在生理水平。由于其抗皮质激素作用，国内试用低剂量，每日 10 ~ 12.5 mg，连续 9 ~ 120 天，用药期间因闭经疼痛症状停止，但停药后短期内复发且复发率高。对卵巢子宫内膜异位囊肿效果不佳。
2. 副反应　主要为抗皮质激素的反应，Kettel 报道，当剂量在 50 mg/d 时，无抗皮质激素作用。当剂量增大时，可出现抗皮质激素作用。其他副反应有恶心、呕吐、头晕和疲倦等。

（六）疗效比较

见表 7-11。

1. 症状改善　至今，尚缺乏大样本，严格病例对照，前瞻性报告，所作比较多以患者疼痛及妊娠作为疗效评定标准。以下收集经二次腹腔镜进行 AFS 评分的结果。

2002 年 Rice VM 报告，经腹腔镜确诊后，用口服避孕药与 GnRHa 对比治疗子宫内膜异位症 57 例，治疗 6 个月后，比较痛经、性交痛及慢性盆腔痛等方面的效果，发现两者的效果相近，口服避孕药对痛经效果较好，而 GnRHa 对性交痛较明显。

表 7-11 不同药物的疗效

内分泌状态	方法剂量	AFS 评分降低（%）	疼痛减轻（%）
低雌激素	Nafarelin 200 μg IN bid × 6 个月	45	80
	Beuserelin 900 μg/d IN × 6 个月	51	—
	Leuprolide acetate 3.75 mg/4 周 SC × 20 周	89	—
	Goserelin 3.6mg 皮下埋植 × 6 月	50	69.9
高雄激素	Danazol 400 ~ 800 mg/d × (6 ~ 9) 月	58	75
高孕激素	甲孕酮 0 ~ 50 mg/d × (6 ~ 9) 月	68	85
炔诺酮	30 mg/d × (6 ~ 9) 月	53	70 ~ 80
内美通	2.5 mg/3 ~ 4 d × (6 ~ 9) 月	63	85

2. 复发 前已述及，子宫内膜异位症是一种不易根治的疾病，除根治性子宫及双侧卵巢摘除外，其他的治疗均有相当高的复发率。Babieri 分析 5 年随访的总复发率为 33%，轻症为 22%，重症为 50%。

（七）达那唑与 GnRHa 的安全性比较

Wheeler 等从多方面观察了达那唑和 GnRHa 的安全性，发现在生命体征、身高等方面，二者均无明显的改变，但达那唑的体重增加较 GnRHa 明显，用药后体重分别增加（22.5 + 2.7）kg 和（9.0 ± 2.7）kg（$P < 0.001$）。其他如失眠，潮热，性欲减退等低雌激素症状则以 GnRHa 显著。经双光子吸收法检测骨密度的结果，在用药 6 个月，二者骨密度分别降低 2.57% 和 0.4%（$P < 0.001$）。脂肪代谢方面，总胆固醇和低密度脂蛋白改变两组无显著差异，高密度脂蛋白含量两组间有明显差异（$P < 0.001$）（表 7-12）。

表 7-12 达那唑与 GnRHa 的副反应的比较

副反应	GnRHa	达那唑
失眠（%）	17	6*
体重增加（磅）	2.0 ± 0.6	5.0 + 0.6**
血管扩张（%）	84	54 *
性欲减退（%）	13	48 *
水肿（%）	5	18 *
骨密度降低（%）	−2.57	−0.4**
总胆固醇（%）	91	87
高密度脂蛋白	90	41 **
低密度脂蛋白	87	69

注：*：两组比较 $P < 0.05$；

**：两组比较 $P < 0.001$。

脂肪代谢方面，两组总胆固醇在用药后的浓度无显著性差异，有学者提出激素补充治疗可以减少副反应，而不影响疗效是值得推广的方法。

（八）来曲唑

近年来，大量文献报道芳香化酶抑制剂 - 来曲唑（letro-zole）通过其可降低血液和局部组织中雌激素的水平的作用，对缩小异位病灶的体积和减轻盆腔疼痛症状有良好的效果。

Ferrero S 等综合近年文献共 251 例来曲唑与口服避孕药，和来曲唑与 GnRHa 合用对痛经和术后复发率的观察，结果认为单一来曲唑虽可获得疗效，但由于长期服用可导致低雌激素并发症。合并口服避孕药则副反应低。不理想之处为停药后短期复发。来曲唑合并 GnRHa 也可获得良好止痛效果。两组满意度比较，前者患者满意度为 64.7%，后者为 22.2%。来曲唑合并 GnRHa 比单一 GnRHa 效果好，Badawy AM 等报道来曲唑 2.5 mg/d 连续用药 12 周与 goserelin 3.6 mg 治疗子宫腺肌瘤的效果，结果两组对子宫腺肌瘤体积缩小的效果无明显的差异。在治疗后 4、8、12 周两组子宫体积大小分别为 20.1 cm 和 21.7 cm，15.4 cm 和 15.1 cm，13.0 cm 和 11.7 cm。

来曲唑用法为 2.5 mg/d 连续用药 6 个月。口服避孕药，也可用醋酸炔诺酮（norethindrone acetate）2.5 mg/d 连续用药 6 个月。

如前所述，从理论上讲，芳香化酶抑制剂不失为当前治疗子宫内膜异位症的一个新的尝试和方向。Colette S 等认为目前治疗方法均不能完全治愈子宫内膜异位症，仍存在较高的复发率。芳香化酶可使雌激素水平增加，导致 PGs 增加。芳香化酶抑制剂是一种有效的治疗新方法。但经过近年来的临床应用，由于标准不易统一，设计不够完善，证据不足，并非如当初预期的那么理想。

（九）选择性孕激素受体调节剂（selective progesterone receptor modulators，SPRMs）

子宫内膜异位症为一雌、孕激素依赖性疾病，在其影响下通过复杂的细胞因子的作用，发生局部血管新生，炎性反应，细胞增殖分化，组织出血等而导致一系列症状。药物治疗的目的是创造一个无周期性的低雌激素环境，现有的各种治疗药物均可减轻症状，但往往因为药物的副反应而终止治疗。德国 Jenapharm GmbH and Co K G.（Jena Germany）于 2000 年合成一类孕激素受体的配体（progesterone receptor ligands），在体内具有孕激素促效剂及拮抗剂作用，称为选择性孕激素受体调节剂。这一类制剂有 J867，J956，J912 及 J1042，其化学结构式如图 7-1 所示。

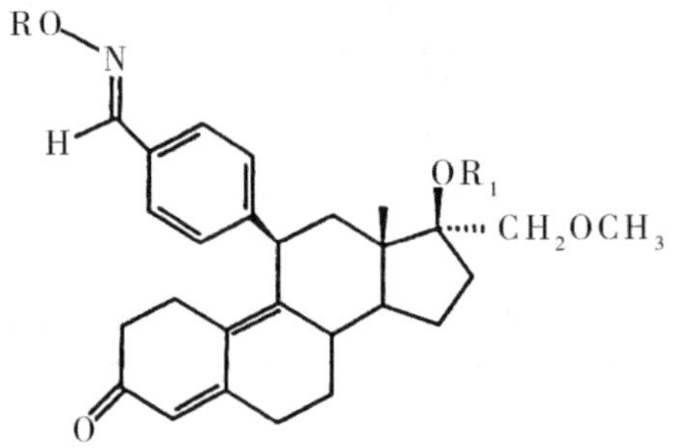

图 7-1　选择性孕激素受体调节剂的化学结构式

SPRMs 对 PR 具有高亲和力（表 7-13）。

表 7-13　SPRMs 对孕荷兰猪相对亲和力及引产活性的 ED50

药名	相对亲和力（%）		引产活性（ED50）mg/ 动物 / 天
	PR	GR	
RU486	506	685	3.8
Onapristone	22	39	−3.0
J867	302	78	> 100
J956	345	154	20
J912	162	76	> 100
J1042	164	42	> 100

注：荷兰猪孕 43～44 天 sc，孕 50 天尸体解剖；
RU486：代表孕激素，onapristone：代表孕激素拮抗剂；
PR：（兔子宫）孕激素 = 100%，GR：（鼠胸腺）地塞米松 = 100%。

由表 7-13 可知，SPRMs 与孕酮抗体有高度亲和力，与孕酮及孕酮拮抗剂比较，SPRMs 对不同的动物模型具有明显的不同的作用，在无孕酮作用下可起弱孕酮作用，在有孕酮时，则起弱抗孕酮作用，此特性在子宫内膜上表现尤为突出。与孕激素拮抗剂显然不同的是 SPRMs 对妊娠动物的引产作用非常微弱。图 7-2 是在动物模型体内孕激素受体配体孕激素拮抗与促效谱。

图右侧奥那司酮与 ZK230211 为纯孕酮拮抗剂，左侧 R5020 及 P 具最大 PR 促效活性。SPRMs 的活性居中，其中 J1042 孕酮促效活性最强。

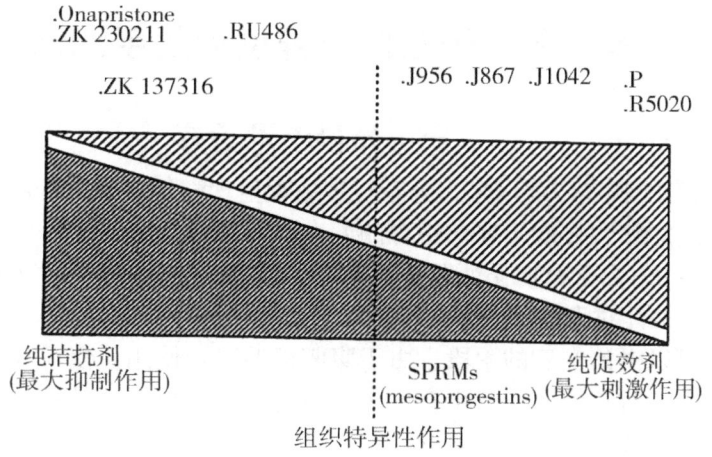

图 7-2 动物模型（荷兰猪、大白兔、大鼠）体内 PR 配体的拮抗与促效活性

SPRMs 对卵巢甾体分泌的影响则因动物的种类而异，实验表明它不能抑制灵长类早期卵泡的生长和 E_1 的分泌，与纯孕激素拮抗剂相比 J1042 对子宫内膜的作用大于对 H-P-O 轴的作用，其抗排卵的作用则不及纯孕激素拮抗剂强。

SPRMs 具有抑制子宫内膜的作用，其作用机制主要为抑制子宫螺旋动脉生长。正常情况下，人类子宫螺旋动脉的生长高峰体功能旺盛的分泌期。此时，内膜血管生成作用增强，在 SPRMs 作用下，螺旋动脉发生退行性变，内膜缺血变薄，腺体变性，上皮细胞有丝分裂降低，间质致密，其作用机制虽不十分清楚。推测还可能与下列因素有关：①阻滞孕激素促使螺旋动脉的生成作用。②抑制雌激素促进内膜血供的作用，使子宫内膜腺体的有丝分裂活性降低。③间质内生长因子的降调作用。④人类及猕猴试验发现 SPRMs 可显著地诱导内膜腺体及间质中雄激素受体（AR）表达增加。正常情况下，灵长类内膜间质中有弱 AR 表达，外源性雄激素可抑制人类女性生殖系统的功能，特别是诱发子宫内膜的退变。SPRMs 可使内膜中 AR 表达增高，从而抑制了内膜的增殖。

与孕激素不同，SPRMs 具有选择性地抑制雌激素依赖性子宫内膜的生长，从而导致可逆性闭经。此特性提供了用来治疗子宫内膜异位症的根据。首先受到影响的是子宫螺旋动脉，起到子宫内膜特异性抗增殖效应。由于对子宫血管的抑制作用，在应用 SPRMs 过程中还具有无不规则出血的优点，而这一副反应正是孕激素治疗容易发生突破性出血的缺点。此外，SPRMs 可直接作用于异位病灶而抑制病灶的发展。前已提到在应用 SPRMs 过程中卵巢分泌雌激素的功能仍可维持，因而在用 SPRMs 过程中也不会出现雌激素缺乏症状，如血管运动功能和骨丢失等。与当前研究的芳香化酶抑制剂（aromatase inhibitor）和雌激素受体选择剂（selective estrogen receptor modulator，SERM）治疗子宫内膜异位症比较，可不需反加雌激素，SPRMs 可高度选择性地抑制子宫内膜对雌激素的反应。SPRMs 代表了在治疗子宫内膜异位症和其他有关妇科疾病的一个新的概念，尽管其终止妊娠的作用不强，但却具有抑制子宫内膜发育，造成可逆性闭经。关于 SPRMs 对子宫内膜异位症的治疗是否确实优于其他药物，还有待进一步的研究。

（十）绝经后子宫内膜异位症的治疗

一直以来认为子宫内膜异位症是一种雌激素依赖性的疾病，因此认为绝经期后由于卵巢功能的减退，血中雌激素水平降低，异位病灶可以自然萎缩。但近来有报道绝经期后的子宫内膜异位症不易诊断，治疗比较复杂。有恶性病变可能，主张应以手术治疗为首选，对手术有禁忌者可用药物治疗，芳香化酶抑制剂可作为首选药物。

（十一）释放左旋炔诺酮节育器

治疗盆腔痛，特别药物或手术失败的患者，放置此种 IUD 后 3 个月，疼痛的缓解率为 50%，6 个月后疼痛缓解率为 60%，22 个月后为 70%。缺点是部分患者可能出现不规则出血。

第六节 子宫内膜异位症的手术治疗

一、外科手术治疗

自19世纪确立子宫内膜异位症以来,至今对其病理生理学仍未最终阐明,因而对其处理也存在许多不一致的观点,对晚期症状明显或不要求生育的妇女,其治疗方法一致,而对早期病变的年轻妇女合并不孕症的处理则看法不一,由于目前循证医学证据十分有限,使得对外科手术的治疗效果目前尚无定论。目前,治疗的目的主要是针对疼痛和不孕。

外科手术是唯一可以根治本病的手段。由于腹腔镜的普及使用,使得本病得以早期诊断,加上其与不孕的密切关系,因此,对年轻而又有生育要求的患者来说,保守性的外科治疗越来越显得重要。保守性手术治疗的目的大致有以下几点:

(1)清除病灶和粘连。
(2)恢复正常解剖关系。
(3)止血。
(4)非创伤性和整形手术。

保守性外科手术始于1960年,当时的手术范围系以保留卵巢为标准,根治性手术指子宫和双侧附件切除术。目前,则以保留患者的生育功能为标准。手术的途径也由过去唯一的开腹途径转变为以腹腔镜为主手术的手术方式。近来,更发展了腹腔镜下的显微手术,其中显微激光、显微超声以及显微电外科等的应用使得手术更加精细准确和彻底。

(一)手术指征

1. 疼痛 疼痛指慢性盆腔痛、性交痛和痛经。腹腔镜诊断子宫内膜异位症的疼痛发病率为4%~52%,其中仅9.1%表现为渐进性疼痛加重,约51.4%无典型的渐进性疼痛。疼痛的程度与病变的rAFS分级无关,而与病灶的深度和范围相关。深层的病灶浸润到肌纤维组织可致疼痛,直肠子宫陷凹内的病灶可有触痛,疼痛的程度与病变组织的代谢活性如分泌PGs和病灶的免疫活性有关,早期病变的症状可比晚期的症状重。此外,疼痛还受卵巢内分泌的影响,故摘除卵巢或抑制卵巢的功能可以治疗疼痛,摘除病灶也可有效地治疗疼痛。2009年的一篇Cochrane系统评价纳入了5项随机对照研究,认为与仅行诊断性腹腔镜相比,轻度子宫内膜异位症患者行腹腔镜手术可改善疼痛的结局;但研究中纳入的重度子宫内膜异位症患者极少,因此该结论尚不能应用于这部分患者。

2. 包块 因卵巢异位瘤、肠或阔韧带内的异位包块,直肠子宫陷凹内的异位结节和粘连的子宫而行腹腔镜检,发现其中约0.04%为恶性肿瘤,故应根据患者的年龄、包块大小和性质、患病时间以及B超诊断等仔细选择患者。包块大小与性质有关,据报告<5cm者,约1%为恶性;5~10cm者,有11%为恶性,>10cm者恶性占72%。在一组433例囊性包块的腹腔镜检中,20.8%(90/433)为子宫内膜异位瘤,1.2%(5/433)为卵巢癌,0.9%(4/433)为边界瘤,其余为功能性或其他良性病变。

3. 不孕 子宫内膜异位症并发不孕的患者,手术是否为首选治疗意见不一致,如对仅有色素沉着的极早期病变或小的异位灶,手术能否改善受孕率和减轻疼痛,意见不一。反对的意见认为表浅部位的手术非但无效,相反还会造成粘连等不良后果,且显微病灶又无法彻底清除。主张实行手术治疗的意见则认为子宫内膜异位症患者不孕症的发病率确实高于正常妇女,且由于子宫内膜异位症的免疫发病机制对腹腔内环境的改变可干扰生殖。因此,在及时实行腹腔镜检在确诊本病的同时,还可发现其他不孕的原因,并进行必要的病灶清除,以改变腹腔内环境,有利于生殖。如伴有疼痛者,则更应及早进行手术。2010年的一篇Cochrane系统评价纳入了2篇随机对照试验,结论认为与仅行诊断性腹腔镜相比,轻度子宫内膜异位症患者行腹腔镜手术可能改善将来的生育功能。

(二)手术治疗的要求

(1) 术者必须掌握盆腔正常和异常的解剖知识,并具备足够的临床经验。

(2) 掌握显微外科技术的应用,非显微手术所引起的炎症和损伤以及电凝等造成的局部缺血,可干扰腹腔内纤溶平衡而发生粘连。显微手术可将这些反应减小到最低程度,从而提高手术的成功率。开腹手术操作同常规外科手术,本节省略。

二、腹腔镜手术治疗

20世纪80年代内镜开始用于治疗子宫内膜异位症,最初由于下述问题使其应用受到限制。

(一)面临的限制

(1) 立体感不够,不能了解病变的深度。

(2) 不能通过触诊了解病变的深度和广度。

(3) 远距离操作,不易达到精细的要求。

(4) 所用器械不及显微外科精密,不能进行精细的分离和切割。

之后,由于设备的不断改进,诸如高分辨率的录像没备,显微激光超声等手术器械的创新,使上述问题得到解决。目前,腹腔镜已几乎取代了常规外科手术。腹腔镜对保留性的手术的优点更为突出,损伤小恢复快,手术野清晰,有利于生殖功能的恢复,住院时间短且经济。但在某些复杂的条件下修复重建的效果尚不一定比显微外科手术方便。

(二)手术的种类

(1) 电外科手术:常用的有单极和双极电凝,单极电凝切割和分离的效果较好,尖头电凝器视野清楚,操作准确,但对周围组织的损伤可达 3~5 cm 的范围。双极电凝的电流仅限于两个电极之间,且电流量仅单极电凝的 1/3,周围组织受损的范围为 1~2 cm。

(2) 热凝手术:由德国 Semm 于 1962 年发明,其所产生的温度为 90~120℃ 之间,其原理是用热的破坏性结果加速凝固的作用,主要是通过蛋白的热感应起作用。通常的高频电凝在封闭的腹腔内如维持 20~30 s,其最低输出温度约为 100 W 灯泡的热度,对邻近组织可起破坏作用。热凝系统主要是通过电流来增加温度,人体与电流无直接接触,避免了电流的危害。此装置可预选 90~120℃ 温度,热凝后,组织蛋白首先变成一种胶状物,随着温度升高,胶质干燥炭化,而无电凝后的纤维蛋白渗出及结痂等变化,热凝的作用类似煮鸡蛋白的反应,因此不易发生粘连。主要不足之处是无显微手术器械,器械头散热慢。

(3) 激光手术:为生殖道最新的外科手术模式,但由于价格昂贵,其效果也不一定全面优于常规外科手术。但手术的精细准确,良好的止血及切割效果和最低的损伤程度为其主要优点,已成为目前发达国家比较普遍使用的手术方式。常用的激光有 CO_2、氩(Argon)、磷酸钛钾(potassium-titanyl-phosphate,PTP)和 Nd-YAC 等几种。CO_2 激光波长较长,可气化,光线聚集时可作切割,低密度时可作凝固。由于是光束,故需一弯曲的支臂传递光束。缺点是烟雾多,凝固力弱。几种激光的穿透深度为:CO_2 0.1 mm, Argon 0.3~1 mm, PTP 0.3~1 mm, Nd-YAC 3~4 mm。

(三)腹腔镜手术方法

1. **表浅异位病灶的处理** 小而表浅的病灶可用单或双极电凝,热凝或汽化,尽量将病灶提起,以免损伤周围组织。如能将病灶切除后加凝固效果最好。大的病灶可先行水分离,继用剪刀或激光在周围的正常腹膜上进行操作,同样应将周围腹膜提起,使视野清晰,以免损伤邻近器官。遇有粘连时,先用器械将粘连带挑起,再切断(图 7-3、图 7-4)。

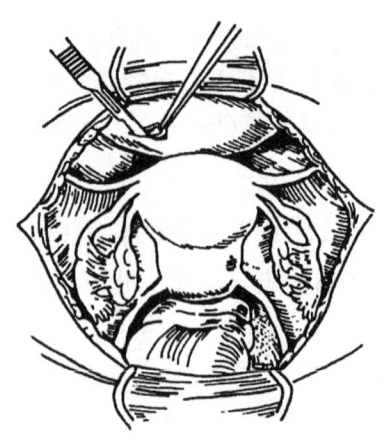

图 7-3 腹膜表浅病灶激光刀切割，也可用电凝清除

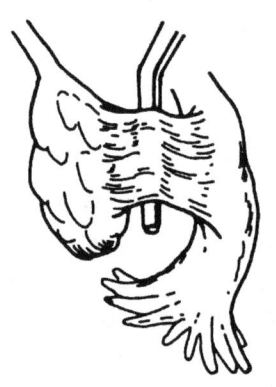

图 7-4 粘连分离术
致密粘连带内有血管时，先用器械将粘连带挑起，确证无邻近组织在内，电切（或激光）切断

2. 直肠子宫陷凹封闭的处理　直肠子宫陷凹封闭提示有直肠阴道深部的病灶，可分为部分封闭和完全封闭。腹腔镜下正常直肠子宫陷凹，可见阴道后穹隆和直肠两处膨起。部分封闭时，后穹隆膨起部分消失，直肠膨起升高，与宫骶韧带粘连。完全封闭时后，穹隆膨起全部消失，直肠膨起与子宫粘连（图7-5）。部分封闭表示腹膜下有深层种植病灶，使直肠位置改变。深层的病灶多位于阴道上段、直肠前壁、直肠阴道空隙、直肠阴道间隔和骶骨韧带上。当直肠子宫陷凹完全封闭时，常与周围器官粘连。施行手术前应首先明确患者的治疗目的，如为解除疼痛，则应将病灶整块切除。深层直肠阴道间隔的种植病灶，可与后穹隆切开联合进行。如因不孕，则需以恢复子宫、输卵管和卵巢的解剖和生理功能为主。手术中应仔细辨认邻近器官的解剖，无论用什么种类的手术处理异位病灶，均应从表浅到深层，并尽量将病灶提起，以免损伤邻近器官。最后尽可能地将创面进行腹膜化，预防术后粘连。

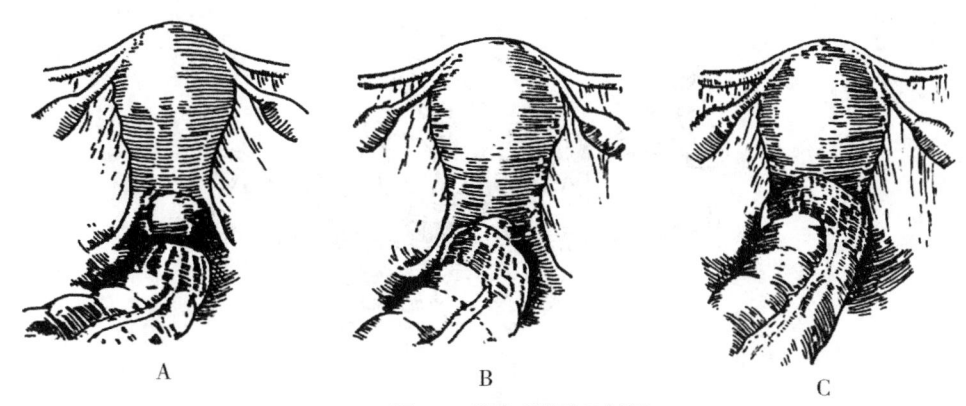

图 7-5 子宫直肠陷凹封闭
A. 正常直肠子宫陷凹，可见阴道后穹隆与直肠两处膨起；B. 部分封闭，后穹隆膨起部分消失，直肠膨起升高，与宫骶韧带粘连；C. 完全封闭，后穹隆膨出全部消失，直肠膨起与子宫粘连

深层直肠阴道间隔种植病灶的手术步骤：
（1）用直肠子宫陷凹举器将阴道后穹隆举起（图 7-6、图 7-7）。
（2）单极电凝或激光分离结节。

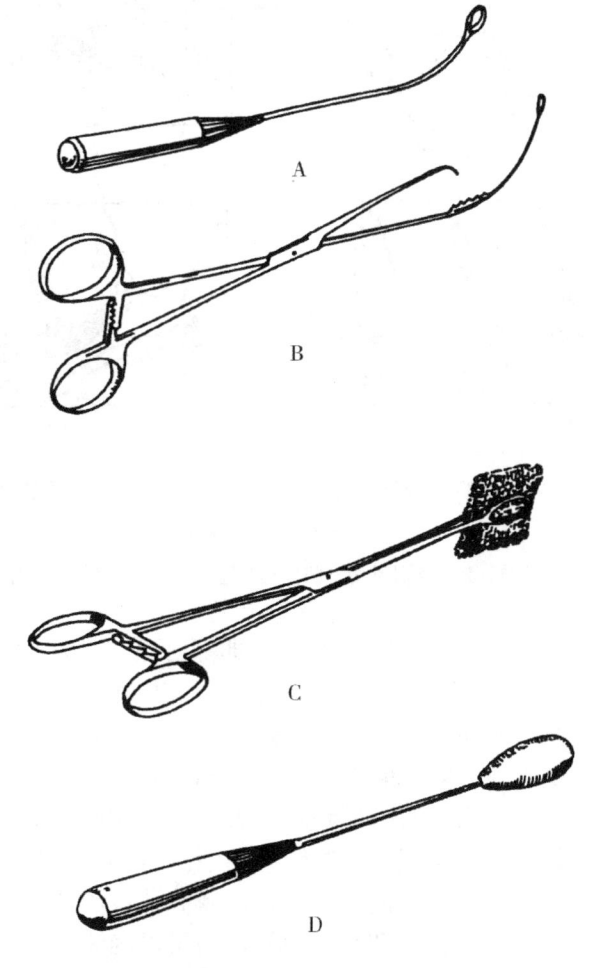

图 7-6 子宫直肠陷凹举器
A. 钝刮匙；B. 子宫举器；c. 阴道用海绵钳夹、纱布块；D. 直肠内举器

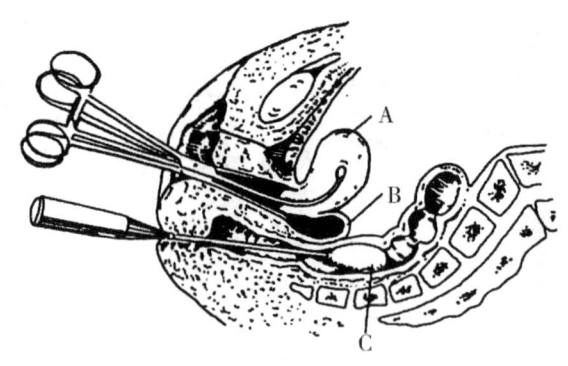

图 7-7 暴露子宫直肠陷凹
A. 子宫举向前方；B. 暴露后穹隆膨起；C. 将直肠拉离子宫及阴道

（3）切开阴道后穹隆，将结节完整地取出。
（4）缝合穹隆（图 7-8）。

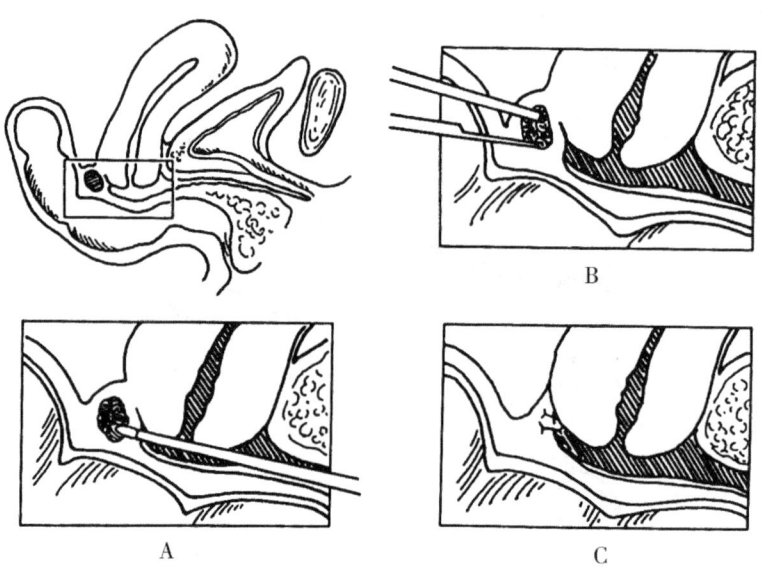

图 7-8 直肠阴道间隔中深层种植病灶腹腔镜与后穹隆切开联合摘除术
（小方格内示病灶所在部位）
A. 分离结节；B. 经阴道切开将病灶完整取出；C. 缝合阴道切口

3. 卵巢子宫内膜异位瘤（巧克力囊肿）手术　卵巢子宫内膜异位瘤约占子宫内膜异位症的 50%～70%，其病变表现与其他部位不同，Sampson 指出："卵巢子宫内膜异位瘤的组织学变化在同一个囊肿内可以不同"，除月经血回流外，囊肿破裂后的直接种植也是其散播的方式之一。Chemobilsky 等报道在卵巢异位瘤中有各种上皮成分，Nissole Pochet 等在 113 例卵巢子宫内膜异位瘤中发现 18% 为囊肿上皮，47% 为输卵管纤毛上皮，其余为子宫内膜和间质组织。Martin 等报道，约 47% 的巧克力囊肿确诊为子宫内膜异位症，27% 为黄体，12% 组织学无法明确诊断。Vercellini 提出以下四个组织学成分中具有两个者即可诊断卵巢子宫内膜异位瘤：子宫内膜上皮，内膜腺体或腺体样组织，内膜间质，载含铁血黄素的巨噬细胞。根据其诊断标准，约 98% 的卵巢内膜异位瘤可以确诊。但 Fayez 等在 60 个囊肿内未发现一例子宫内膜上皮，可能与取样有关。Nezhat 等根据囊肿的外观，囊肿的内容物和是否容易剥离等将卵巢子宫内膜异位瘤分为两类：第一类为真正的内膜异位瘤，其来源与盆腔内种植的异位病灶相同。囊肿一般较小（＜2 cm），内含黏稠棕色物质，不易摘除，往往需要部分切除。显微镜下多可见到子宫内膜上皮，壁内纤维组织增生，粘连甚紧。第二类为由卵巢皮质异位侵犯至卵泡囊肿或黄体囊肿，一般囊肿较大。囊内容物为棕色或血性或黄色，呈胶状凝块。囊壁与卵巢容易分离，异位的病灶多在表面，很少侵犯到囊壁内。组织学上可见有黄素化和出血，而无子宫内膜上皮，从组织学角度不能诊断为卵巢内膜异位瘤。

（1）腹腔镜下卵巢内膜异位瘤穿刺术：为最简单的手术，适用于小的或粘连紧密不能剥离的囊肿。

①于囊肿最突出点进行穿刺，吸出囊内液体。

②将囊内和盆腔内冲洗干净。

③电凝或激光破坏囊壁（图7-9）。

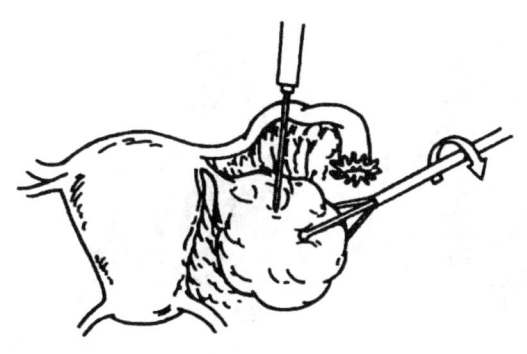

图7-9 卵巢子宫内膜异位囊肿穿刺术

固定囊肿，于最突出点穿刺

（2）卵巢异位内膜瘤开窗术：

①于囊肿最突出点行一电凝带，沿电凝带做一切口。

②吸出囊内容物，冲洗干净。

③电凝切口边缘止血，保留切口开放。

④冲洗。

（3）囊壁剥离：

①同第（2）条的①、②。

②清除囊内容物，边操作边冲洗和吸引。

③分离囊壁与卵巢皮质。

④用抓钳抓住囊壁，顺一个方向扭转。

⑤囊壁全部扭除后，电凝止血。

⑥切口保留开放或缝合（图7-10）。

⑦如囊壁与卵巢不易分离时，找到分界线，用抓钳夹住囊壁提起，看清分界面，用尖头电凝或激光仔细进行分离（图7-11）。

（4）卵巢部分切除术：囊肿较大，粘连较紧，不能剥离干净时，可考虑卵巢部分切除术。

①于囊肿底部与卵巢交界处，电凝或激光切割囊肿。

②尽量保留正常卵巢组织。

③如估计保留的卵巢组织过少，可留下部分囊壁。

④电凝残留囊壁，以防复发。

⑤缝合卵巢。

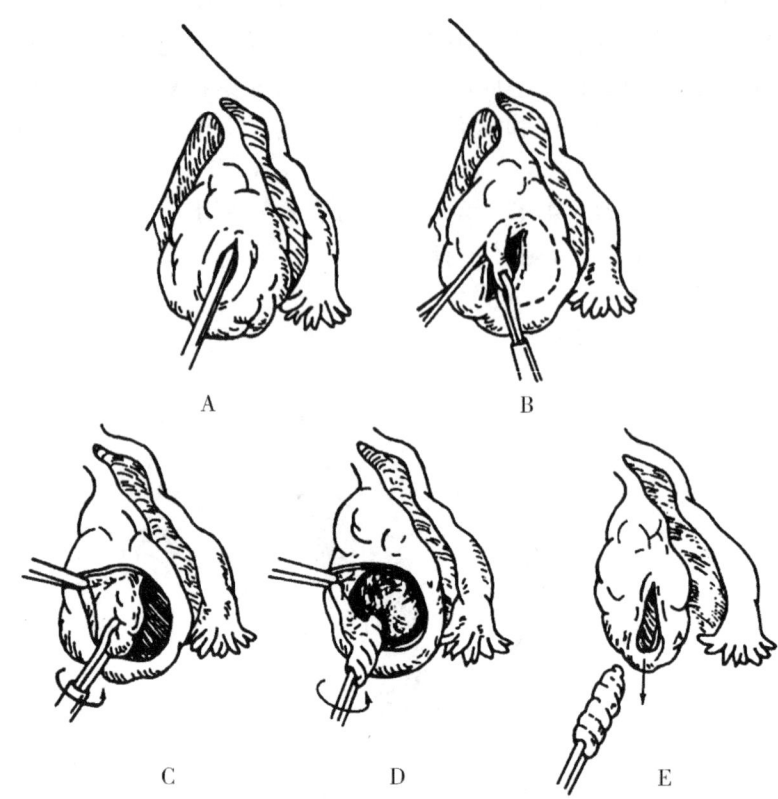

图 7-10 卵巢子宫内膜异位囊肿剥离术

A. 电凝或激光切开囊壁；B. 沿切口切除部分囊壁；C. 夹住囊壁按箭头方向扭转；D. 囊壁底部已扭出；E. 囊壁完整取出

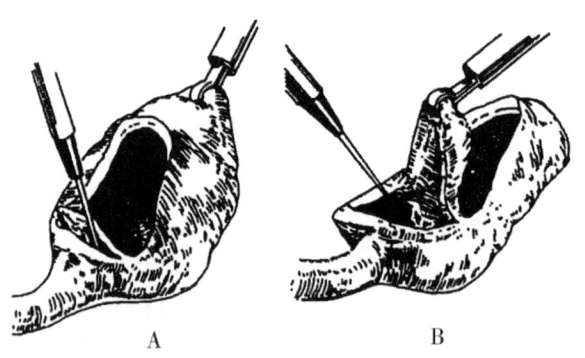

图 7-11 囊壁与卵巢组织粘连分离术

A. 用尖头单极电凝（或激光）找到囊壁与卵巢分界线，于此处开始电凝（或激光）进行分离，为减少出血，可从卵巢固有韧带处开始；B. 边分离边电凝止血，注意将囊壁向反方向牵拉

（5）卵巢摘除术：仅用于卵巢组织已完全被异位内膜组织破坏，且粘连严重无法行卵巢部分切除的情况下。手术操作与其他卵巢囊肿摘除相同。

①抓钳提起卵巢，暴露囊肿蒂部。

②于蒂部结扎三次。

③于第二、三结之间电凝切割下囊肿。

④电凝蒂部止血和防止粘连。

⑤囊壁可换大号穿刺器取出，必要时也可先捣碎后再取出（图 7-12）。

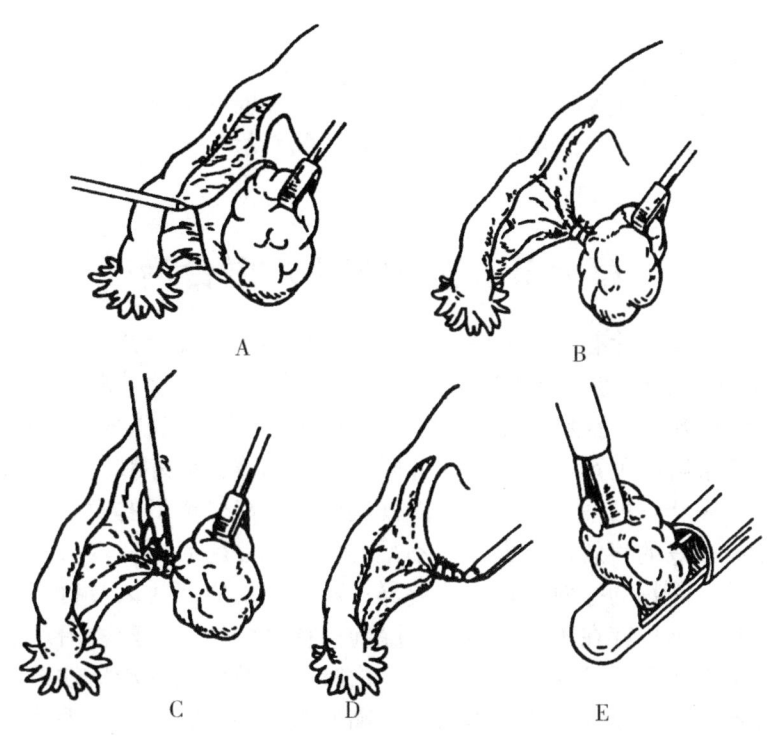

图7-12 腹腔镜下卵巢子宫内膜异位囊肿与卵巢摘除术
A. 夹住卵巢于蒂部行套扎法结扎第一个结；B. 第二个结扎已完成；
C. 进行第三个结扎；D. 卵巢已摘除电凝残端；E 经捣碎器将卵巢取出

（6）骶前神经切除术：主要用于解除盆腔正中的疼痛，可以消除子宫痛经的因素，而不能促进生育或减少月经过多。此手术虽不能促进生育，但可配合其他治疗伴有盆腔正中疼痛的保守性手术。骶前神经为上腹下神经丛，是对内脏刺激的传出纤维，进入中间下腹神经丛，经过主动脉的分支到骶骨岬前，然后分为左右两支进入下腹下神经。多数骶前神经切除术。在晚期，开腹手术时进行，但也可经腹腔镜施行，腹腔镜下施行此手术需要很高的手术技巧，并要求手术掌握腹膜后手术的经验（图7-13）。

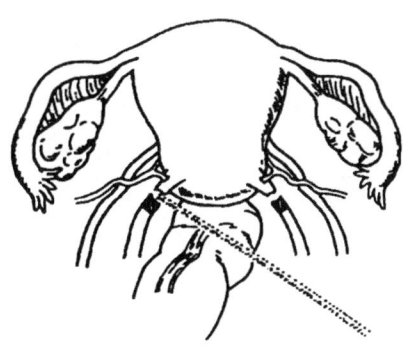

图7-13 腹腔镜骶前神经切除术
注意手术由宫骶韧带内侧进行

腹腔镜下子宫骶骨神经切除腹腔镜下子宫骶骨神经切除（laparoscopic uterosacral nerve ablation, LUNA）是改良的 Doyle 手术，对因附件病变引起的疼痛或因胃肠道、泌尿道所致的疼痛无效。盆腔有粘连解剖关系异常者为此手术的禁忌证。手术后一年疼痛缓解率为50%～70%。Lichten 等报道唯一一篇随机、前瞻性、双盲观察，对药物无效的严重盆腔疼痛患者，行双极电凝或横断手术，一年治愈率为

46%。并发症为出血，个别有子宫脱垂发生。

①将子宫举向前方。

②暴露宫骶韧带进入子宫处。

③于此处用电凝、激光或电剪切除约 2 ~ 4 cm 一段，深度约 1 cm。

④手术要在宫骶韧带内侧进行，以防损伤输尿管和子宫动脉。

第七节 药物与手术联合治疗

子宫内膜异位症的保守治疗有三种方法：手术、药物抑制和二者合并应用。治疗方式的选择一般取决于疼痛，不孕和病变的严重程度。当前，腹腔镜已成为所有 rAFS 微小病变，绝大多数轻症病变和多数中到重度病变的首选治疗方法，但大多数学者均认为相当一部分患者仍需要合并药物治疗。

外科治疗可恢复正常解剖关系，去除病灶并同时分离粘连，但外科治疗也有以下不足之处：如术后的粘连可能导致不孕；因严重的粘连使病灶不能彻底清除；显微镜下的病灶无法看到；手术的并发症和经费等。药物治疗虽有较好的疗效，但也存在不足之处，如停药后短期内可复发；改善生殖的作用不肯定；对致密的粘连无效；药物的疗效存在个体差异；药物副反应问题以及费用昂贵等。多年来，一直沿用手术前后的药物治疗，但也存在不足的地方，除前面提到的外科和药物治疗的不足之处外，还有以下问题：如联合治疗常需在用药后的 3 ~ 6 个月再一次腹腔镜检以明确治疗效果；迄今为止，有关单一药物治疗可以提高妊娠率；腹腔镜和外科手术可能提高妊娠率的正式报道；手术失败后再次腹腔镜发现，有老病灶残留和新病灶生长，并产生粘连，精细的手术虽可以减少残留病灶，但却不能防止新病灶的生长。术后的粘连是影响手术效果的主要原因，子宫内膜异位症的炎性病变使组织的渗出增加，纤维素沉着，由于子宫内膜异位症腹腔液增多，因而纤维蛋白的沉着也相应地增加，而容易造成粘连。Buttram 等于 1982 年报道术前应用假孕疗法 6 月后进行手术治疗，以便提高妊娠率，但结果妊娠率却未能提高，究其原因，乃由于假孕状态下，腹腔内毛细血管增生，血管扩张，导致术后粘连形成，而降低妊娠率，Buttram 等报道，术前应用 6 个月达那唑或 GnRHa，其所引起腹腔内环境改变不同于正常排卵或假孕时的变化，在低雌激素的作用下，腹腔内充血减少，细血管充血和扩张均不明显，有利于手术的摘除。与此同时，腹腔液变得清亮，容量减少，其中纤维蛋白含量降低，使粘连易于分离，卵巢异位瘤易于剥离。腹腔内的上述改变，还可以预防术后粘连形成。

第八章

病理妊娠

第一节 妊娠剧吐

妊娠剧吐是指妊娠期恶心、频繁呕吐，不能进食，导致脱水，酸、碱平衡失调以及水、电解质紊乱，甚至肝肾功能损害，严重可危及孕妇生命。其发生率约 0.3% ~ 1%。

一、病因

尚未明确，可能与下列因素有关。

（一）绒毛膜促性腺激素（HCG）水平增高

因早孕反应的出现和消失的时间与孕妇血清 HCG 值上升、下降的时间一致；另外多胎妊娠、葡萄胎患者 HCG 值，显著增高，发生妊娠剧吐的比率也增高；而终止妊娠后，呕吐消失。但症状的轻重与血 HCG 水平并不一定呈正相关。

（二）精神及社会因素

恐惧妊娠、精神紧张、情绪不稳、经济条件差的孕妇易患妊娠剧吐。

（三）幽门螺旋杆菌感染

近年研究发现，妊娠剧吐的患者与同孕周无症状孕妇相比，血清抗幽门螺旋杆菌的 IgG 浓度升高。

（四）其他因素

维生素缺乏，尤其是维生素 B_6 缺乏可导致妊娠剧吐；过敏反应；研究发现几种组胺受体亚型与呕吐有关，临床上抗组胺治疗呕吐有效。

二、病理生理

（1）频繁呕吐导致失水、血容量不足、血液浓缩、细胞外液减少，钾、钠等离子丢失使电解质平衡失调。

（2）不能进食，热量摄入不足，发生负氮平衡，使血浆尿素氮及尿酸升高；由于机体动用脂肪组织供给热量，脂肪氧化不全，导致丙酮、乙酰乙酸及 β-羟丁酸聚集，产生代谢性酸中毒。

（3）由于脱水、缺氧血转氨酶值升高，严重时血胆红素升高。机体血液浓缩及血管通透性增加，另外，钠盐丢失，不仅尿量减少，尿中可出现蛋白及管型。肾脏继发性损害，肾小管有退行性变，部分细胞坏死，肾小管的正常排泌功能减退，终致血浆中非蛋白氮、肌酐、尿酸的浓度迅速增加。肾功能受损和酸中毒使细胞内钾离子较多地移到细胞外，出现高钾血症，严重时心脏停搏。

（4）病程长达数周者，可致严重营养缺乏，由于维生素 C 缺乏，血管脆性增加，可致视网膜出血。

三、临床表现

(一) 恶心、呕吐

多见于年轻初孕妇,一般停经 6 周左右出现恶心、呕吐,逐渐加重直至频繁呕吐不能进食。

(二) 水电解质紊乱

严重呕吐、不能进食导致失水、电解质紊乱,使氢、钠、钾离子大量丢失,出现低钾血症。营养摄入不足可致负氮平衡,使血浆尿素氮及尿素增高。

(三) 酸、碱平衡失调

机体动用脂肪组织供给能量,使脂肪代谢中间产物酮体增多,引起代谢性酸中毒。病情发展,可出现意识模糊。

(四) 维生素缺乏

频繁呕吐、不能进食可引起维生素 B_1 缺乏,导致 Wernicke-Korsakoff 综合征。维生素 K 缺乏,可致凝血功能障碍,常伴血浆蛋白及纤维蛋白原减少,增加孕妇出血倾向。

四、辅助检查

(1) 尿液检查:患者尿比重增加,尿酮体阳性,肾功能受损时,尿中可出现蛋白和管型。

(2) 血液检查:血液浓缩,红细胞计数增多,血细胞比容,血红蛋白值增高;血酮体可为阳性,二氧化碳结合力降低;肝、肾功能受损害时胆红素、转氨酶、肌酐和尿素氮升高。

(3) 眼底检查:严重者出现眼底出血。

五、诊断及鉴别诊断

根据病史、临床表现及妇科检查,诊断并不困难。可用 B 型超声检查排除滋养叶细胞疾病,此外尚需与可引起呕吐的疾病,如急性病毒性肝炎、胃肠炎、胰腺炎、胆管疾病、脑膜炎、脑血管意外及脑肿瘤等鉴别。

六、并发症

(一) Wernicke-Korsakoff 综合征

发病率为妊娠剧吐患者的 10%,是由于妊娠剧吐长期不能进食,导致维生素 B_1 缺乏引起的中枢系统疾病,Wernicke 脑病和 Korsakoff 综合征是一个病程中的先后阶段。

维生素 B_1 是糖代谢的重要辅酶,参与糖代谢的氧化脱羧代谢,维生素 B_1 缺乏时,体内丙酮酸及乳酸堆积,发生糖代谢的三羧酸循环障碍,使得主要靠糖代谢供给能量的神经组织、骨骼肌和心肌代谢出现严重障碍。病理变化主要发生在丘脑、下丘脑的脑室旁区域、中脑导水管的周围区灰质、乳头体、第四脑室底部,迷走神经运动背核,可出现不同程度的神经细胞和神经纤维轴索或髓鞘的丧失,伴有星形细胞和小胶质细胞的增生。毛细血管扩张,血管的外膜和内皮细胞明显增生,有散在小出血灶。

Wernicke 脑病表现为眼球震颤、眼肌麻痹等眼部症状,躯干性共济失调及精神障碍,可同时出现,但大多数患者精神症状迟发。Korsakoff 综合征表现为严重的近事记忆障碍、表情呆滞、缺乏主动性,产生虚构与错构。部分伴有周围神经病变。严重时发展为永久性的精神、神经功能障碍,出现神经错乱、昏迷甚至死亡。

(二) Mallory-Weis 综合征

胃-食管连接处的纵向黏膜撕裂出血,引起呕血和黑粪。严重时,可使食管穿孔,表现为胸痛、剧吐、呕血,需急症手术治疗。

七、治疗

治疗原则:休息,适当禁食,计出入量,纠正脱水、酸中毒及电解质紊乱,补充营养,并需要良好的心理支持。

（一）补液治疗

每日应补充葡萄糖液、生理盐水、平衡液，总量 3 000 mL 左右，加维生素 B_6 100 mg。维生素 C 2～3 g，维持每日尿量大于等于 1 000 mL，肌注维生素 B_1，每日 100 mg。为了更好地利用输入的葡萄糖，可适当加用胰岛素。根据血钾、血钠情况决定补充剂量。根据二氧化碳结合力值或血气分析结果，予以静脉滴注碳酸氢钠溶液。

一般经上述治疗 2～3 d 后，病情大多迅速好转，症状缓解。待呕吐停止后，可试进少量流食，以后逐渐增加进食量，调整静脉输液量。

（二）终止妊娠

经上述治疗后，若病情不见好转，反而出现下列情况，应迅速终止妊娠：①持续黄疸；②持续尿蛋白；③体温升高，持续在 38℃以上；④心率大于 120 次/min；⑤多发性神经炎及神经性体征；⑥出现 Wernicke-Korsakoff 综合征。

（三）妊娠剧吐并发 Wernicke-Korsakoff 综合征的治疗

如不紧急治疗，该综合征的死亡率高达 50%，即使积极处理，死亡率约 17%。在未补给足量维生素 B_1 前，静脉滴注葡萄糖会进一步加重三羧酸循环障碍，使病情加重，导致患者昏迷甚至死亡。对长期不能进食的患者应给维生素 B_1，400～600 mg 分次肌注，以后每日 100 mg 肌注至能正常进食为止，然后改口服，并给予多种维生素。同时应对其内分泌及神经状态进行评价，对病情严重者及时终止妊娠。早期大量维生素 B_1 治疗，上述症状可在数日至数周内有不同程度的恢复，但仍有 60% 患者不能得到完全恢复，特别是记忆恢复往往需要 1 年左右的时间。

八、预后

绝大多数妊娠剧吐患者预后良好，仅少数病例因病情严重而需终止妊娠。然而对胎儿方面，曾有报道妊娠剧吐发生酮症者，所生后代的智商较低。

第二节 异位妊娠

正常妊娠时，受精卵着床于子宫体腔内膜。当受精卵与子宫体腔以外的部位着床、发育，称异位妊娠（ectopic pregnancy），习称宫外孕（extrauterine pregnancy）。根据着床部位的不同，可分输卵管妊娠、卵巢妊娠、腹腔妊娠及宫颈妊娠等（图 8-1），其中以输卵管妊娠最为常见，约占 95%。本节主要讨论输卵管妊娠。

输卵管妊娠（tubal pregnancy）发生在壶腹部最为多见，约占 65%，其次为峡部，约占 25%，伞部及间质部少见。输卵管妊娠是妇产科常见的急腹症之一，发生流产或破裂时，可引起严重腹腔内出血，导致失血性休克，甚至死亡。

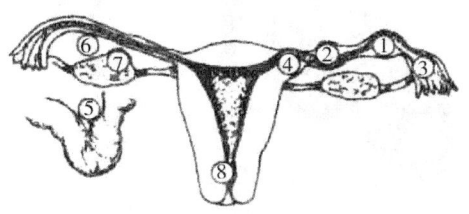

图 8-1 异位妊娠的发生部位

1. 输卵管壶腹部妊娠；2. 输卵管峡部妊娠；3. 输卵管伞部妊娠；4. 输卵管间质部妊娠；5. 腹腔妊娠；6. 阔韧带妊娠；7. 卵巢妊娠；8. 宫颈妊娠

一、病因

（一）输卵管炎症

输卵管炎症是输卵管妊娠最常见病因，可分为输卵管黏膜炎和输卵管周围炎。输卵管黏膜炎症造成管腔粘连、狭窄、不完全性堵塞，纤毛损伤而影响受精卵在管腔内正常运行。输卵管周围炎，病变累及输卵管的浆膜层或肌层，使输卵管周围粘连、输卵管扭曲、管壁僵硬、影响输卵管肌层的蠕动。两种情况均可造成受精卵运行受阻。轻者造成输卵管妊娠，重者管腔完全堵塞，造成不孕症。

（二）输卵管手术史

输卵管绝育史及手术史，输卵管妊娠发生率10%～20%。尤其是腹腔镜下电凝输卵管及硅胶环套术绝育，可因输卵管漏或再通而导致输卵管妊娠。

（三）输卵管发育不良及功能异常

输卵管过长、过细、肌层发育不良、黏膜纤毛缺损，输卵管痉挛或蠕动异常，均影响受精卵运行而致输卵管妊娠。

（四）辅助生殖技术

近年由于辅助生殖技术的应用，使输卵管妊娠发生率增加。

（五）避孕失败

宫内节育器避孕失败，发生输卵管妊娠概率增加。

（六）其他

盆腔肿瘤、如卵巢肿瘤、子宫肌瘤压迫输卵管，使输卵管发生狭窄或扭曲而造成受精卵运行受阻。

二、病理

（一）输卵管妊娠的结局

输卵管管腔狭小，管壁很薄，肌层远不如子宫肌壁厚，妊娠时不能形成完整的蜕膜层，不能适应胚胎的生长发育，当输卵管妊娠发展到一定时期，将发生以下结局。

1. 输卵管妊娠流产

输卵管妊娠流产多发生于输卵管壶腹部妊娠，发病多在妊娠8周左右，由于输卵管管壁形成蜕膜不完整，发育中的囊胚向管腔突出，最终突破包膜而出血。囊胚与管壁分离，进入输卵管管腔。若囊胚完整剥离通过输卵管伞端进入腹腔，称完全流产，出血一般不多。若囊胚部分剥离，一部分排入腹腔，一部分附着于管壁形成不全流产。滋养细胞继续侵蚀输卵管管壁，而管壁肌层收缩力差，不易止血，血液充满管腔，在输卵管内形成血肿。由于反复出血，血液经伞端流出，形成盆、腹腔积血。多积于子宫直肠陷窝形成盆腔血肿（图8-2）。

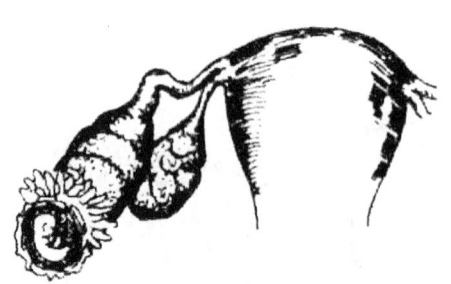

图8-2 输卵管妊娠流产

2. 输卵管妊娠破裂

输卵管妊娠破裂多见于输卵管峡部妊娠，发病多在6周左右。当绒毛侵蚀输卵管管壁时，可穿透管壁，导致输卵管妊娠破裂。输卵管肌层血管丰富，出血量多。输卵管妊娠破裂所致出血较输卵管妊娠流产剧烈，短时间内由于失血过多致休克。如反复出血，在盆腔内与腹腔内形成血肿。输卵管间质部妊娠时，因管腔周围肌层较厚，妊娠可长达 12～16 周才发生破裂（图 8-3）。由于血管丰富，一旦破裂，出血极为严重，可危及生命。

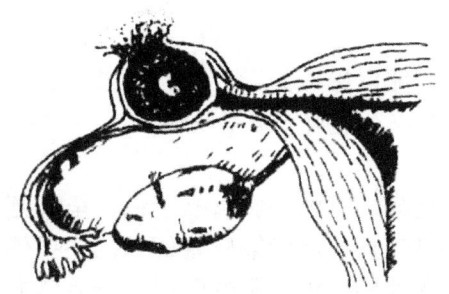

图 8-3　输卵管妊娠破裂

3. 陈旧性宫外孕

输卵管流产或破裂，若长期反复内出血形成的盆腔血肿不消散，血肿机化变硬并与周围组织粘连，临床上称陈旧性宫外孕。

4. 继发腹腔妊娠

输卵管流产或破裂后，排入腹腔内的囊胚多数死亡。极少数存活的囊胚及附着绒毛排入腹腔后，重新种植于腹腔脏器获得营养，可继续生长发育形成继发腹腔妊娠。若排入阔韧带则形成阔韧带妊娠。

（二）子宫的变化

输卵管妊娠与正常妊娠一样，滋养细胞分泌 HCG 维持黄体生长，在大量甾体激素作用下，子宫增大、变软，月经停止来潮，子宫内膜呈蜕膜反应。若胚胎死亡，滋养细胞活力消失，HCG 及甾体激素水平下降，子宫内膜失去了激素的支持作用，蜕膜发生退行性变和坏死，形成小片脱落，阴道少量出血。有时蜕膜完整从宫壁剥离，随阴道出血排出，呈三角形，称为蜕膜管型。

三、临床表现

输卵管妊娠在未破裂或流产前，除停经、早孕反应外，没有明显的临床症状，偶有一侧下腹胀痛不适。一旦破裂或流产则出现明显的临床表现，病情的轻重取决于孕卵着床部位及妊娠时间。

（一）症状

1. 停经

停经时间长短取决于受精卵的着床部位。壶腹部妊娠停经多为 8 周左右，峡部妊娠停经多为 6 周左右，间质部妊娠停经多为 12～16 周。有 20% 的患者无停经史，将不规则阴道出血误认为月经来潮。

2. 腹痛

腹痛为本病就诊的主要症状。当输卵管妊娠破裂或流产时患者突感下腹部一侧呈撕裂样疼痛，伴恶心、呕吐，当血液积于子宫直肠陷凹，可伴有肛门坠胀感。随着出血的增多，血液由下腹部流向全腹，疼痛可由下腹部向全腹部扩散，血液刺激膈肌时，可引起肩胛部放射痛。

3. 阴道出血

多为不规则点滴出血，少于月经量，色暗红或深褐色，阴道出血可伴有蜕膜管型或蜕膜碎片排出，一般在病灶去除后阴道出血停止。

4. 晕厥与休克

腹部剧烈疼痛及腹腔内的急性出血，轻者出现昏厥，重者由于失血过多，出现失血性休克。出血越多症状越重，但与阴道出血不成正比。

5. 腹部包块

输卵管流产或破裂时所形成的血肿时间较长，由于形成的包块较大或位置较高者，腹部可触及。

（二）体征

1. 一般情况

失血多时呈贫血貌，大量出血者可以出现面色苍白，脉细数，血压下降，尿量减少等休克征象。体温一般正常。

2. 腹部检查

下腹部有明显的压痛、反跳痛，尤以患侧为剧，腹肌稍紧张。若出血较多时，叩诊有移动性浊音。个别患者若反复出血并积聚，形成血块，下腹部可触及包块。

3. 盆腔检查

阴道内可见少量血液，后穹隆饱满，有触痛。宫颈着色，呈紫蓝色。宫颈举痛或摇摆痛明显，将宫颈轻轻上抬或左右摇动时，引起剧烈疼痛，此为输卵管妊娠的主要体征之一。子宫稍大（与停经月份不符）较软。出血多时，检查子宫有漂浮感。患侧附件区或子宫后侧方，或在子宫直肠陷凹方向可触及一不规则、边界不清，触痛明显的包块。病程时间长，包块机化较硬，边界渐清楚。

四、诊断

输卵管妊娠未发生流产或破裂时症状不明显，常需借助辅助检查。近年来国外对异位妊娠的诊断重点放在破裂前诊断及破裂前治疗，这样既减轻了患者的痛苦，同时也减少了因输血而造成的交叉感染。国内文献报道认为血 β-HCG、孕酮和腹部 B 超检查对未破裂前诊断均有一定的参考价值。输卵管妊娠一旦破裂或流产，有明显的症状、体征，诊断一般不困难。

（一）血 β-HCG 测定

β-HCG 测定是早期诊断异位妊娠的重要方法。异位妊娠体内 HCG 水平通常较宫内妊娠低，因此需要用灵敏度高的放射免疫法或酶联免疫法测定血 β-HCG，对保守治疗疗效评定有重要意义。对 β-HCG 阴性，但症状明显者仍不能完全排除异位妊娠。

（二）孕酮测定

血清孕酮的测定对判断正常妊娠胚胎的发育情况有帮助。输卵管妊娠时，血清孕酮水平偏低，多数在 10 ~ 25 ng/mL。如果血清孕酮值 > 25 ng/mL，异位妊娠概率小于 1.5%；如果血清孕酮值 < 5 ng/mL，应考虑宫内妊娠流产或异位妊娠。

（三）超声诊断

B 型超声检查对诊断异位妊娠有一定帮助。一般停经 5 ~ 6 周若宫腔内未见孕囊，而在宫旁见低回声区或见到孕囊，提示有宫外妊娠可能；停经 7 周后 B 超提示子宫增大，宫腔空虚，在宫旁可见低回声区，见胚芽及原始心管搏动，则可确诊异位妊娠。当输卵管妊娠破裂或流产后，B 超查出腹腔内及子宫直肠陷凹内有无回声暗区，说明腹腔有积液，对诊断异位妊娠有一定价值。

（四）阴道后穹隆穿刺

阴道后穹隆穿刺是一种既简单又可靠的诊断方法，因子宫直肠陷凹为盆腔最低点，即使出血不多，也可积于此处。其方法用 18 号或 20 号穿刺针，自阴道后穹隆刺入直肠子宫陷凹内，而后回抽。若抽出暗红色不凝固血，可诊断腹腔内有积血；若抽出血液鲜红、放置 10 min 内自然凝固，可能穿刺针头误入血管；若血肿位置较高抽不出血液，可结合临床症状、体征做出诊断。后穹隆穿刺阴性者不能否定输卵管妊娠存在，需进一步做其他检查。

（五）腹腔镜检查

目前腹腔镜检查视为异位妊娠诊断的金标准，而且可以在确诊的同时进行治疗。腹腔镜检查适用于尚未破裂或流产的早期患者，大量出血或休克患者禁做腹腔镜检查。腹腔镜下可见患侧输卵管肿大，表面紫蓝色，腹腔内可见少量出血或无出血。

（六）子宫内膜病理检查

很少依靠诊断性刮宫进行异位妊娠的诊断。只适合于阴道出血多的患者，主要目的是排除宫内妊娠流产。将宫腔排除物或刮出物送病理检查，切片中见到绒毛，可诊断宫内妊娠，仅见蜕膜未见绒毛有助于异位妊娠的诊断。

五、鉴别诊断

输卵管妊娠应与以下疾病相鉴别。

（1）流产：临床上早期异位妊娠最易与流产相混淆，有时尚需与宫内妊娠相鉴别。超声可见宫内妊娠囊。

（2）黄体破裂：因急腹症及腹腔内出血易混淆。血 β–HCG 测定正常。

（3）急性出血性输卵管炎及急性附件炎、急性盆腔炎。

（4）卵巢囊肿蒂扭转。

（5）急性阑尾炎。

（6）其他急腹症：如急性胃肠炎等。

六、治疗

治疗包括药物治疗和手术治疗。

（一）药物治疗

1. 化学药物治疗

主要适用于早期输卵管妊娠、要求保存生育能力的年轻患者。符合下列条件可采用此法：①无药物治疗的禁忌证。②输卵管妊娠未发生破裂。③输卵管妊娠包块直径 ≤ 4 cm。④血 HCG < 2 000 IU/L。⑤无明显内出血。化疗一般采用全身用药，亦可采用局部用药。全身用药常用氨甲蝶呤（MTX），治疗机制是抑制滋养细胞增生，破坏绒毛，使胚胎组织坏死、脱落、吸收。治疗方案很多，常用剂量为 0.4 mg/（kg·d），肌注，5 日为一疗程，若单次剂量肌注常用 50 mg/m^2 体表面积计算，在治疗第 4 日和第 7 日测血清 HCG，若治疗后 4～7 日血 HCG 下降 < 15%，应重复剂量治疗，然后每周重复测血清 HCG，直至血 HCG 降至 5 IU/L，一般需 3～4 周。应用化学药物治疗，未必每例均获成功，故应在 MTX 治疗期间，应用 B 型超声和血 HCG 进行严密监护，并注意患者的病情变化及药物毒副反应。若用药后 14 日血 HCG 下降并连续 3 次阴性，腹痛缓解或消失，阴道流血减少或停止者为显效。若病情无改善，甚至发生急性腹痛或输卵管破裂症状，则应立即进行手术治疗。局部用药可采用在 B 型超声引导下穿刺或在腹腔镜下将氨甲蝶呤直接注入输卵管的妊娠囊内。

2. 中医治疗

适合于出血少、症状轻者。中医治疗是我国目前治疗输卵管妊娠的一种有效方法，优点是可以免除手术损伤，保留输卵管。根据中医辨证论治，输卵管妊娠属血瘀少腹，不通则痛。采用活血化瘀消癥为治则。主要方药为丹参、赤芍、桃仁、红花、乳香、没药等，根据病情加减。治疗中密切观察病情变化，如有出血多，保守治疗效果不佳或诊断输卵管间质部妊娠，应停止中医治疗及早手术。

（二）手术治疗

手术治疗分为保守手术和根治手术。保守手术为保留患侧输卵管，根治手术为切除患侧输卵管。手术治疗适用于：①生命体征不稳定或有腹腔内出血征象者。②诊断不明确者。③异位妊娠有进展者（如血 HCG > 3 000 IU/L 或持续升高、有胎心搏动、附件区大包块等）。④随诊不可。⑤药物治疗禁忌证或无效者。

第三节 过期妊娠

平时月经周期规则，妊娠达到或超过 42 周（大于等于 294 天）尚未分娩者，称过期妊娠。发生率占妊娠总数的 3%～15%。过期妊娠使胎儿窘迫、胎粪吸入综合征、过熟综合征、新生儿窒息、围生儿死亡、巨大儿及难产等不良结局发生率明显增高。妊娠期间，定期行产前检查，加强孕妇的宣教工作，使她们认识过期妊娠的危害，不要等到过期妊娠再处理，这样才能降低其发生率。

一、病因

过期妊娠的病因可能与下列因素有关。

（一）雌、孕激素比例失调

内源性前列腺素和雌二醇分泌不足而孕酮水平增高，导致孕激素优势，抑制前列腺素和缩宫素的作用，导致分娩延迟，发生过期妊娠。

（二）头盆不称

部分过期妊娠胎儿较大，由于先露高浮，不能压迫子宫下段及宫颈内口，影响子宫颈成熟及内源性前列腺素分泌，容易发生过期妊娠。

（三）胎儿畸形

无脑畸形儿且无羊水过多者胎儿无下丘脑，使垂体-肾上腺轴发育不良，由胎儿肾上腺皮质产生的肾上腺皮质激素分泌不足，雌三醇的前身物质（去氢表雄酮）也不足，故胎盘合成雌三醇减少，子宫对缩宫素敏感性降低，也可导致过期妊娠。

（四）遗传因素

过期妊娠口，能与家族遗传有关，缺乏胎盘硫酸酯酶，是一种罕见的伴性隐性遗传病，均见于怀男胎病例，胎儿胎盘单位无法将活性较弱的脱氢表雄酮转变为雌二醇及雌三醇，致使发生过期妊娠。若给孕妇注射硫酸脱氢表雄酮后，血浆雌激素值不见升高，即可确诊。

二、病理

（一）胎盘

过期妊娠的胎盘有两种类型。一种是胎盘功能正常，胎盘外观和镜检均与妊娠足月胎盘相似，仅重量略有增加。另一种是胎盘功能减退，胎盘绒毛内血管床减少，间质纤维化增加，合体细胞小结增加，某些合体细胞小结断裂、脱落，绒毛表面出现缺损，缺损部位由纤维蛋白沉积填补并在纤维蛋白沉积表面出现钙化灶，绒毛上皮与血管基底膜增厚。另外有绒毛间血栓、胎盘梗死、绒毛周围纤维素或胎盘后血肿增加等胎盘老化现象，使物质交换与转运能力下降。

（二）羊水

妊娠 38 周以后，羊水量开始减少，妊娠 42 周后羊水迅速减少，30% 减少至 300 mL 以下；羊水粪染率明显增高，是足月妊娠的 2～3 倍。随着妊娠推延，羊水量越来越少。

（三）胎儿

过期妊娠胎儿生长模式有以下几种。

1. 正常生长

过期妊娠的胎盘功能正常，胎儿继续生长，体重增加成为巨大胎儿，颅骨钙化明显，不易变形，导致经阴道分娩困难，使新生儿病率相应增加。

2. 成熟障碍

由于胎盘血流不足和缺氧及养分的供应不足，胎儿不宜再继续生长发育。可分为 3 期：第 I 期为过度成熟，表现为胎脂消失，皮下脂肪减少，皮肤干燥松弛多皱褶，头发浓密，指（趾）甲长，身体瘦长，容貌似"小老人"。第 II 期为胎儿缺氧，肛门括约肌松弛，有胎粪排出，羊水及胎儿皮肤粪染，羊膜和脐带绿染，围生儿发病率及围生儿死亡率最高。第Ⅲ期为胎儿全身因粪染历时较长广泛着色，指（趾）甲和皮肤呈黄色，脐带和胎膜呈黄绿色。此期胎儿已经历渡过Ⅱ期危险阶段，其预后反较Ⅱ期好。

3. 胎儿生长受限

小样儿可与过期妊娠并存，后者更增加胎儿的危险性。1/3死产为生长受限小样儿。

三、诊断

过期妊娠准确诊断非常重要。首先确定是否真正过期妊娠，然后通过特殊检查，判断胎盘功能有无减退，做出准确的诊断。

（一）病史

详细询问末次月经时间，再次核对预产期。

（1）询问平时月经情况：如月经周期28～30 d者，预产期大于42周，可确诊过期妊娠。如月经周期长者，预产期相应向后推移。

（2）根据基础体温上升时间，推算预产期。

（3）根据早孕反应时间，绝大多数在停经6周左右出现早孕反应。

（4）根据胎动开始日期推算预产期，一般初次感觉胎动时间多在18～20周。

（5）孕早期做妇科检查，孕中期检查宫底高度与孕周关系以及可闻及胎心的时间。

（6）B型超声检查：妊娠早期B超测量妊娠囊直径，孕中期以后测量胎头双顶经、股骨长度、羊水量以便推测是否过期妊娠。

（二）查体

过期妊娠孕妇体重不再增加或稍减轻，B型超声检查羊水明显减少。此外，检查子宫颈成熟度，如宫颈已成熟（即宫颈软、颈管缩短）提示妊娠已足月或已过期。

（三）辅助检查

辅助检查主要检查胎盘功能，采取以下方法。

1. 胎动计数

正常足月妊娠胎动大于10次/12 h以上。若胎动12 h计数少于10次或逐日下降超过50%，又不能恢复者，均应考虑胎盘功能减退导致胎儿宫内缺氧。

2. 胎心监护

无应激试验（NST）每周做两次，NST有反应型提示胎盘功能正常，胎儿无缺氧。若无反应型提示胎盘功能减退，胎儿缺氧。NST为无反应型者，应做缩宫素激惹试验（OCT）或宫缩激惹试验（CST）。OCT或CST出现胎心晚期减速者，为阳性，提示胎盘功能不全，胎儿宫内缺氧，须及时处理。

3. B型超声监测

观察胎动，胎儿肌张力，呼吸运动及羊水量。羊水暗区直径小于3 cm，提示胎盘功能减退，小于2 cm提示胎儿危险。当羊水过少时，脐带受压胎儿危险性增加。胎儿宫内严重缺氧，提示预后不良，应立即终止妊娠，故监测羊水量是重要指标之一，必要时用彩色超声多普勒测定胎儿脐带血流了解胎盘功能。

4. 羊膜镜检查

宫颈成熟较好者，可用羊膜镜观察羊水有无黄染，也可行人工破膜，直接观察羊水性状与羊水量。

5. 尿雌三醇与肌酐（E/C）比值

E/C比值在正常情况下大于等于15，等于10为警戒值，小于10为危险值，或E/C比值下降速度超过50%，考虑胎盘功能减退。

四、处理

过期妊娠对母儿均有影响，一旦确诊应尽快终止妊娠，根据孕妇的全身情况、有无并发症、胎儿大小、胎盘功能检查、宫颈成熟度检查，综合分析后做恰当的处理，以确保母儿平安。

（一）终止妊娠指征

(1) 宫颈条件已成熟。
(2) 胎儿体重大于 4 000 g 或胎儿生长受限。
(3) 12 h 胎动小于 10 次或 NST 无反应型。
(4) B 型超声检查羊水暗区小于 3 cm 和（或）羊水污染。
(5) 尿雌三醇与肌酐（E/C）比值持续低值。
(6) 并发重度子痫前期或者子痫。

（二）引产

宫颈已成熟，宫颈评分 7 分以上应予引产。胎头已衔接，采用人工破膜，如羊水清亮、量正常，可静脉滴注缩宫素，严密监护，行阴道自然分娩。宫颈不成熟者，可用促宫颈成熟药物：前列腺素、硫酸普拉酮钠等。待宫颈成熟后，行缩宫素引产。

（三）剖宫产

出现胎盘功能减退或胎儿窘迫征象，不论宫颈条件成熟与否，均行剖宫产尽快结束分娩。指征：①引产失败者。②产程进展缓慢产程延长。③头盆不称胎位不正。④胎儿宫内窘迫。⑤巨大儿。⑥破膜后羊水过少或混浊。⑦骨盆狭窄。⑧高龄初产。⑨妊娠并发症如妊娠高血压综合征、心脏病等。

第四节　多胎妊娠

一次妊娠同时有 2 个或 2 个以上的胎儿，称多胎妊娠（multiple pregnancy）。其中双胎最多见，3 胎以上妊娠少见。根据大量统计资料推算，多胎妊娠发生率可按 1：80n-1 计算（n 代表多胎数），即双胎发生率为 80 例妊娠中有一例。发生率在不同国家、地区、人种之间有一定差异。根据我国统计双胎与单胎之比为 1：（66～104）。多胎妊娠发生率与家族史有关，孕妇年龄越大，胎次越多，多胎机会也就越多。近年来，应用促排卵药物如氯米芬、人绝经促性腺素（HMG）、人绒毛膜促性腺素（HCG）等诱发排卵，双胎与多胎妊娠发生率明显增高。多胎妊娠，孕产妇并发症较多，围生儿及新生儿死亡率也增高，因此对多胎妊娠应做到早期诊断，加强孕期保健，正确处理，对母儿安全非常重要。以下重点介绍双胎妊娠。

一、分类

双胎妊娠根据形成机制的不同，可分为双卵双胎及单卵双胎两种类型。单卵双胎占双胎妊娠 20%～25%，双卵双胎占双胎妊娠 70%～80%。

（一）双卵双胎

由两个卵子分别受精形成的双胎妊娠，称为双卵双胎。其发生与种族、遗传、胎次及促排卵药物的应用有关。两个卵子可以由一侧的卵巢成熟排出，或由两侧卵巢分别排出，分别受精形成。因双卵双胎两个胎儿基因不同，故胎儿性别、血型可以相同也可以不同，其容貌相似程度同其他的兄弟姐妹，两个受精卵各自种植于子宫腔内不同部位，形成两个独立的胎盘和胎囊。两个羊膜囊间的中隔，在显微镜下，可分为四层，即两层羊膜、两层绒毛膜。有时两个胎盘紧靠在一起，相互融合，甚至两层胎膜亦融合一层，形成两层羊膜一层绒毛膜，但两者的血液循环并不相通。因此，妊娠期两个胎儿血液循环一般不出现相互影响（图 8-4）。

（二）单卵双胎

由一个受精卵分裂而成的双胎称为单卵双胎。单卵双胎原因不明，其发生与种族、遗传、年龄、胎次或促排卵药的应用无关。由于胎儿基因相同，其性别及血型相同，容貌相似，单卵双胎的胎盘和胎膜根据受精卵复制时间的不同而有差别，可有 4 种不同类型（图 8-5）。

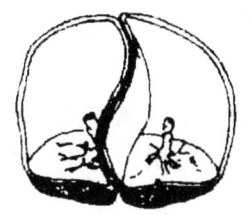 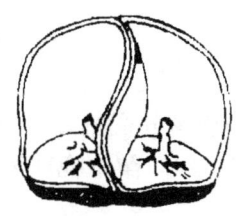

两个胎盘分开、两层绒毛膜、两层羊膜　　两个胎盘融合，两层绒毛膜已整合、两层羊膜

图 8-4　双卵双胎胎盘胎膜

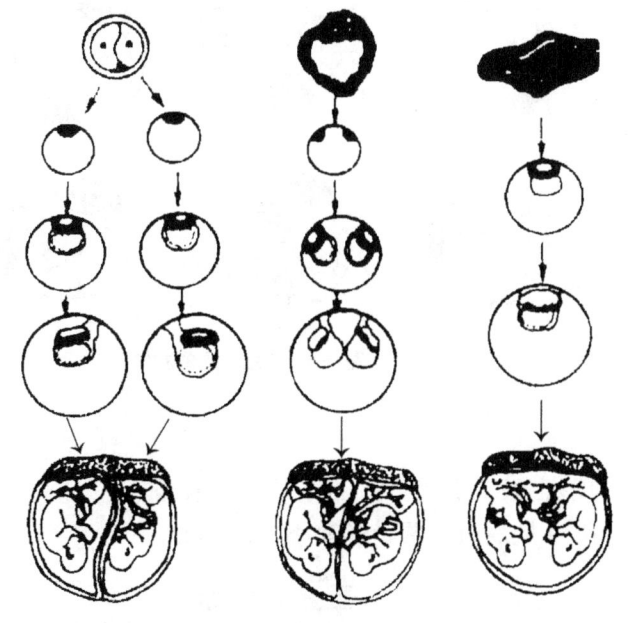

（1）发生在桑葚胚期前　（2）发生在囊胚期　（3）发生在羊膜囊已形成

图 8-5　受精卵在发育的不同阶段形成单卵双胎的胎膜类型

（1）分裂发生在桑葚胚期前（受精 3~4 d）：复制成 2 个独立的受精卵，形成两个胚囊，可着床于宫腔的不同部位，形成各自胎盘，如双卵双胎，这种类型的单卵双胎常被认为双卵双胎，其发生率占单卵双胎的 18%~36%。

（2）囊胚期（受精 5~8 d）：内细胞团与滋养细胞明显分化后，内细胞团复制为 2 个，形成 2 个胎儿。2 个胎儿有共同的胎盘和绒毛膜，但有各自的羊膜囊，两个囊间的中隔为两层羊膜无绒毛膜，其发生率占单卵双胎的 2/3。

（3）羊膜囊形成后（受精后 9~13 d）：胚胎才分裂复制成各自的胎儿，2 个胎儿共用一个胎盘，且在同一个羊膜腔内，形成单羊膜囊双胎。2 个胎儿共用一个胎盘，共存于一个羊膜囊内，一旦脐带扭转，胎儿可因血液循环障碍而死亡。因此这类双胎死亡率较高，约占双胎死亡率 60%。此类较罕见，不足 1%。

（4）分裂复制发生在原始胚盘形成后（受精 13 d 以上）：则可能导致不同程度、不同形式的连体畸形。

由于单卵双胎 2 个胎儿血液循环通过胎盘互相通连，可发生双胎输血综合征，即一个胎儿接受另一个胎儿大量血液，致使受血胎儿血量增多，心脏肥大，体重增快，由于多尿而导致羊水量过多；另一个供血胎儿因而发育不良，贫血，体重轻，羊水少，严重时，可因营养缺乏，缺氧死亡。而死亡后可被另一个胎儿压成薄片，称为纸样儿。

二、诊断

（一）病史及临床表现

多有家族史，孕前曾用排卵药或体外受精多个胚胎移植。早孕反应较重，子宫增大速度比单胎快，羊水量也较多。孕晚期可出现压迫症状。孕中晚期体重增加过快，不能用水肿及肥胖解释。

（二）产科检查

子宫大于停经月份，孕中晚期腹部可触及多个肢体或3个以上胎极。不同部位可听到2个胎心期间有无音区。多为纵产式，以2个头位和1头1臀位常见（图8-6）。

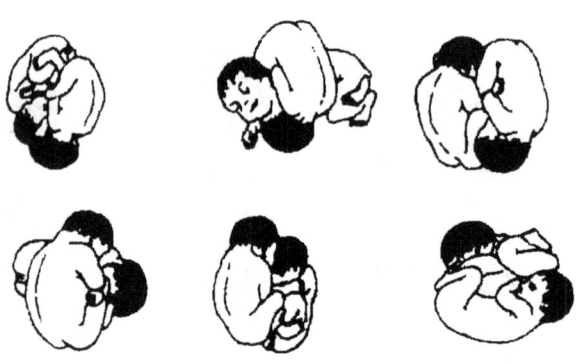

图8-6 双胎妊娠的胎位

（三）辅助检查

（1）超声检查：可早期诊断及为分娩方式的选择提供依据。

（2）多普勒胎心仪：孕12周后听到两个频率不同的胎心。

三、并发症

（一）孕妇并发症

（1）妊娠期高血压疾病：是双胎妊娠最重要并发症，易发生子痫。

（2）贫血：发生率是单胎的2.4倍。

（3）羊水过多：双胎妊娠羊水过多的发生率为12%。

（4）胎膜早破：由于双胎胎位异常并羊水过多，子宫张力大，易发生胎膜早破。

（5）胎盘早剥及前置胎盘。

（6）妊娠肝内胆汁淤积症：其发生率是单胎的2倍。

（7）宫缩乏力：由于子宫过度膨胀，肌纤维过度延伸，易发生原发性宫缩乏力，使产程延长。

（8）胎位异常：双胎妊娠常伴有羊水过多，胎儿较小，常发生胎位异常。当第1胎儿娩出后，宫腔空间变大，第2胎儿容易转为横位。

（9）产后出血及产褥感染：子宫过度扩张导致宫缩乏力，胎盘娩出后易致产后出血，产后出血发生率为正常产的3倍。双胎并发症多，阴道助产机会增多，加之产前贫血，产后出血，故产褥期感染机会也增多。

（二）围生儿并发症

（1）早产：50%双胎妊娠发生早产，多因胎膜早破，宫腔压力高所致。

（2）胎儿生长受限：原因尚不清楚可能与胎儿拥挤，胎盘面积相对较小，双胎输血综合征有关。

（3）双胎输血综合征：通过胎盘间的动脉、静脉吻合支，血液从动脉向静脉分流，使得一个胎儿成为供血儿，一个胎儿成为受血儿，造成供血儿贫血、血容量减少、生长受限肾灌注不足、羊水过少甚至营养不良而死亡；受血儿血容量增多、动脉压增高、各器官体积增大、胎儿体重增加，可发生充血性心力衰竭、胎儿水肿、羊水过多。双羊膜囊单绒毛膜单卵双胎的 2 个胎儿体重相差 ≥ 20%，血红蛋白相差 > 50%，提示双胎输血综合征。

（4）脐带脱垂。

（5）双胎交锁及双胎碰撞（图 8-7，图 8-8）：如第 1 个胎儿为臀位，第 2 胎儿为头位，当第 1 个胎儿尚未娩出时，第 2 个胎儿已降入骨盆，二个胎头可以相交锁嵌顿在骨盆内，即双胎交锁。多发生在胎儿小，产妇骨盆较大。如 2 个胎儿均为头位，产妇骨盆较大，两头同时入盆而嵌顿也可造成难产。

（6）胎儿畸形。

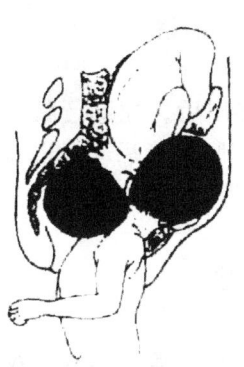

图 8-7　双胎交锁

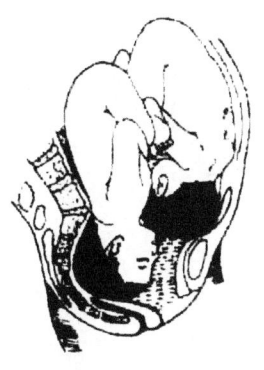

图 8-8　双胎碰撞

四、治疗

（一）妊娠期

定期产前检查，孕期增加营养，补充微量元素，纠正贫血，增加胎儿体重。预防和治疗并发症。孕晚期应多休息，以减少早产的发生。

（二）分娩期

双胎多能阴道分娩。分娩过程中，严密观察产程进展及胎心变化，对有并发症的产妇进行母、儿监护。

1. 第一产程

首先要明确 2 个胎儿的胎位，尤其第 1 个胎儿的胎位与分娩是否顺利，关系密切。若第 1 个胎儿为纵产式，可任其自然分娩，并做好输血、输液及抢救新生儿准备工作。一旦出现下列情况之一可行剖宫产术结束分娩。①第 1 个胎儿横位。②联体双胎。③脐带脱垂、胎心存在。④妊娠高血压综合征已发生子痫。⑤前置胎盘（中央型）。⑥胎膜早破、羊水污染、胎心异常。如阴道分娩在第一产程出现宫缩乏力，可用缩宫素 2.5 ~ 5 U 加入 5% 葡萄糖液 500 mL 静脉滴注加强宫缩。

2. 第二产程

第 1 个胎儿娩出后，立即断脐，靠胎盘端脐带应注意扎紧，以免在单卵双胎时因胎盘端脐带出血影响第 2 个胎儿。随后行阴道检查，确定第 2 个胎儿的胎先露。在腹部固定第 2 个胎儿，保持纵产式并勤听胎心。第 2 个胎儿娩出时间，掌握在距离第 1 个胎儿娩出后约 20 min。若 15 min 时仍无宫缩，可行人工破膜加缩宫素静脉滴注促进子宫收缩。若发现脐带脱垂或胎盘早剥，及时用产钳或臀牵引术娩出第 2 个胎儿。若胎头高浮，则应行内倒转术，娩出胎儿。第 1 个胎儿为臀位，第 2 个胎儿为头位时，为预防双胎交锁，助手在腹部上推第 2 个胎儿，以便使第 1 个胎儿顺利娩出。若出现双胎交锁，并且第 1 个胎儿已死，可行断头术，确保第 2 个胎儿顺利娩出。当两个胎儿均为头位，第 1 个胎儿娩出时，助手应从腹部推开第 2 个胎儿，以免妨碍第 1 个胎儿的肩娩出。

3. 第三产程

预防产后出血及休克，当第 2 个胎儿娩出后，立即行腹部包扎或腹部放置 2 kg 重的沙袋，以防腹压突然下降致休克。由于双胎妊娠子宫过度膨胀，产后子宫收缩较差，在第 2 个胎儿娩出后，静脉快速滴注缩宫素，胎盘娩出后持续按摩子宫防止产后大出血。

（三）产褥期

应加强营养，可适当选用抗生素预防感染。

（四）产后注意事项

（1）胎盘娩出后应详细检查胎盘是否完整，并识别单卵双胎或双卵双胎。

（2）剖宫产术后、阴道助产术后常规用抗生素以防感染。

（3）新生儿体重低于 2 500 g 按早产儿护理。

第九章

产前出血

第一节 前置胎盘

胎盘通常附着于子宫体的底部、后壁、前壁或侧壁，若在妊娠28周后，胎盘附着在子宫下段，甚至胎盘边缘达到或覆盖宫颈内口，其位置低于胎儿先露部，称为前置胎盘（placentaprevia）。前置胎盘是孕晚期产前出血的主要原因之一。该病常见于经产妇，尤其是多产妇，其发病率国内报道为0.24%～1.57%，国外报道为0.26%～0.33%。

一、病因及发病机制

确切病因尚不清楚，但认为子宫内膜病变或损伤、胎盘面积过大、胎盘异常及受精卵滋养层发育迟缓等为其发病基础。而导致上述情况可能与以下因素有关。

1. 年龄

从生理学角度来说，随着妇女年龄的增加，越来越多的胶原蛋白替代了子宫肌层动脉壁的正常肌肉成分。这些血管壁损害可以限制动脉管腔的扩张，继而影响胎盘的血供，而且，高龄孕妇的全身萎缩性改变也可以在蜕膜上表现为血管发育缺陷。这些情况被推测有可能在高龄孕妇前置胎盘的发生过程中起重要作用。

2. 孕产史

流产史和前次剖宫产史多次刮宫、分娩、子宫手术史等是前置胎盘的高危因素。上述情况均可损伤子宫内膜，引起炎症或萎缩性病变，再受孕时蜕膜血管发育不良，因内膜血供不足，为获得更多血供及营养而增大胎盘面积，使胎盘伸展到子宫下段；剖宫产手术瘢痕可妨碍胎盘在妊娠晚期向上迁移，增加前置胎盘的可能性。

3. 胎盘异常

胎盘娩出后检查胎盘可能发现有胎盘异常，如副叶胎盘、膜状胎盘等。也有因胎盘过大，宫内种植面积增加，使其下缘延至子宫下段，最常见的如双胎妊娠合并前置胎盘等，而且胎盘异常过大亦为前置胎盘常见原因之一。

4. 辅助生育技术

随着人工辅助生育技术的飞速发展，其所带来的高危妊娠孕妇亦愈来愈多。国外有报道，与自然受孕相比，人工辅助生育技术前置胎盘发生风险增加6倍，曾自然受孕再次人工辅助生育的妇女，其风险增加3倍。

5. 吸烟及毒品影响子宫胎盘血供

吸烟孕妇发生前置胎盘的危险性将增加2.6～4.4倍。其发生机制为，孕妇吸烟时暴露于尼古丁与一氧化碳中，导致低氧血症，从而引起胎盘代偿性肥大，增加了胎盘种植超过宫颈口的危险性，进而导致发生前置胎盘。国外有报道，母亲吸烟对前置胎盘负面影响女婴较男婴更易受累。

二、主要危害

1. 产时、产后出血

附着于子宫前壁的前置胎盘行剖宫产时，如子宫切口无法避开胎盘，则出血明显增多，胎儿分娩后，子宫下段肌肉收缩力较差，附着的胎盘不易剥离，不能有效收缩压迫血窦而止血，故常发生产后出血。

2. 植入性胎盘

子宫下段蜕膜发育不良，胎盘绒毛可穿透底蜕膜侵入子宫肌层，形成植入性胎盘，使胎盘剥离不全而发生产后出血。

3. 贫血及产褥感染

产妇出血，贫血而体弱，加上胎盘剥离面又靠近宫颈内口，细菌易经阴道上行侵入胎盘剥离面，发生感染。

4. 围生儿预后不良

出血量多可致胎儿缺氧或宫内窘迫，甚至死亡。为挽救孕妇或胎儿生命而终止妊娠，早产率增加，新生儿病死率高。

三、分类

根据胎盘与宫颈内口的关系分为三种类型。

1. 完全性前置胎盘（complete placenta previa）

又称中央性前置胎盘，胎盘组织完全覆盖整个宫颈内口。

2. 部分性前置胎盘（partial placenta previa）

胎盘组织部分覆盖宫颈内口。

3. 边缘性前置胎盘（marginal placenta previa）

胎盘组织边缘达宫颈内口边缘。

前置胎盘类型可因诊断时期不同而改变。目前临床上均依据处理前最后1次检查来决定其分类。

四、临床表现

1. 症状

妊娠晚期或临产时无痛性、反复性阴道流血是前置胎盘的主要症状。阴道出血发生的时间、次数与出血量均与前置胎盘类型有关。完全性前置胎盘初次出血发生的时间较早，大约在孕28周，往往出血发作频繁、量多，甚至有时1次大量出血即可使病人陷入休克状态；边缘性前置胎盘出血的时间较晚，约在孕37周以后，其出血量少，症状表现轻；部分性前置胎盘初次出血的时间和出血量则介于以上两者之间。

2. 体征

腹部检查一般与正常妊娠基本相同。腹软无压痛，无宫缩或强直性宫缩。胎先露多高浮，易并发胎位异常。一般无胎儿窘迫现象，但反复出血或1次出血量多时则可出现，而且严重时可致胎死宫内。如胎盘附着于子宫下段前壁，可在下腹部听到与母体脉搏相一致的吹风样胎盘杂音。母体血压变化与出血量相当，多次出血，病人可呈贫血貌；急性大量出血，可发生休克。

五、辅助检查

1. B超检查

可清楚显示子宫壁、宫颈、胎先露及胎盘的关系，为目前诊断前置胎盘最有效的方法。准确率高达95%以上。胎盘边缘与子宫颈内口的相互关系随着妊娠时间的增长、子宫颈管的消失和子宫颈口的逐渐扩大而不断改变。妊娠中期胎盘占据了宫腔面积的一半，故有半数胎盘位置过低，但若无阴道出血者就应认为是一种正常的生理变化。因此孕中期妊娠不宜做出前置胎盘的诊断，而应称胎盘前置状态，应随访到妊娠34周以后再下结论。腹部联合阴道彩色多普勒检查，准确率较高，尤其是对于附着于子宫后壁的前置胎盘。

2. 阴道检查

近年来随着超声检查的普及，阴道检查已很少采用。阴道检查仅限于无B超设备、诊断不明确、鉴别前置胎盘与宫颈、阴道的病理改变所致的出血及为终止妊娠决定分娩方式时采用。一般只做阴道窥诊及阴道穹隆部扪诊，不行颈管内指诊。同时检查前必须做好输液、输血及手术的急救准备。

3. 产后检查胎盘及胎膜

胎盘娩出后应仔细检查胎盘边缘有无积血块及其与胎膜破口距离，若 < 7 cm 即可进一步确诊为前置胎盘。但对于剖宫产术分娩者，应在术中了解胎盘位置，因为胎膜破口的部位对诊断前置胎盘无意义。

4. 磁共振检查

为了更明确诊断，还可应用磁共振进行诊断。

六、诊断

根据病史、临床表现，结合辅助检查结果确诊。

七、鉴别诊断

前置胎盘主要和轻型胎盘早剥、脐带帆状附着、前置血管破裂、胎盘边缘血窦破裂、宫颈病变等产前出血相鉴别。结合病史，阴道检查、B超以及分娩后胎盘检查等方法一般不难鉴别。

八、治疗

处理原则是抑制宫缩、止血、纠正贫血和预防感染，并根据出血量、休克程度、孕周、前置胎盘的类型、胎儿是否存活及宫颈扩张程度等情况选择处理方法。

1. 期待疗法

应在确保母婴安全的前提下，尽可能延长孕龄，以确保胎儿生存，降低围生儿病死率。适用于妊娠不足34周或胎儿体重估计 < 2 000 g，病人一般情况好、胎儿存活及出血不多者。虽然近年来国外有前置胎盘无论类型及有无出血等情况，门诊处理同样安全的观点，但国内仍然普遍主张住院观察并采取以下措施。

（1）住院观察：绝对卧床休息，宜左侧卧位，止血后方可轻微活动；定时吸氧，3次/d，1 h/次；保持大便质软、通畅，减少屏气；适当给予地西泮等镇静药；严密注意阴道流血情况，避免过多的或粗暴的腹部检查或阴道及肛查；保留24 h会阴垫，以观察每日出血量，配血备用。行NST、胎动计数，必要时行持续胎心监护。

（2）纠正贫血：如病人血红蛋白下降至80 g/L以下或血细胞比容 < 0.3，或心率 > 110次/min时，应给予输血治疗。

（3）抑制宫缩：在观察过程中，如出现宫缩，可给予宫缩抑制药。

①利托君：β-肾上腺素能受体激动药。近年来该药物渐成为国内首选、有效药物。150 mg加于5%葡萄糖液500 mL静脉滴注，初始剂量为0.05 mg/min，根据宫缩调节，每10 min增加0.05 mg，最大量至0.35 mg，待宫缩抑制后持续滴注12 h，停止静脉滴注前30 min改为口服10 mg，每4～6 h 1次。用药过程中宜左侧卧位，减少低血压危险，同时密切注意心率、血压、宫缩变化，限制液体入量，以防肺水肿。如病人心率 > 140次/min，应减少滴数或药物剂量，出现胸痛，应立即停药。同时应监测血糖、血钾。

②沙丁胺醇（硫酸沙丁胺醇）：β-肾上腺素能受体激动药。首次剂量为4.8 mg口服，30 min后再予2.4 mg，以后每8 h用药1次维持，如此重复使用直至宫缩停止。

③硫酸镁：首次负荷量为4 g，以后以1.5～2.0 g/h的速度静滴。用药过程中注意呼吸（≥ 16次/min）、尿量（≥ 25 mL/h），定时检查膝腱反射。并应备有葡萄糖酸钙，用于镁中毒时拮抗。

④硝苯地平：钙离子拮抗药。常用方法为硝苯地平10 mg舌下含服，每6～8 h 1次。用药过程中需

密切注意孕妇心率及血压变化。已用硫酸镁者慎用，以防血压急剧下降。

⑤吲哚美辛：前列腺素合成酶抑制药。初始剂量 50 mg，每 8 h 口服 1 次，24 h 后改为 25 mg，每 6 h 1 次。因其可通过胎盘，长期大剂量应用能使胎儿动脉导管提前关闭，导致肺动脉高压；且有使肾血管收缩，抑制胎尿形成，使肾功能受损，羊水减少的严重不良反应，故此药物仅在孕 34 周前短期（1 周内）选用。

（4）促胎肺成熟：若妊娠 < 34 周，应促胎肺成熟，以降低新生儿呼吸窘迫综合征的发生。可静注地塞米松 5 ~ 10 mg，2 次 /d，连用 2 ~ 3 d；或给予倍他米松 12 mg/d，肌内注射，连用 2 d。

（5）控制感染：可选用广谱抗生素预防感染。

（6）宫颈内口环扎术：此种手术尤其适用于中央型前置胎盘。应选择在妊娠 25 周后，并根据 B 超检查及临床症状确诊为前置胎盘后实施较为适宜。但此法也还有争议，一方面因其增加了人为干预，同时也可能增加了感染机会。

（7）定期 B 超检查：以确定胎盘位置变化、估计胎儿大小及成熟度。

2. 终止妊娠

资料表明 36 周以后主动结束妊娠的围生儿结局要明显好于等待至 36 周以上自然临产者。因此期待治疗应尽量维持妊娠达 36 周，各项指标均说明胎儿已成熟者，可适时终止妊娠。观察期间若发生大量阴道流血或反复阴道流血甚至休克者，无论胎儿肺成熟与否，均应以孕妇生命为重，必须及时、果断地终止妊娠；胎龄未达 36 周，出现胎儿宫内窘迫征象或胎儿电子监护发现胎心异常者亦应及时终止妊娠。

3. 阴道分娩

适用于已确诊为边缘性前置胎盘、枕前位、出血不多、无头盆不称及胎位异常、已近临产或已临产、估计在短时间内可结束分娩者。可在备血、输液条件下行人工破膜或静滴缩宫素，促使胎先露迅速下降，有利于胎先露对胎盘的压迫从而达到止血目的。若破膜后胎先露下降不理想，仍有出血或分娩进展不顺利，则应立即改行剖宫产术，尽早结束分娩。对于产妇情况危急，胎儿已死在宫内，为争取时间抢救产妇，可采取宫颈注射阿托品 2.5 mg，徒手扩张宫颈，破膜，使羊水流尽，以达到防止羊水栓塞的目的后，手进入宫腔内，准确、迅速地剥出胎盘，随之第二次进入宫腔取出胎儿。取胎儿时可行臀牵引或用头皮钳钳夹头皮，进行牵引，待胎头下降后行穿颅术，亦可行内倒转术。术后即给予宫缩药。此种手术一般在 15 ~ 30 min 内结束，预后较好。

4. 剖宫产术

剖宫产能迅速结束分娩并达到立即止血的效果，如有反复性或持续性阴道大出血，或已出现休克体征，可能危及母儿生命安全的，无论诊断为哪种类型的前置胎盘，不管孕龄及胎儿成熟度如何，都不能进行期待疗法，均应免去阴道检查，在积极纠正休克的同时，立即行剖宫产术；完全性前置胎盘必须以剖宫产术结束分娩；部分性或边缘性前置胎盘，近年来也有行剖宫产术的倾向。行剖宫产术时应注意以下几点。

（1）切口选择：对前置胎盘病人决定剖宫产时，可通过 B 超了解胎盘附着的部位，以便事先设计好切口的部位及取出胎儿的方法。同时开腹后通过观察子宫下段的血管分布情况，亦有助于子宫切口部位的选择。前置胎盘为腹膜外剖宫产术的禁忌证。胎盘大部分附着在子宫后壁的下段时，可选子宫下段横切口；附着在前壁偏左，应从右向左横切开进入子宫下段；反之则从左向右进入；如下段前壁全被胎盘占据，可见其前壁两侧血管全部怒张，且趋向中央，此时切口可略偏高。总之，选择切口时应避免切入宫腔时直接与胎盘接触而增加出血。有时胎盘大而薄，覆盖整个子宫前壁，无论从哪个方向均难以避开胎盘，则可直接从子宫下段进入，将胎盘"开一小窗"，迅速吸净羊水，以免发生羊水栓塞，然后切开胎盘，快速进入羊膜腔取出胎儿，此时不能犹豫不决，否则会增加出血。过去主张从子宫体部切开的古典式剖宫产目前临床上很少采用。

（2）止血方法。

①应用宫缩药，如缩宫素 10 ~ 20 U 宫体或静脉注射；麦角新碱 0.2 ~ 0.4 mg 肌内注射或静脉快速滴注，或加入 25% 葡萄糖注射液 20 mL 中静脉缓慢推注；前列腺素（PGs）及其衍生物对子宫平滑肌具

有较强收缩作用，其中卡前列甲酯栓（商品名为卡孕栓、化学名为 15- 甲基 $PGF_{2\alpha}$），卡前列素氨丁三醇（商品名为欣母沛）是目前预防产后出血的理想药物。卡孕栓通过黏膜吸收能迅速引起宫缩，1 次给药作用持续 2～4 h，缩短第三产程，明显减少产后 2 h 出血。用法：卡孕栓 1 mg（1 枚），在第 2 产程即将结束或第三产程的早期放入阴道前壁下 1/3 或直肠（深 6 cm 为宜）或舌下含服；欣母沛 250 μg，肌内注射或宫体注射，最大剂量 2 000 μg。但应用此类药物时注意其可使肠蠕动亢进，出现腹泻、血压升高症状。

②取出胎盘后，用多把卵圆钳依次夹住子宫下段切口的上、下缘，可以达到牵引止血及暴露子宫下段内面的目的。

③常见的胎盘剥离面上的渗血，可在吸收性明胶海绵上放凝血酶或巴曲酶，快速置于胎盘附着部位上，再加湿热纱布紧紧压迫，持续 10 min。

④对大的开放的血窦，单纯用压迫不能奏效的，可采用肠线或人工合成线 8 字缝扎。方法是用大圆针在大血窦旁向肌层进针，然后对称再缝一针，做 8 字形结扎。有时一个 8 字形结扎不能完全止血，可以依次在该针两旁或上下做多个 8 字形结扎，然后结合热盐水纱布压迫，耐心等待，常常可取得满意效果。

⑤对于 8 字形缝扎后仍有少量出血者，尚可用纱布填塞宫腔法。其具体方法是：用宽纱条（5～6 cm 宽，折叠四层）先沿宫底部自左向右来回折叠，逐步紧紧填满宫腔的上半部，再另取一相同纱条，将其一端自颈管伸至阴道内后，方法同上填塞子宫下段，当宫体及下段均填紧后，将上、下两段多余的纱条剪去，以丝线将上、下段纱布的断端缝合在一起，然后缝好子宫下段肌层。术时及术后均用静脉滴注缩宫素以促进子宫收缩，并用抗生素预防宫腔感染，术后 24 h 自阴道缓缓将纱条抽出，一般均能达到止血效果。

⑥对个别胎盘剥离困难、出血多者，应注意胎盘植入的可能。对疑有因胎盘的局部植入，而导致出血或渗血不止者，可以在该处做楔形切除，然后重新缝合肌层，切除部应送病理检查。如果有少部分胎盘因严重粘连或植入而致剥离困难时，可将其连同底部肌层一起 8 字形缝扎，不必强行剥离，以免造成不必要的大出血。术后监测局部血供情况及血 β-hCG，一般均可自行坏死并脱落。

⑦结扎子宫动脉及双侧髂内动脉：上述方法无效时可行双侧子宫动脉、髂内动脉结扎术。但对于采取下腹部横切口的手术，髂内动脉的暴露有时有一定的困难，而且实施髂内动脉结扎术需要有相当的妇科手术基础。在操作时，为了避免因侧支循环的建立，而影响止血效果，可先将双侧髂内动脉分离后，再同时进行结扎。

⑧B-Lynch 缝合术（纵向捆压子宫缝线术）：是近年来应用的一种新的止血方法。经过多次临床实践，又提出改良式 B-Lynch 缝合术。机制是对子宫进行机械性纵向捆绑，使子宫肌层的血管被挤压，血流放缓，促使血栓形成而止血；同时因血流减少，子宫肌层因缺血刺激子宫收缩，进一步压迫血窦达到止血的目的；在子宫前后壁缝线加压子宫，使子宫关闭血窦，减少盆腔动脉搏动压，减少子宫出血。该术式操作简单，易于掌握且不需要特殊器械和手术技巧，成功率高，止血迅速，尤其在剖宫产时应用十分方便，无术后并发症，保留了病人的子宫和生育功能，在相当大的程度上替代了子宫切除术，值得推广。

⑨髂内动脉或子宫动脉栓塞：行动脉穿刺插入导管至髂内动脉或子宫动脉，注入吸收性明胶海绵栓塞动脉，栓塞剂可于 2～3 周后吸收。适用于产妇生命体征稳定时进行。

⑩子宫切除术：采取以上各项措施均无效，且胎盘剥离面仍然出血不止者，危及产妇生命时，应考虑子宫切除术。其决定时间不能过迟，切不可为保留子宫、保留生育能力而犹豫不决，以免因大量出血使病人陷入不可逆性的休克状态而失去抢救机会。子宫切除可行子宫次全或子宫全切术，但子宫次全切除术中应防止因切除部位过高，子宫下段残留部分胎盘组织而发生继续出血的可能。

⑪髂动脉球囊导管置入术：近年有学者对介入手术进一步改进，在剖宫产前先行髂内动脉球囊植入手术，于胎儿娩出后予球囊内注入生理盐水，以扩张法压迫阻塞血流从而达到止血的目的，如仍出血，则再行吸收性明胶海绵栓塞。这种方法，不仅达到双重止血同时也尽可能减少栓塞并发症。

⑫宫内球囊压迫术：对阴道分娩的前置胎盘病人，出现产后出血时采取宫内球囊置入术，球囊内置入生理盐水从而达到宫腔内压迫止血的目的。

5. 其他处理

（1）若病人阴道大流血，而当地无条件处理时，可静脉输液或输血，不应进行肛诊或阴道检查，包扎腹部，促使胎头下压宫颈，并在消毒下用纱布卷紧塞阴道顶端，以暂时压迫止血，并迅速护送转院治疗。

（2）产后或术后均应给予抗生素预防感染并注意纠正贫血。

（3）积极做好新生儿抢救工作。不论是经阴道分娩，还是行剖宫产术分娩，都要有新生儿科医师在场，做好并组织对新生儿的抢救工作。

第二节　正常位置胎盘早期剥离

妊娠20周后或分娩期，正常位置的胎盘在胎儿娩出前部分或全部从子宫壁剥离，称为正常位置胎盘早期剥离，简称胎盘早剥（placental abruption）。胎盘早剥为妊娠晚期的一种严重并发症，往往起病急，进展快，如处理不及时，可威胁母儿生命。其发生率为0.46%~2.1%。围生儿病死率为19%~87%。

一、病因及发病机制

胎盘早剥的真正原因尚未阐明，其发生可能与以下因素有关。

1. 母体高血压或血管病变

半数以上的重型胎盘早期剥离病例与母体高血压有关。妊娠期高血压疾病时，底蜕膜层的螺旋小动脉常发生急性粥样硬化，引起其远端的血管缺血坏死，以致破裂而出血，血液流至底蜕膜层形成血肿，导致胎盘自子宫壁剥离。故重度子痫前期病人易发生胎盘早剥。

2. 机械性因素

腹部直接受撞击或摔倒等外伤、性交；行外倒转术矫正胎位时手法过于粗暴；脐带绕颈、绕体致脐带相对过短，在分娩过程中胎头下降，过度牵拉脐带等均可能促使胎盘早剥。此外，双胎妊娠的第一个胎儿娩出过快，或羊水过多破膜时羊水骤然流出，子宫腔内压急剧下降，子宫突然收缩，也可使胎盘从子宫壁剥离而发生胎盘早剥。

3. 子宫静脉压升高

仰卧位低血压综合征时，增大的子宫压迫下腔静脉，回心血量减少，子宫静脉瘀血，静脉压升高，导致蜕膜层静脉瘀血或破裂，从而引起胎盘早剥。

4. 其他

高龄、经产、吸烟、酗酒及吸食可卡因不良生活习惯及严重营养不良者均易发生胎盘早剥；孕妇有血栓形成倾向，子宫肌瘤（尤其胎盘部位）等亦与胎盘早剥发生有关；有胎盘早剥史及合并叶酸缺乏的孕妇，再次发生胎盘早剥的危险性高。

二、病理改变

胎盘早剥的主要病理变化是底蜕膜层出血，形成血肿，使胎盘自附着处剥离。按病理分类，胎盘早剥可分为显性、隐性及混合性。如剥离面小，血液很快凝固，临床可无症状；如剥离面大，当血液逐渐增多，一时可冲开胎盘边缘，沿胎膜与子宫壁之间经子宫颈口流出，即为显性剥离。若胎盘边缘仍附着于子宫壁上或胎头已固定于骨盆入口使胎盘后血液不能外流而积聚于胎盘与子宫壁之间，即为隐性剥离。由于胎盘后积血越积越多，子宫底也随之升高。当内出血过多时，血液仍可冲开胎盘边缘，经宫颈外流形成混合性剥离。偶有出血穿破羊膜溢入羊水中，使羊水变成血性。

胎盘早剥发生内出血时，血液积聚于胎盘与子宫壁之间，压力逐渐增大而使之渗入子宫肌层，引起肌纤维分离，甚至可发生断裂和变性。血液浸润深达子宫浆膜层时，子宫表面出现蓝紫色瘀斑，尤其在胎盘附着处特别显著，称为子宫胎盘卒中（uteroplacentalapoplexy）。子宫胎盘卒中的发生率为6%~10%。

重症胎盘早剥常发生凝血功能障碍。胎盘剥离处的绒毛和蜕膜释放大量组织凝血活酶，进入母体血液循环，激活凝血系统，引起DIC，继而使纤维蛋白原及血小板大量消耗，致血不凝而流血不止。表现为皮下、黏膜或注射部位出血，子宫出血多而不凝或仅有较软的凝血块。肺、肾等脏器的毛细血管也可有微血栓形成，造成脏器损害，而发生尿血、咯血和呕血等现象。

子宫胎盘卒中，可导致产后子宫收缩乏力或由于凝血功能障碍而导致产后大出血。

三、临床表现

由于胎盘早剥的情况不同，病人的临床表现亦有很大差异，根据病情严重程度，Sher将胎盘早剥分为3度。

1. Ⅰ度

轻型以显性外出血为主，一般多见于分娩期。胎盘剥离面积小，可伴有轻度腹痛或无明显腹痛，贫血程度不显著。腹部检查：子宫软，子宫大小与妊娠月份相符。胎位、胎心音清楚，产后检查胎盘可见胎盘母体面上有凝血块及压迹。

2. Ⅱ度

胎盘剥离面积达1/3左右，主要症状为突然发生的持续性腹痛、腰酸或腰背痛，疼痛的程度与胎盘后积血多少成正比。无阴道流血或流血量不多，贫血程度与阴道流血量不相符。腹部检查：子宫大于妊娠周数，宫底随胎盘后血肿增大而升高，胎盘附着处压痛明显，但胎盘位于后壁者则不明显。宫缩有间歇，胎位可扪及，胎儿存活。

3. Ⅲ度

胎盘剥离面积超过1/2，临床表现较Ⅱ度重。病人可出现恶心、呕吐、面色苍白、四肢湿冷、脉搏细数、血压下降等休克症状。腹部检查：触诊子宫硬如板状，子宫处于高涨状态，因此胎位触诊不清，胎心率多有改变或已消失。若病人无凝血功能障碍属Ⅲa，有凝血功能障碍则属Ⅲb。

四、辅助检查

1. B超检查

彩色多普勒超声及彩色多普勒能量超声对胎盘早剥的诊断准确性较高，能减少母儿并发症，降低围生儿死亡率，可作为胎盘早剥的首选检查方法。B超可显示：①胎盘后血肿；②绒毛膜板下血肿；③如血液流入羊膜腔，形成血性羊水，可见羊水内有异常的点状回声，分布稀疏，常集中在出血病灶附近；④重症者，可发现胎动和胎心率的改变或消失。

2. 实验室检查

（1）主要了解贫血程度及凝血功能。重型胎盘早剥可并发弥散性血管内凝血（DIC），应行DIC筛选试验（如血小板计数、凝血酶原时间、纤维蛋白原测定）以及纤溶确诊试验等检查。对急症病人，血小板计数及全血凝块试验可作为简便的凝血功能监测手段。同时应根据病情做连续观察，以便指导治疗。

（2）全血凝块观察及溶解试验。取5mL血液放入玻璃试管内，将试管倾斜放置。自抽出血起计算时间，正常血液在6 min内凝固，如有血凝障碍，则在此时间内不凝固或凝固不稳定，在1 h内又溶化。此试验还可粗略估计血纤维蛋白原含量。血液凝固时间超过6 min，且血凝块不稳定，血纤维蛋白原含量为1~1.5 g/L；超过30 min仍不凝固，则血纤维蛋白原含量在1 g/L以下。

（3）如胎盘早期剥离是在重度子痫前期基础上发病的则需测定肾功能，做血尿素氮、肌酐、尿酸等检查。

五、诊断

根据可发生早剥病史及典型临床表现一般不难诊断；检查胎盘分娩后在胎盘上查见血块压迹，即可诊断胎盘早剥。

六、鉴别诊断

注意与前置胎盘、前置血管破裂，先兆早产、子宫破裂及外科急腹症等鉴别。尤其对于轻型的胎盘早剥并伴有稀疏宫缩者，不可误诊为先兆早产而应用 β 受体药物抑制宫缩，此种措施反而导致胎盘早剥之出血加重，故更应加以鉴别。同时Ⅱ、Ⅲ度胎盘早剥主要与先兆子宫破裂相鉴别。

七、治疗

1. 期待疗法

适用于胎儿未成熟、流血不再加重、子宫敏感性消失或减轻，且无胎儿宫内窘迫者。Ⅰ度胎盘早剥可在严密监测血压、脉搏、宫高、腹围、胎心、子宫硬度与压痛、阴道出血等变化下，卧床休息。如病情稳定，胎龄 < 36 周，又未自行临产者，可继续做期待疗法，并定期进行尿 E_3 和 B 超检查；如病情加重，则应尽快终止妊娠。做好输血及急救准备。

2. 纠正休克

抢救成功与否，主要取决于补液量和速度。对于入院时情况比较危重、处于休克状态的病人应立即予以面罩吸氧、快速静滴平衡液及输血，在短时间内补足血容量，使血细胞比容达到 0.30 或稍高，尿量至少 30 mL/h，同时应争取输新鲜血，补充凝血因子。

3. 及时终止妊娠

胎盘早剥病人及其胎儿的预后与诊断的迟早、处理是否及时有密切关系。在胎儿未娩出前，由于子宫不能充分收缩，胎盘继续剥离，出血难以控制。距分娩时间越久，病情越趋严重，并发凝血功能障碍等并发症的机会也越多。因此，一旦确诊后，应及时终止妊娠。终止妊娠的方式可根据病人的胎产次、病情轻重、胎儿宫内情况及产程进展等情况来决定。

（1）经阴道分娩：经产妇一般情况较好或初产妇Ⅰ度胎盘早剥，宫口已开大，估计短时间内能迅速分娩者可以经阴道分娩。先行破膜，使羊水缓慢流出，缩减子宫容积。同时破膜后用腹带包裹腹部，压迫胎盘使之不再继续剥离。必要时还可以经静脉滴注缩宫素以缩短第 2 产程，促进子宫收缩，诱发或加速分娩。同时应密切观察病人的血压、脉搏、宫底高度、宫体压痛、阴道出血及胎心音等变化。如出现异常，立即改行剖宫产。如胎儿较小或死胎，可争取经阴道分娩。紧急情况下，可徒手扩张宫颈，准确、迅速地手取胎盘及胎儿。一般手术在 15～30 min 内结束，预后较好。

（2）剖宫产术：①Ⅱ度胎盘早剥：尤其是初产妇不能在短时间内结束分娩者；胎儿已死，但产妇病情恶化，处于危险之中，不能立即分娩者。②Ⅰ度胎盘早剥，但有胎儿宫内窘迫，需要抢救胎儿者。③Ⅲ度胎盘早剥，病情逐渐加重者，胎儿已死，不能立即分娩者。④破膜引产后产程无进展者，均应及时行剖宫产术。术中发现子宫胎盘卒中，多数不影响宫缩。若取出胎儿、胎盘后宫缩不佳，应用大量宫缩药，按摩子宫，大多数经过积极处理宫缩好转，流血自止。若子宫仍不收缩或出血多，血不凝，且出血不能控制者，则应在输入新鲜血的同时行子宫动脉上行支或双侧髂内动脉结扎术，必要时行次全子宫或全子宫切除术。

4. 产后处理

（1）分娩结束后，仍存在晚期产科出血的危险，需密切观察病人的血压、子宫缩复及阴道出血等情况。在分娩后应及时使用子宫收缩药，如缩宫素、麦角新碱、卡孕栓及欣母沛等，注意预防感染，纠正贫血。若仍有不能控制的子宫出血，或血液不凝固，凝血块较软，则应快速输入新鲜血补充凝血因子，同时行子宫次全切除术。

（2）并发症的防治：DIC、产后出血、肾衰竭及羊水栓塞是胎盘早剥的重要并发症。应及时发现，积极进行防治。

（3）预防及预测：积极防治妊娠期高血压疾病、慢性高血压、肾脏疾病；行外转胎位术纠正胎位时，动作应轻柔；在 B 超引导下行羊膜腔穿刺；妊娠晚期或分娩期，鼓励孕妇做适量的活动，避免长时间仰卧；避免腹部外伤等均能对胎盘早剥的预防起到较好效果。近年来国内外对预测胎盘早剥发生的研究也有了很大进展。与胎盘早剥的发生有关的因素包括：内皮细胞中一氧化氮合酶的 Glu298Asp 基因的突变；高同型半胱氨酸血症；叶酸、维生素 B_{12} 缺失或蛋氨酸 Hcys 的代谢紊乱；部分血栓形成因子的改变；AFP 的异常增高；亚硝酸盐过氧化物的生成；血栓调节素的产生等，对上述物质变化的检测对胎盘早剥的预测均有一定的价值。其中对叶酸、AFP、亚硝酸盐过氧化物的检测，因其简便易行，可能更适用于临床应用，在高危病例中有一定的参考价值。

第十章

羊水病变

第一节 羊水过多

正常妊娠时羊水量随孕周的增加而增多,最后 2~4 周开始渐少,凡在妊娠任何时期羊水量达到或超过 2 000 mL 者,称羊水过多(polyhydramnios),发病率为 0.5%~1%,按起病急缓分为急性(数天内)或慢性羊水过多(数周以上)。羊水过多时羊水的外观、性状与正常者无异样。

一、病因及发病机制

通过放射性核素示踪测定,证明羊水在胎儿与母体间不断交换,维持动态平衡。胎儿通过吞咽、呼吸、排尿及角化前皮肤、脐带等进行交换。当羊水交换失去平衡时,出现羊水量异常。但羊水过多的确切原因还不十分清楚。

1. 胎儿畸形

胎儿畸形是羊水过多发生的首要原因,羊水过多孕妇中 18%~40% 合并有胎儿畸形,以中枢神经系统和消化系统畸形最常见。

(1)神经管缺陷:约占 50%,如无脑儿、脊柱裂。其脑脊膜裸露于羊膜腔内,大量液体渗出而导致羊水过多。

(2)消化、呼吸系统畸形:包括食管闭锁、幽门闭锁、肠高位闭锁、腭裂、膈疝、肺发育不全等畸形。如因消化道畸形不能吞咽羊水而发生羊水过多;膈疝则因食管受压影响羊水吞咽入消化道而发生羊水过多。

(3)多发畸形:例如颜面畸形发育不能吞咽羊水,或有先天性醛固酮增多症则因胎尿增多而发生羊水过多。

2. 多胎妊娠及巨大儿

多胎妊娠发生羊水过多是单胎妊娠的 10 倍,特别是单卵双胎的占优势儿,因循环血量多,尿量多可使羊水增多。巨大儿也容易合并羊水过多。

3. 母亲并发症

如有糖尿病、妊娠高血压病、Rh 血型不合或贫血等孕妇,并发羊水过多者较一般孕妇为多。糖尿病孕妇的胎儿血糖增高,引起多尿而排入羊水中,导致羊水过多。

4. 脐带、胎盘病变

胎盘血管瘤、胎盘过大、脐带帆状附着的羊水过多者,亦较一般孕妇为多。

5. 特发性羊水过多

约占 30%,不合并任何孕妇、胎儿或胎盘异常,其原因至今不明。

二、临床表现

1. 症状

慢性羊水过多往往没有明显症状，常发生在妊娠 28～32 周。而急性羊水过多，常发生于妊娠 20～24 周，多在数日内迅速形成，可出现腹痛；因横隔被推向上，而有心悸、气急及呼吸明显困难，不能平卧等症状。

2. 体征

（1）子宫明显大于妊娠月份。

（2）腹壁张力大，腹壁薄但摸不清胎位。

（3）重者全腹压痛。

（4）胎心遥远。

三、辅助检查

1. 超声检查

B 超显示宫内羊水多、胎儿周围满布液体暗区，暗区最大深度（AFV）≥ 8 cm。若用羊水指数（AVI）将 4 个象限最大羊水暗区相加 ≥ 18 cm 为羊水过多。检查中有时可发现胎畸形或多胎情况。

2. 羊水及母血甲胎蛋白（α-FP）含量测定

开放性神经管缺损的胎儿，α-FP 随脑脊液渗入羊膜腔，羊水中 α-FP 超过正常周期孕龄者 3 个标准差以上。母血 α-FP 超过正常周期孕妇的平均值 2 个标准差以上。

3. 其他检查

X 线片、羊膜腔胎儿造影、甲胎蛋白测定对诊断胎儿神经管畸形、消化道畸形有意义。

四、诊断

根据临床表现及辅助检查。

五、处理

羊水过多的围生儿死亡率为 28%，是正常妊娠的 7 倍。其处理取决于胎儿有无畸形和孕妇自觉症状的严重程度。由于羊水过多对母儿均有影响。虽然目前尚无一种特别有效的治疗方法，但处理妥当对于母儿的预后均有意义。

1. 胎儿畸形

因发生羊水过多的胎儿畸形多为影响胎儿存活的神经管畸形或有消化道畸形，故无论孕龄大小均应尽早终止妊娠。妊娠中期可行利凡诺尔引产，经检查无禁忌证后，B 超定位，利凡诺尔 100 mg，羊膜腔穿刺注射。亦可行羊膜外利凡诺尔引产或水囊引产术。妊娠晚期发现胎儿畸形可行人工破膜引产或缩宫素静脉滴注引产。人工破膜引产时或分娩中须用人工破膜时，须选择在宫缩间歇，宜采用高位小孔破膜，让羊水缓慢流出，防止羊水大量涌出，造成腹压急剧下降而诱发胎盘早剥及休克等严重并发症。但因羊膜腔内压力高，胎膜破裂时，无论如何小心操作，亦难免在高位穿破胎膜前，胎膜即自然破裂，使羊水大量外溢。故在胎膜破裂前须备血和沙袋（一般须备两个）。患者取抬高臀部的膀胱截石位下高位破膜。如遇羊水冲出过快时，手术者则应手持大纱垫加压堵塞宫口，以减缓羊水流出速度，而台下人员则将沙袋放置在宫底部上端，或用手加力做腹部按压，以防横隔下降过速和回心血量骤减而发生休克。术中和术后，除须观察孕妇的血压、脉搏、呼吸、有无宫缩及阴道出血外，还应注意保持胎轴，防止发生横位。胎膜破裂 12 h 后无产兆者，可给予抗生素预防感染。24 h 后仍无产兆者，可加用缩宫素静脉滴注引产，遵引产常规操作，密切观察宫缩与产程进展，调节用药速度并及时增、停用药。加强分娩处理，防止意外产伤和产后出血。

2. 胎儿经检查未见畸形者

孕妇一般情况稳定的孕中期急性羊水过多，应及时积极非手术治疗，尽量延长孕期，减少围生儿死亡率和发病率，其具体处理原则如下：

（1）无症状、症状轻者。门诊严密观察随访，给予休息、镇静，如地西泮、苯巴比妥等，每日 1～2 次吸氧，每次 30 min，休息侧卧。可给予吲哚美辛（消炎痛，indomethacin，indocin）25 g，每日 3 次，口服。吲哚美辛及前列腺素合成酶抑制药，其机制尚不清楚，可能有三：减少胎尿产生，增加胎儿呼吸以促进肺液吸收及通过胎膜增加液体的转移。吲哚美辛是目前治疗羊水过多的主要药物，效果良好。但吲哚美辛具有使胎儿动脉导管狭窄，早闭的可能，故用药后注意对胎儿的动脉导管监测，一旦发现并发症应减量或停药。此外的不良反应有轻度食欲缺乏、头晕、失眠、白细胞减少等。

（2）如果羊水过多患者的症状重且经上述非手术治疗无效者，先加用中药治疗，中药以健脾引水为主，药以黄芪、白术、当归和熟地黄等健脾养血；茯苓、泽泻、车前子渗湿利水；辅以柏子仁、夜交藤宁心安神药。如仍无效，则在孕中期应行利凡诺尔引产，孕期已足月或近足月时，用人工破膜辅以缩宫素静脉滴注引产终止妊娠。如果尚不足月，经腹行羊膜腔穿刺放羊水，放羊水以每小时 500 mL 为宜，总量以孕妇感症状缓解为度，一般不超过 1 500 mL。3～4 周后可重复放羊水。放羊水前 B 超定位，尽量避开胎盘或胎盘中央区，放羊水后羊水可能还会增长，可隔 3～4 周后再放羊水。放羊水可能出现宫内感染、胎儿损伤、胎膜早破、胎盘早剥、早产或羊水栓塞。因此术中应注意无菌操作、术后予以镇静药、子宫缓缩剂如苯巴比妥、沙丁胺醇（舒喘灵）和安宝等，预防并发症。临近 37 周者，可将放出羊水送检卵磷脂/鞘磷脂（L/S）比值，以判断胎肺成熟情况，如 L/S ≥ 2，且放羊水后自然发动宫缩时，可任其临产而做产时处理。

3. 产时注意事项

无论是因胎儿畸形、症状过重非手术治疗无效时的终止妊娠，还是正常胎儿已成熟或近成熟者引产或自然临产者的分娩，都应注意以下几方面。

（1）预防胎盘早剥与休克：因过多羊水对子宫壁的高张力支撑，引产或分娩中胎膜破裂时，为防止羊水过快流出及宫内压腹压突然骤降，致使胎盘早剥、孕妇横膈下降过快和回心血量的急剧减少而出现休克。首先不要让胎膜在宫缩中人工或自然破裂；人工破膜时应注意选在宫缩间歇中使用高位小孔破膜、随着羊水流量的多少渐渐在宫底上方加沙袋，使宫内压和横膈缓慢下降。

（2）预防脐带脱垂：羊水过多者胎儿先露不易入盆，在头浮或未完全固定者胎膜破裂时，易发生脐带脱垂，尤其是羊膜腔压力大、胎膜破裂口大时，脐带易被羊水冲出。所以在胎膜破裂时除了在宫缩间歇期小孔高位破膜，还应抬高孕妇臀部，注意听胎心变化。

（3）防止胎位异常：由于羊水多、宫内胎儿空间大，特别是胎儿较小者，产时易随产程进展而改变胎位，尤其是发生横位，而致难产、影响胎儿预后、分娩结局。因此，产时应注意控制胎位，特别是胎膜破裂时，应在腹部加压沙袋，并以束带加压固定。

（4）预防产时宫缩乏力：羊水过多者因子宫肌纤维过度伸张，产时易发生宫缩乏力，产程迟缓、停滞。尤其在胎膜破裂后，可辅以缩宫素静脉滴注催产。

（5）预防羊水栓塞：过多的羊水、过高的宫内压在胎膜破裂时易使羊水渗入开放的静脉破口，如宫颈、产道的破口、切口，尤其是在发生胎盘早剥时，开放的宫壁血窦更是羊水进入母血液循环的大通道。产时人工破膜应选择在宫缩间歇期、小孔高位破膜，缓慢减压，减少产道的损伤，也是预防羊水栓塞发生的重要措施。

4. 产后处理

羊水过多使子宫腔扩大、宫壁变薄，过久的支撑压力，使产后宫腔空出后，压力减小，子宫产后收缩易乏力，出现产后大出血，产后除了腹部加压沙袋，应及时予以宫缩药。产后还应注意预防迟发羊水栓塞的发生，及时发现治疗。

六、预后

1. 对母体的影响

原发性宫缩乏力、产程延长、产后大出血、胎盘早剥、休克。

2. 对胎儿的影响

羊水过多围生儿死亡率是正常羊水量组的 2.1 倍，主要原因有胎儿畸形（20% ~ 50%）、早产、胎盘早剥、脐带脱垂、宫内窘迫、新生儿窒息等。

第二节 羊水过少

羊水过少（oligohydramnios）是指妊娠 28 周以后羊水量 < 300 mL 者，发生率为 0.4% ~ 4%。羊水过少约 1/3 有胎儿畸形。若羊水量 < 50 mL，胎儿窘迫发生率达 50% 以上，围生儿病死率可达 88%，是正常妊娠的 13 ~ 47 倍。羊水过少时，羊水黏稠、暗绿色、混浊。

一、病因及发病机制

由于羊水生成及循环机制尚未完全阐明，仅知羊水生成过少，丢失和被吸收过多的可能病因与下列情况有关。

1. 过期妊娠

因胎盘老化、功能减退、胎盘灌注不足，使胎儿脱水、羊水生成减少。也可因胎儿过熟，其肾对血管升压素（抗利尿激素）的敏感性增高，尿量减少而致羊水过少。羊水量在过期后每周下降 33%，也有 24 h 内骤减的。

2. 胎儿畸形

主要是胎儿泌尿系统畸形，如先天性肾缺如、肾发育不全及泌尿道闭锁等，羊水生成减少；或因尿路梗阻不能排尿或仅少量排入羊膜腔而致羊水过少。

3. 羊膜病变

一些原因不明的羊水过少可能与羊膜上皮细胞坏死或退行病变有关。电镜下可见羊膜上皮层变薄，上皮萎缩，微绒毛尖端肿胀，数目少等改变。

4. 药物影响

如前列腺合成酶抑制药吲哚美辛（消炎痛）、血管紧张素转换酶抑制药可干扰胎尿生成、胎肾的发育，而引起羊水过少。孕期服用布洛芬、卡托普利等亦可引起羊水过少。

5. 胎膜早破

胎膜早破持续的羊水流失，可导致羊水过少。

6. 妊娠并发症、并发症

妊娠高血压综合征、胎儿生长受限、原发高血压、慢性肾炎及系统性红斑狼疮及贫血等常出现羊水过少，均与胎盘血流灌注量减少和内分泌等因素有关。

二、临床表现

（1）子宫小于妊娠月份，胎儿活动受限，易形成臀位。

（2）腹部触诊时子宫紧裹胎体，呈"实感"，部分胎儿体表可与羊膜粘连或形成羊膜带使胎体分离。

（3）孕妇于胎动时感腹痛，检查时轻微刺激即可引发宫缩，临产后阵痛剧烈。

（4）产时宫缩不协调、宫口扩张缓慢，产程延长易发生胎儿生长受限。

（5）羊膜镜检查：胎先露前羊水少或无，胎膜破裂时羊水少而黏稠，常伴有胎粪。

（6）娩出的胎儿呈脱水状，皮肤皱缩。

三、辅助检查

1. B超检查

这是诊断羊水过少最简单、准确的方法。

（1）最大羊水池深度（AFV）：最大暗区的垂直深度≤2.0 cm为羊水过少，≤1 cm为严重羊水过少。

（2）羊水指数（AFI）：按母体腹部（子宫）4个象限分别测量各自最大暗区深度，4象限值之和AFI = 8.1～18 cm为正常，AFI = 5.1～8.0 cm为羊水偏少，AFI≤5.0 cm后羊水过少。

（3）羊水与胎儿交接面积不清，胎儿肢体明显聚集。

2. 分娩时收集羊水直接测量

＜300 mL可确诊，但很难做到准确。

四、诊断

根据临床表现和辅助检查。

五、处理

因为羊水过少是围生儿危险的信号之一，我们应对羊水过少者根据不同的发生原因、不同孕龄与是否临产而采取不同处理方法以改善胎儿预后。

1. 产前处理

（1）孕龄在37周前者：应详细检查羊水过少的原因，定期B超检查及加强胎儿监护，如果不是胎膜早破引起的羊水过少，除B超以外，还应测定母血、羊水中AFP或染色体检查以排除胎儿畸形。发现严重畸形者应尽早终止妊娠。未发现胎儿畸形者，应持续监测，包括B超（重测羊水量、胎儿生长情况及胎盘成熟度）、NST、生物物理评分、及时发现宫内窘迫，并积极处理。

除了密切监护，治疗上尚无公认的特效方法，目前较常用的增加羊水法有：

①多饮水、补液可提高母体血容量，减少黏稠度，增加胎盘血流灌注，使胎儿血容量增加及尿量增多。每天输液2 000 mL并嘱多饮水。如果是胎盘功能低下或胎肾有功能问题，则此方法效果不佳。

②经腹羊膜穿刺输液。对于无畸形的胎儿，羊水过少可行羊膜腔输液能改善围生儿结局，且有利于宫内胎儿治疗。应用于16～34周的孕妇，方法是在B超引导下，用20号长针经腹羊膜腔穿刺、输液，平均每次输生理盐水80～100 mL，亦有人以100～250 mL，速度20～50 mL/min。可视病情需要间隔1～4周再次输液。液体最好以37℃温盐水为宜。B超监测AFI≥8.0 cm或DVP≥3.0 cm提示输液已足够。需要注意的是羊膜腔内反复输液易发生绒毛膜羊膜炎、胎盘早剥、自然流产、早产及胎死宫内等并发症，不能过分依赖此方法治疗羊水过少。

（2）孕龄已足月者：如确诊羊水过少，特别是延（过）期妊娠或有其他妊娠并发症、并发症者，应迅速终止妊娠，使胎儿尽早脱离子宫内不良环境。终止妊娠方法可采用人工破膜引产或行OCT试验提示胎儿不能耐受宫缩，则选择剖宫产术终止妊娠。

（3）妊娠已过期（＞42周）的羊水过少：一旦确诊应行剖宫产术，以提高围生儿的出生质量。

2. 产时处理

羊水过少者已临产后，应密切观察产程进展，宫内胎儿情况。可以做胎心监护、胎膜破裂时观察羊水颜色、性状，发现CST异常（变异减速、晚期减速），羊水粪染者如无法短期内经阴道分娩，应及时行剖宫产术结束分娩。不可过长时间非手术治疗，否则失去抢救时机，将影响围生儿预后。

对羊水过少的临产孕妇经宫颈、羊膜腔输液，可提高胎儿对产程宫缩的耐受力，减少宫内窘迫的发生，是一种较安全、简单及有效的方法。

（1）适应证：①已临产。②宫口＜8 cm。③单胎、胎位正常。④无头盆不称。⑤无宫内感染、无胎膜早破。⑥排除前置胎盘。⑦无子宫瘢痕或畸形。⑧无胎儿宫内窘迫。

（2）方法：产时羊膜腔安放测压导管及胎儿头皮电极监护胎儿，将37℃的0.85%盐水，以每分钟15～20 mL的速度灌入羊膜腔，一直滴到胎心率变异正常，或B超监测AFI达到8.0 cm。通常解除胎心率减速约需输入250 mL（100～700 mL）。若输入800 mL变异减速仍不消失为失效。通过羊膜腔输液可解除脐带受压，使胎心率减速率、胎粪染率及剖宫产率降低，但多次羊膜腔输液有绒毛膜羊膜炎、脐带脱垂等并发症，要慎重选择治疗方案，以母胎安全为前提。

第十一章

产力异常

产力是使胎儿及其附属物从子宫内排出的力量,是由子宫的节律性收缩辅以腹肌、横隔肌及盆底肌群的协同收缩所产生。产力是决定分娩能否顺利的四大因素(包括胎儿、产道、产力和产妇精神因素)之一。子宫收缩力是产力的主要来源,它有对称性、节律性、极性及缩复性之特点。

第一节 子宫收缩过强

一、协调性子宫收缩过强

协调性子宫收缩过强(hypertonic contraction of uterus)的节律性、极性都正常,但收缩过频过强,10 min 内可达 5 次以上宫缩,其宫腔内压力可达 6.7 kPa(50 mmHg)以上。

(一)病因

引起协调性子宫收缩过强的原因主要是外来因素,如使用过量的缩宫素或应用米索等宫缩药不当,也可使产妇对宫缩药过于敏感。

(二)结局

协调性宫缩过强在临床上可发生两种结局,如果其他两个决定分娩的因素胎儿及产道正常,则可发生产程缩短,总产程在 3 h 以内的急产、软产道(宫颈、阴道及会阴)损伤、胎儿宫内窘迫、产时窒息或胎儿颅脑损伤。如果有头盆不称或相对头盆不称,包括胎先露、胎方位异常,胎儿过大、骨盆及软产道异常,则可能出现痉挛性狭窄环(病理性缩复环),处理不当可发生子宫破裂,胎儿窒息、死亡。

痉挛性狭窄环是指因胎先露下降受阻,宫缩又过强,导致子宫上段的肌壁变厚,宫腔缩小,子宫下段被拉长变薄,上下段之间形成一环形凹陷,随着产程进展而上升。在腹壁可发现其葫芦状腹形,产妇表现烦躁不安,剧烈腹痛,出现血尿,胎儿宫内窘迫,下腹部耻骨联合上有明显压痛。这些情况均提示有先兆子宫破裂。

(三)处理

有急产史的孕妇,在预产期前 1~2 周应提前住院待产。临产后不应灌肠。提前做好接产及抢救新生儿窒息的准备。胎儿娩出时,勿使产妇向下屏气。产后应检查宫颈、阴道及外阴有无裂伤,并及时缝合。

第一产程发生宫缩过强,导致宫内窘迫者,轻者可积极予以去除病因、吸氧和侧卧处理。如仍无法解除宫内窘迫或重度宫内窘迫者,应立即行剖宫产终止分娩。第二产程发生宫缩过强,应预防急产导致的并发症,尽早做好接产准备,保护好会阴,防止产道及胎儿损伤。

二、不协调性子宫收缩过强

不协调性子宫收缩过强(dysfunction uterine contraction)使宫缩失去了规律性和极性,兴奋点来源于子宫其他任何地方,而非两侧宫角。按部位不同分为:普遍性不协调性宫缩过强,又称强直性子宫收缩和局部性不协调宫缩过强,又称子宫缩窄环。发生的原因有产妇精神紧张,过度疲劳,滥用宫缩药以及不当的宫内操作等。

（一）临床表现

1. 子宫强直性收缩

子宫收缩间隔过短或无间隔，子宫体触之硬，有压痛，产妇烦躁不安，剧痛难忍。原因主要有头盆不称所致先露下降受阻、异常刺激（如过量的宫缩药使用、粗暴的阴道检查或胎盘早剥血液渗入子宫肌层等所诱发因素）。由于强直性收缩为一不协调的无效宫缩，常导致宫口不能扩张，产程停滞无进展。

2. 子宫缩窄环

子宫不协调收缩造成子宫某局部肌肉持续痉挛性收缩，形成一缩窄环。可发生于胎体的某个狭窄部或表面凹陷处，如胎颈部、胎腰或肢弯凹处等。该缩窄环阻碍胎体下降，可发生产程停滞。常发生于子宫上下段交界处，但不随宫缩而上升，不会发生子宫破裂，腹部不易见到或扪及此环，应与子宫痉挛性狭窄环（病理性缩复环）相区别。

（二）处理

1. 去除病因

对于不协调性宫缩过强的处理关键是调整子宫收缩。首先应解除引起不协调宫缩的病因，如产妇过度紧张，不当的宫缩药应用，粗暴的或反复的阴道检查等，以去除一切刺激，使产妇安静休息，并耐心细致地做好产妇的思想工作，解除产妇心理顾虑。

2. 药物治疗

适当地应用镇静药，如哌替啶（杜冷丁）50～100 mg 肌内注射，或地西泮 10 mg 静脉注射，多可消除不协调宫缩。恢复正常宫缩后，则继续密切观察产程进展与胎儿情况，使产程顺利进展。

3. 手术治疗

如果强直性收缩在用药与休息后不能纠正，并出现胎儿宫内窘迫时，宫口未开者，应立即行剖宫产术结束分娩。如宫口已开全，可根据胎先露的高低与手术产的难度，选择在腰麻或全麻下（麻醉后强直性宫缩可松解）产钳助产或剖宫产结束分娩。尽快使胎儿脱离不良环境。有过不协调性宫缩过强的产妇，产后往往出现产后出血，应特别小心加以预防与处理。

4. 子宫缩窄环的处理

若有子宫缩窄环出现，阻碍胎体下降，使产程停滞无进展时，在胎儿情况无明显变化者，多采取期待疗法。停止一切阴道或宫腔检查或手术操作，并给予哌替啶、地西泮、硫酸镁（20% 硫酸镁 20 mL 加 5% 或 10% 葡萄糖液 20 mL 缓慢静脉注射），或乙醚吸入等，使缩窄环松解后，产程进展顺利者，在宫口开全，胎先露抵达盆底后给予低位产钳助产，以缩短第二产程。若不能松解缩窄环，或胎位不正、胎头高浮，或胎儿宫内窘迫，应行剖宫产术。一般在硬膜外麻醉或腰麻后，子宫缩窄环常能消失。术中如发现子宫缩窄环仍存在，应行子宫纵切口，将缩窄环切断才能取出胎儿。子宫缩窄环有时会在第三产程中持续存在，常引起胎盘滞留，可用地西泮 10 mg 静脉注射或阿托品 0.5 mg 肌内注射，待缩窄环消除后用手入宫腔取出胎盘。亦可应用宫缩抑制药如苯氧丙酚胺（isoxsuprine）静脉滴注速度 0.5 μg/min，或用 20% 硫酸镁 20 mL 加 5% 葡萄糖液 20 mL 缓慢静脉注射，或用氟烷等吸入麻醉使环松解。舌下含服硝酸甘油 0.6 mg，吸入亚硝酸异戊酯 0.2 mg，有时也可使缩窄环松解。

第二节　子宫收缩乏力

子宫收缩乏力（uterine inertia）是产程中常出现的一种产力异常，临床上子宫收缩乏力分为协调性和不协调性两种。根据发生时期又可分为原发性和继发性。类型不同临床表现不同。

一、病因

常与以下因素有关,且可多种因素同时存在。

1. 精神因素

产妇对分娩过程的认识不足,尤其在临产后出现较强的宫缩,腹痛渐剧,心理准备不充分,信心不足,精神过度紧张,对医护人员的言谈不注意所产生的疑虑。此外休息、睡眠不足,体力消耗过大,进食少,亦是产生宫缩乏力的原因。常见于原发性宫缩乏力。

2. 头盆不称、胎位不正

由于胎先露不能紧贴和压迫子宫下段及宫颈,不能有效地使 Fergusson 反射诱发子宫收缩,多见于继发性宫缩乏力。

3. 内分泌失调

妊娠后期雌激素、孕激素、内源性缩宫素及前列腺素分泌不足或相互不协调,产时出现原发性宫缩乏力。

4. 子宫发育异常、多胎、羊水过多

子宫平滑肌发育不良或并有子宫肌瘤时,子宫收缩常力量不足或对缩宫素不敏感。多胎妊娠或羊水过多则是由于子宫过度膨胀,宫壁变薄,子宫平滑肌纤维过度伸张,在临产后出现收缩乏力。

5. 水、电解质平衡失调

妊娠期间因呕吐、腹泻、发热、进食进水不足及妊娠并发症、并发症,发生脱水、酸中毒及电解质紊乱,导致宫缩乏力。

6. 医源性因素

临产前或产程中应用过多镇静药、宫缩抑制药等。

二、临床表现及诊断

首先要分清宫缩乏力是协调性宫缩乏力(低张型),还是不协调性宫缩乏力(高张型)。低张型宫缩乏力具有宫缩的对称性、节律性和极性,但宫缩强度弱,持续时间短、间隔时间长。宫缩期子宫体触之不硬,其压力 < 4.0 kPa(30 mmHg),间隔期压力 < 1.07 ~ 1.60 kPa(8 ~ 12 mmHg)。高张型宫缩乏力是子宫收缩不协调,失去对称性、极性和节律性。宫缩期收缩力不强,而间隔期却不能完全放松,形成无效宫缩。

根据发生宫缩乏力在不同的阶段,可分为以下情况。

1. 潜伏期延长

正常产程中宫口从开始扩张到 3 cm 的潜伏期需要 8 ~ 16 h,如超过 16 h 为潜伏期延长,常见原因为原发性宫缩乏力。

2. 活跃期延缓、延长或停滞

从宫口扩张 3 cm 至开全为活跃期,正常为 4 ~ 8 h,若活跃期超过 8 h 为活跃期延长。初产头位分娩的活跃期平均约 4 h。如进入活跃期后连续 2 h 宫颈扩张不足 1 cm/h,或经产妇不足 1.5 cm/h,为活跃期延缓。连续 2 h 宫颈不扩张为活跃期停滞。

3. 先露下降延缓或停滞

胎头下降速度 < 1 cm/h 为下降延缓,如停滞不下 1 h 以上则为先露下降停滞。

4. 第二产程延长或停滞

宫口开全后超过 2 h 不能分娩者为第二产程延长。总产程超过 24 h 者为滞产。滞产包括以上潜伏期延长和(或)活跃期延长。

三、处理

根据宫缩乏力发生在产程的不同阶段的不同表现进行不同的处理。

1. 潜伏期延长的处理

（1）认真核实临产时间：由于潜伏期是产程开始阶段，首先应分清是否是真实临产。可根据宫缩的持续时间、间隔时间及宫口的扩张来确定是否已临产。若有每 15 min 1 次，持续 30 s 或以上的规律宫缩，并且宫颈管消失，宫口开大 ≥ 1 cm，即可确定临产的开始时间，亦可用哌替啶 100 mg 肌内注射、哌替啶 50 mg 加异丙嗪 25 mg 肌内注射、地西泮 10 mg 静脉缓慢注射或盐酸吗啡 0.08 g 皮下注射。如果宫缩消失，孕妇休息后活动自如，则为假临产。如休息后仍有规律宫缩，但宫缩明显改善，则此前为原发性宫缩乏力。

（2）在进一步处理前还应辨别有无头盆不称及胎儿位置异常，如无以上情况存在，且经上述镇静药处理休息后仍表现宫缩乏力，还可鼓励产妇进食、补液。如胎头已入盆固定，可让产妇下床适当活动以促进宫缩，因站立体位时胎儿与母体脊柱角增大有利于胎头衔接入盆，同时胎儿重力作用，使胎头压迫子宫下段或宫颈，利于增加宫缩力。此外，注意排空膀胱，必要时可给予热肥皂水灌肠，刺激产生宫缩。

（3）其他的非药物性促宫缩方法有乳房刺激法，刺激乳头乳晕能反射性引起下丘脑 - 垂体分泌缩宫素，激起其靶器官收缩。可用拇指、食指提拉按摩双乳头，或用温湿毛巾轻轻地按摩乳头乳晕，亦有专用设计的自动催生按摩器。

应用宫缩药是解决宫缩乏力的常用方法，临床上应用宫缩药前需要首先排除头盆不称、胎位不正、瘢痕子宫和子宫过度伸长（多胎、羊水过多）而胎膜未破、严重心肺功能不全与胎儿宫内窘迫等禁忌使用者。对用镇静药休息后宫缩乏力仍不能好转者来说，缩宫素是首选的静脉滴注宫缩药。它能使子宫平滑肌收缩，其收缩强度和性质与子宫缩宫素受体量有关，临产前及产程中子宫对缩宫素最敏感，小剂量的缩宫素能使子宫平滑肌张力增高，收缩力增强，收缩频率增加，并保持着对称性、节律性及极性，其血中半衰期为 3 min。应用方法为低浓度静脉滴注，缩宫素 2.5 U 加入 5% 葡萄糖液 500 mL 内，每滴液体中含缩宫素 0.33 mU，开始控制滴速为每分钟 8 滴（2.5 mU/min），根据宫缩改善情况进行调整，一般需要每 15 ~ 30 min 增加 1 次滴速，每次增加不超过每分钟 5 滴，最多不超过每分钟 60 滴，直至宫缩达到 2 ~ 3 min 1 次，每次持续 30 ~ 40 s，并伴随宫口逐渐扩大至每小时 1.5 cm 为止。然后维持此量一段时间，使产程顺利进入活跃期。缩宫素虽然有较好的加强宫缩的作用，用得适当，可使产妇顺利分娩，用得不当，将造成很严重的后果，如子宫破裂、胎儿窒息乃至死亡；而且个体的敏感性差异也很大，较难掌握，因此在应用中要强调监护，须有专人守护，常用手摸触宫缩的强度、持续时间、间隔时间，并勤听胎心。一般每隔 15 ~ 30 min，亦可在每次加药前后均得观察并记录 1 次宫缩情况和胎心率，每次至少观察 3 次以上宫缩。有条件可用胎心监护仪全程监护。同时应注意血压、脉搏和呼吸情况。若出现以下情况：①宫缩过强（多为协调性，亦可为不协调性）。②胎心过速、过缓或胎心监护提示重度晚期减速、较重的可变减速。③一次性低血压。④变态反应，如胸闷、气急、寒战。应及时停止缩宫素滴注，必要时改用宫缩抑制药及对症治疗。

2. 活跃期延长及停滞的处理

在活跃期发现宫缩乏力时，首先也应针对因休息不好、精神紧张、过度疲劳等因素，进行镇静休息后，大多数可以恢复。在活跃期早期可以缓慢静脉注射地西泮 10 mg，地西泮的作用主要是使中枢性子宫平滑肌松弛，产妇由于情绪紧张或疲乏而引起儿茶酚胺分泌增加，后者有抑制子宫收缩的作用。静脉注射地西泮后，中枢神经很快出现轻度抑制，减轻了强烈宫缩对产妇大脑皮质的刺激，产妇很快入睡。此外，地西泮还可以选择性作用于子宫颈平滑肌，使其松弛，解除宫颈口痉挛，加快产程进展。

有的仍不能改善者，可选择人工破膜，使胎头直接压迫宫颈旁的神经丛，反射性地释放出缩宫素及使前列腺素增加而加强宫缩。人工破膜前也应排除头盆不称或严重胎头位置异常。胎膜破裂时间应选择两次宫缩之间，高位小孔破膜，以免羊水流出过速而将脐带冲出。同时要注意羊水的量及有无混浊，如有羊水粪染，则提示可能有宫内胎儿窘迫存在。有资料显示，宫口开大 3 cm 以后行人工破膜者，产程可缩短90～120 min。亦有学者有不同观点，认为羊膜囊可楔形伸入宫颈有利于宫口扩张，因此主张在产程中不要加以干扰。

如果胎膜已破或经人工破膜后宫缩仍乏力，宫口扩张仍缓慢可选择缩宫素促产，方法同潜伏期。

针刺穴位可加强宫缩，穴位有合谷、三阴交、中极、关元等穴。

单纯性活跃期延缓多数为宫缩乏力或胎头方位异常所致。经上述处理，使子宫收缩力加强后，一般都能从阴道分娩。如果发现有头盆不称、胎位异常、子宫平滑肌发育异常、羊水过多等引起的活跃期延缓或延长者，则须分别对待，必要时行剖宫产分娩。

3. 先露下降延缓或停滞的处理

胎头下降延缓或停滞，常与宫颈扩张曲线的潜伏期或活跃期延长或停滞同时存在。提示阻塞性难产的发生。其原因包括骨盆狭窄、头盆不称和各种方式的胎头方位异常。若先露下降延缓或停滞与潜伏期延长与停滞同时发生，被阻塞的部位则较高，要注意骨盆入口狭窄或严重的胎头方位不正。例如高直后位或前不均倾位的可能。若胎头下降延缓或停滞发生于活跃期或第二产程，则以持续性枕后位或枕横位多见。但一般必须在胎膜已破，并加大足够的宫缩强度后，胎头下降速度仍无改善时，才能作胎先露下降延缓或停滞的诊断。

处理：当胎头下降至 +2 或以下，宫口接近开全，无头盆不称，仅表现为宫缩乏力者，可用缩宫素静脉滴注。宫口开全，胎头可进一步下降，可经阴道助产娩出胎儿。

如胎头下降至 -2，但宫口未开全，仅 6～8 cm 大，经缩宫素静脉滴注而进展正常者，可经阴道分娩；若 2 h 缩宫素静脉滴注，加大足够的宫缩强度后仍无进展，应考虑中平面狭窄或持续性枕后位等原因，以剖宫产结束分娩为宜。

如胎头下降延缓或停滞，并出现继发性宫缩乏力和（或）胎儿宫内窘迫者，应行剖宫产术。

4. 第二产程延长或停滞的处理

第二产程的产力，除了子宫收缩力，还有腹肌、盆底肌群在产妇向下屏气时的参与。在经历了较长时间的第一产程后，产妇虽然已有较多的体力消耗，但第二产程的用力不当常导致不必要的体力消耗，而出现继发性宫缩乏力和产程延缓或停滞。处理上也应视情况不同而分别对待。

如果宫口开全后，出现宫缩乏力，先露仍在 +2 以上，胎头双顶径在 0 以上，应及时行阴道检查，以了解骨盆大小及胎方位情况，如骨盆无异常，而胎方位如为枕横、枕后位，可以用徒手旋转胎头法，在宫缩间歇帮助转至枕前位。如发现存在头盆不称，则应立即行剖宫产术。骨盆及胎方位均正常者，可用缩宫素促产。将滴注速度调整到宫缩持续时间在 50～60 s，间隔 1 min 左右。同时指导产妇正确屏气用力，并密切观察产程进展及胎心情况，如果观察 20～30 min 仍无进展，亦须行剖宫产术。

如第二产程延长或出现宫内窘迫，且先露达 +2 以下，可行阴道助产，方法可选胎头吸引或产钳助产术。

5. 第三、四产程

第三、四产程的宫缩乏力是发生产后大出血的主要原因，很多医护人员常常忽视第三、四产程的观察和处理。第一、二产程如果发生宫缩乏力或产程较长，产妇体力消耗过大，或由缩宫素引产、促产者，往往在第三产程容易发生宫缩乏力。此外，胎儿过大，羊水过多，第一、二产程过快均可导致第三产程的宫缩乏力。因此，当胎前肩娩出后，可肌内注射缩宫素 10 U 或静脉滴注 10 U，加强宫缩促进子宫血窦关闭和胎盘娩出。在第三产程切忌在胎盘尚未完全剥离前，在腹部按摩、挤压子宫，否则会使子宫口过早收缩而使胎盘嵌顿，无法娩出。在胎盘娩出后，如果出现宫缩乏力大出血，应立即按摩子宫，利用局部刺激使子宫收缩，同时可经腹宫体注射缩宫素 10 U 或麦角新碱 0.2 mg，或经阴道宫颈注射缩宫素、麦角新碱，以促进子宫在排空胎儿和胎盘后尽快收缩，预防产后大出血。其他的宫缩药还有前列腺素类药物，如卡孕栓 1 mg、米索前列醇 10 mg 等，可口含服、口服、塞肛、塞阴道内。

第十二章

不孕症

第一节 排卵障碍

排卵是成熟女性最基本的生殖生理活动，在成年妇女中，偶可出现无排卵周期，但如果无排卵持续发生或出现其他类型排卵障碍，则可导致不孕。

一、病因

女性正常的排卵过程是由下丘脑－垂体前叶－卵巢性腺轴控制的。它们之间存在自上而下的调节和自下而上的反馈调节。下丘脑脉冲式分泌促性腺激素释放激素（GnRH），作用于垂体，刺激垂体前叶促性腺细胞分泌 FSH、LH，FSH、LH 又作用于卵巢，在卵泡的发育、成熟、排卵、黄体形成和卵巢类固醇激素的分泌中起调控作用。卵巢分泌的雌、孕激素又对其上一级中枢起反馈性调节作用。下丘脑－垂体－卵巢这三个环节中任何一个环节功能异常，均可导致排卵障碍。引起排卵障碍的因素涉及精神性因素、全身性疾病、下丘脑－垂体－卵巢轴病变或功能失调、肾上腺或甲状腺功能异常等。下面只介绍性腺轴功能失调引起的排卵障碍。

1. **下丘脑功能障碍** 除了先天异常、发育不全，主要为精神因素引起的下丘脑功能障碍，紧张、压力、环境改变导致下丘脑功能失调，GnRH 脉冲式分泌的振幅和频率改变，引起垂体促性腺激素的分泌明显低下，出现排卵障碍。神经性厌食症和长期服用避孕药造成排卵障碍均与下丘脑功能失调有关。PCOS 的发生也与下丘脑调控机制失调有关。

2. **垂体功能障碍** 主要表现为垂体促性腺激素分泌低下，长期缺乏足够的下丘脑 GnRH 的刺激，可导致垂体功能低下。其他如空泡蝶鞍、垂体肿瘤（最常见为垂体催乳素瘤）、席汉综合征是比较常见的引起排卵障碍的垂体病变。高催乳素血症时，垂体分泌过高的 PRL，由于旁分泌作用常导致垂体促性腺激素分泌功能减退，影响排卵。

3. **卵巢功能障碍** PCOS 是最常见的引起排卵障碍的因素。卵巢早衰、卵巢对性激素不敏感综合征、卵巢发育不全、卵巢肿瘤均是引起排卵障碍的疾病。卵巢早衰和卵巢不敏感综合征都表现为高促性腺激素性闭经，但前者的卵巢萎缩，基本上没有卵泡，E_2 极度低下；而后者卵巢外观可表现正常，组织学检查见多数始基卵泡及少数初级卵泡，E_2 呈低水平或正常低值。一些轻度的卵巢性排卵障碍，如卵泡发育不良、黄素化未破裂卵泡综合征（LUFS）、黄体功能不全等也是导致不孕的原因。

二、诊断

对排卵障碍的患者应做系统的检查和评估。先排除全身性因素或疾病的影响，此外，还要考虑肾上腺皮质、甲状腺功能有无异常及对生殖功能的影响。对于排卵障碍要明确其病变部位、程度，从而有针对性地进行治疗。从以下几方面进行诊断。

1. **病史** 不孕和月经改变的病史对诊断很有帮助。月经周期少于 21 d、不规则阴道流血、月经稀发、闭经均提示排卵障碍。从初潮即开始的月经稀发并逐渐加重或闭经，提示可能为 PCOS。月经失调伴有泌乳，可以考虑高催乳素血症或闭经溢乳综合征或垂体肿瘤所致。

2. 体格检查　需要做全面的体格检查。注意体形、体态、是否肥胖、第二性征发育情况；有无高雄激素的表现，如痤疮、多毛，有无溢乳。妇科检查应注意阴毛分布的形态和密度、阴蒂有无肥大、有无外生殖器和子宫畸形、子宫发育情况、卵巢有无增大或肿瘤、有无生殖道或盆腔炎症。

3. 下丘脑-垂体-卵巢性腺轴及其相关的内分泌功能检查

（1）性腺轴内分泌激素测定：主要测定雌二醇（E_2）、黄体酮（P）、尿促卵泡激素（FSH）、黄体生成素（LH）、睾酮（T）、催乳素（PRL）六项。激素水平随卵泡的发育在整个月经周期中呈现周期性变化。每个实验室采用不同的检测方法及试剂，各有其正常范围。月经周期第1~3 d取血测定基础值，月经周期第22 d即月经前7 d，取血测定E_2及P，了解排卵和黄体功能。

①E_2：卵泡早期E_2 < 184 pmol/L（50 pg/mL），随卵泡发育E_2迅速上升，排卵前1~2 d达到峰值，自然周期为918~1 835 pmol/L（250~500 pg/mL），每个成熟卵泡分泌E_2水平为918~1 101 pmol/L（250~300 pg/mL），排卵后E_2水平迅速下降，黄体形成后再次上升形成第二次峰值459~918 pmol/L（125~250 pg/mL），黄体萎缩后逐渐下降到卵泡早期水平。

②P：在黄体期的范围为16~95 nmol/L（5~30 ng/mL），黄体期P > 16 nmol/L（5 ng/mL）可断定有黄体形成，黄体中期即排卵后7 d左右P > 32 nmol/L（10 ng/mL），足以证明功能性黄体的存在，说明黄体功能正常。

③FSH：基础值为5~15 IU/L，排卵前峰值为基础值的2倍以上。

④LH：基础值为5~15 IU/L，排卵前升高至2倍以上。

⑤PRL：正常范围为10~25 μg/L。

⑥睾酮：正常范围为0.7~2.8 nmoL/L（20~80 ng/dL）。

必要时应行甲状腺、肾上腺皮质功能测定，以明确是否是由于甲状腺或肾上腺皮质功能异常引起排卵障碍。

（2）孕激素试验、雌孕激素试验：孕激素试验用于闭经的诊断，可初步鉴别闭经的类型。方法：每天注射黄体酮10 mg，连用5 d，或每天注射黄体酮20 mg，连用3 d，停药后观察5~10 d，有撤退性出血者为试验阳性，无出血为阴性。试验阳性者，说明体内有一定雌激素水平，称为Ⅰ度闭经。试验阴性，说明体内雌激素不足，子宫内膜增生不良，或子宫内膜破坏，以至于对孕激素无反应。

对于孕激素试验阴性的患者，应进一步做雌孕激素试验。方法：每天口服己烯雌酚0.5~1.0 mg，连用22 d，也可服用其他雌激素制剂，于最后3 d每天注射黄体酮20 mg，停药后观察5~10 d，有撤退性出血为雌孕激素试验阳性，称为Ⅱ度闭经，无撤退性出血为试验阴性。试验阳性说明内源性雌激素水平低下，不足以刺激子宫内膜增生，因而对孕激素的作用无反应，外源性雌激素的作用使子宫内膜增生良好，恢复对孕激素刺激的反应。试验阴性者可诊断为子宫性闭经。

（3）氯米芬（clomiphene citrate，CC）试验。

①方法：月经周期第5 d开始，每天口服氯米芬50~100 mg，连服5 d，以促发排卵，在服药3 d后LH可增加85%，FSH增加50%，停药后LH、FSH即下降。如果以后再出现LH、FSH上升达到高峰，诱发排卵，表示为排卵型反应，如果停药后不再出现LH、FSH上升，即无反应。在服药第1 d、第3 d、第5 d测LH、FSH，服药第3周测P、E_2，确定有无服药后LH、FSH升高及排卵。

②意义：目的是评估下丘脑-垂体-卵巢轴的功能。正常情况下，氯米芬作用于下丘脑-垂体，与内源性雌激素竞争受体，减弱体内E_2与受体的结合，解除雌激素对下丘脑及垂体的抑制作用，使血中FSH-LH升高，出现E_2高峰后，由于正反馈机制促发下丘脑释放GnRH，垂体出现LH高峰促发排卵。排卵后黄体形成，血中E_2、P升高。对GnRH兴奋试验有反应CC试验无反应，提示病变在下丘脑，CC试验有反应的患者促排卵效果好。

（4）GnRH兴奋试验：对于闭经患者行GnRH兴奋试验，目的是测定垂体对GnRH刺激的反应性及分泌FSH、LH的功能，从而鉴别闭经或排卵障碍的病因。

①方法：常在卵泡期进行，早晨空腹，将50~100 μg GnRH溶于5 mL生理盐水中，静脉推注。于

30 s 内注完，在注射前及注射后 15 min、30 min、60 min、120 min 各取血 2 mL，用放射免疫或酶联免疫法测定 FSH、LH 值。也可用 GnRH 增效剂（GnRHa）做兴奋试验，因为 GnRHa 的生物效价比 GnRH 强 10 余倍，故作兴奋试验时只需 5 μg，它的半衰期较长，采血观察时间也应延长，可在注射后 30 min、60 min、120 min、180 min 取血观察。

②结果判定：a. 正常反应：注射 GnRH 或 GnRHa 后，LH 峰值比基值升高 2～3 倍，高峰出现在给药后 15～30 min（GnRH）或 60～120 min（GnRHa）；FSH 峰值在注药后 15 min 出现，为基值的 1.5 倍以上。b. 活跃反应：LH 峰值比基值升高超过 5 倍。c. 延迟反应：峰值出现较晚，约在注射后 60～90 min（GnRH）或 120 min（GnRHa）后才出现，其他标准同正常反应。d. 无反应或低弱反应：注射 GnRH 或 GnRHa 后，LH 无上升或峰值比基值升高不足 2 倍。

③临床意义：a. 正常反应：说明垂体对 GnRH 的刺激反应良好，垂体功能正常，闭经的病因可能在下丘脑。b. 活跃反应：说明垂体促性腺细胞对外源性 GnRH 的刺激反应强烈，垂体分泌 LH 的功能良好。c. 延迟反应：外源性 GnRH 刺激后不能在正常时间内引起 LH 峰，说明垂体反应较差，也可能存在下丘脑功能低下。d. 低弱反应或无反应：垂体对 GnRH 的刺激反应差或无反应。表示垂体功能低下，病变部位可能在垂体。但应排除垂体"惰性状态"，即垂体由于长期缺乏下丘脑 GnRH 刺激，可表现为功能低下，重复 GnRH 刺激后可以产生正常或较好的反应，说明垂体功能低下是继发于下丘脑功能障碍，如果重复试验仍无反应，表明病变在垂体。

（5）小剂量地塞米松抑制试验：对于高雄激素血症的患者做此试验，可以鉴别雄激素的来源，从而有针对性地进行治疗。雄激素是由肾上腺皮质和卵巢共同产生的，地塞米松可反馈性抑制垂体分泌 ACTH，从而使肾上腺皮质分泌皮质醇和雄激素等减少，进行小剂量地塞米松抑制试验，可以鉴别雄激素升高的来源。方法：进行试验前取血测定睾酮、雄烯二酮、17-羟类固醇和皮质醇基础值，当晚给予地塞米松 2 mg 口服，第二天取血重复测定上述激素水平，若它们的血浆水平仅部分减少（减少小于 50%），则雄激素主要来源于卵巢，相反则来源于肾上腺，在这种情况下应进一步做 ACTH 兴奋试验等其他内分泌试验，以排除库欣综合征、肾上腺腺瘤、酶缺乏或罕见的自主分泌雄激素的卵巢和肾上腺肿瘤。

4. 其他检测有无排卵的方法

（1）基础体温测定（BBT）：BBT 是一种最简单的检测有无排卵的手段。BBT 呈双相，说明体内有孕激素的作用，除外 LUFS，即说明有排卵。典型的双相 BBT 表现为：高温期比低温期上升 0.4～0.5℃，高温期持续 12 d 或以上。不典型双相表现为：黄体期短于 12 d，基础体温呈梯形上升或梯形下降，可能为黄体功能不全的一种表现。BBT 单相说明无排卵。排卵可发生在体温转变前后 1～3 d。有时体温上升前出现一最低点，可能是最接近排卵的时间。值得注意的是，发生 LUFS 时，因为有孕激素分泌，所以 BBT 呈双相，但没有发生排卵。

（2）子宫内膜检查：在月经前或月经来潮 12 h 内进行子宫内膜活检，将子宫内膜送病理检查，病理结果可分为三种类型：正常分泌期或月经期子宫内膜提示有排卵，黄体功能正常；如果为增生期子宫内膜，说明无孕激素作用，即无排卵；分泌期子宫内膜伴有间质反应差，可能为黄体功能不全的一种子宫内膜的表现。应注意 LUFS 时，虽然子宫内膜呈现分泌期改变，但并无排卵。子宫内膜活检可以对子宫内膜结核作出诊断。

（3）宫颈黏液检查：随卵泡的发育，分泌雌激素增加，受雌激素的作用，宫颈黏液分泌逐渐增加，变稀薄、清亮而透明，能拉成细丝，至排卵前，宫颈黏液涂片干燥后镜检出现典型的羊齿状结晶。排卵后，宫颈黏液变稠，不能拉成细丝，结晶变为不典型而逐渐消失，至排卵后 7 d 左右出现椭圆体。宫颈黏液检查只能粗略地反映体内雌激素水平及雌孕激素作用的转变，并且需要做动态观察。

（4）阴道细胞学检查：受体内雌孕激素水平的影响，阴道上皮细胞呈现周期性变化，雌激素水平越高，阴道细胞越成熟。正常月经周期中，排卵前受高水平雌激素的影响，阴道涂片中出现大量核致密、固缩而胞浆嗜酸的表层上皮细胞，细胞平铺、排列均匀、背景清洁。排卵后，受孕激素影响阴道涂片中出现多量核呈网状而胞浆嗜碱性的中层细胞，细胞呈梭形排列成堆，背景不清洁。但应注意，阴道细胞学检查结果可受炎症的影响。LUFS 时也出现孕激素作用的表现，因此应结合其他检测手段判断有无排卵。

（5）B 超监测排卵：B 超连续监测，可以直观地观察卵泡发育及排卵情况，卵泡逐渐发育，至成熟后直径达到 18～25 mm，卵泡消失或突然缩小，表明排卵。发生 LUFS 时，成熟卵泡不消失或继续增大。

5. 引起排卵障碍常见疾病的诊断标准

（1）闭经：闭经分为原发闭经和继发闭经。对于闭经患者应进行孕激素试验或雌孕激素试验，了解闭经的程度，并排除子宫性闭经。对于排卵障碍导致的闭经，为便于治疗，常根据促性腺激素水平分为三种类型。

①正常促性腺激素：FSH、LH 均为 5～15 IU/L，常为下丘脑功能障碍所致。

②低促性腺激素：FSH、LH 均 < 5 IU/L，可能为下丘脑 – 垂体功能障碍所致，应进一步做 GnRH 兴奋试验。

③高促性腺激素：FSH、LH 均 > 30 IU/L，为卵巢功能障碍所致。

（2）高催乳素血症：血清催乳素（PRL）> 25 μg/L，诊断为高 PRL 血症，应排除药物和生理性因素所致。PRL > 100 μg/L 时，应做垂体 CT 或核磁共振检查，诊断有无垂体肿瘤。

（3）多囊卵巢综合征：以下几项作为多囊卵巢综合征（PEOS）的诊断依据。

①临床表现：月经稀发、闭经或功血，常合并不孕，可能有多毛、肥胖、痤疮等高雄激素血症的表现。

②激素测定：血清 LH 升高，睾酮（T）升高，LH/FSH ≥ 3。

③B 超：双侧卵巢增大，每平面有 10 个以上 2～6 mm 直径的小囊泡，主要分布在卵巢皮质的周边，少数散在于间质内。

④腹腔镜：见卵巢增大，表面苍白，包膜厚，表面多个凸出的囊状卵泡。

（4）黄素化未破裂卵泡综合征（LUFS）：月经周期基本正常，BBT 呈双相，子宫内膜有分泌期改变，但 B 超监测卵泡增大至 18～20 mm，72 h 仍不缩小或继续增大，宫颈黏液显示黄体期改变，血清 P > 3 ng/mL，即可诊断 LUFS。血清 FSH、LH、E_2 水平与正常排卵周期无明显差别。

（5）黄体功能不全，有以下几项诊断指标：

①子宫内膜组织学检查能反映雌孕激素的生物学效应，在预计月经来潮前 1～3 d 做子宫内膜活检，如组织学特征迟于正常周期的组织学特征 2 d，可结合其他指标诊断黄体功能不全，但必须准确判断子宫内膜活检日是月经周期的第几天。

② BBT：一般认为黄体期少于 10 d 为黄体期过短，只能作为黄体功能不全的参考指标。

③黄体酮测定：黄体中期（排卵后 7 d）血清黄体酮水平达高峰，若 P < 48 nmol/L（15 ng/mL），为黄体功能不全。

（6）高雄激素血症：一般认为血清 T > 3.12 nmol/L（90 ng/dL）为高雄激素血症。女性体内雄激素主要来源于卵巢和肾上腺，可进行小剂量地塞米松实验，鉴别雄激素的来源。避孕药可抑制卵巢雄激素的分泌，口服避孕药后睾酮水平降低，说明过高的雄激素主要来源于卵巢。

三、治疗

1. 常用促排卵药物的应用及促排卵方案

（1）枸橼酸氯米芬（clomiphene citrate，CC）：CC 是最基本的促排卵药物。它具有抗雌激素作用，主要作用部位在下丘脑，与内源性雌激素竞争受体，使下丘脑对雌激素的正反馈作用敏感，促使下丘脑 GnRH 释放，刺激垂体分泌 FSH、LH，促进卵泡发育排卵。使用 CC 的条件是体内要有一定的雌激素水平，垂体功能良好。适应证：下丘脑性闭经，服用避孕药引起的闭经，PCOS，高催乳素血症引起的排卵障碍。基本用法：月经周期第 5 天开始，每天口服 CC 50～100 mg，连用 5 天。

联合用药方案：

① E + CC + HCG：于月经周期第 5 天开始，服用小剂量雌激素，如已烯雌酚 0.25 mg/d 或补佳乐 0.5 mg/d，连用 20 d，接着服 CC 50～100 mg/d，连用 5 s，停用 CC 3 d 后，每天肌注 HCG 3 000 IU，连

续 3 d，也可 B 超监测卵泡发育，当主卵泡直径达到 18 mm 以上时，肌内注射 HCG 10 000 IU。此方案用于原发闭经、继发闭经、月经稀发的患者。

②CC + E + HCG：于月经周期的第 5～9 d 口服氯米芬，每日 1 次，每次 50～100 mg，接着服小剂量雌激素，如己烯雌酚 0.25 mg/d 或补佳乐 0.5 mg/d，连用 7～15 d。在月经周期的第 11 d 开始监测卵泡发育，主卵泡直径达到 18 mm 以上时，肌内注射 HCG 10 000 IU。此方案用于月经稀发、卵泡期过长、无排卵患者。

③CC + HMG + HCG：月经周期第 3～7 d 口服氯米芬，每日 1 次，每次 50 mg，月经周期第 8 d、第 10 d 每天肌注 HMG 150 IU，第 11 d 开始监测卵泡发育，根据卵泡发育情况，隔日肌内注射 HMG 150 IU，至卵泡成熟，肌内注射 HCG 5 000～10 000 IU。

（2）促性腺激素：促性腺激素包括垂体前叶分泌的 FSH、LH 以及胎盘合体滋养层细胞分泌的人绒毛膜促性腺激素（HCG）。常用的促性腺激素制剂有人绝经期促性腺激素（HMG）、纯化的 FSH、高纯度 FSH（FSH-HP）、基因重组 FSH（r-FSH）、HCG。

FSH、LH 的作用是促进卵泡的发育和成熟，HCG 具有类似 LH 作用，可以激发成熟卵泡排卵和促进黄体形成。促性腺激素应用的适应证为下丘脑 - 垂体功能障碍所导致的闭经或排卵障碍；CC 治疗无效的排卵障碍；辅助生殖技术中的超促排卵；不明原因性不孕。基本用药方法：于月经周期或撤退性出血的第 3～5 d 开始用药，每天肌注 HMG 或 FSH 75～150 IU，月经周期第 10 d 开始 B 超监测卵泡发育情况，如卵泡发育良好则维持原剂量，如无优势卵泡发育，可每隔 5～7 d 增加 75 IU，至卵泡成熟。制剂的选择及起始剂量根据患者的具体情况而定。对低促性腺激素的闭经患者可用 HMG，起始剂量为 2 支/d；促性腺激素水平基本正常的闭经患者，一般采用 HMG 1 支/d 起步。PCOS 患者宜用 FSH 制剂，且应从小剂量起步，每天用 FSH 52.5～75 IU。用促性腺激素促排卵的过程中，应严密监测，防止 OHSS 的发生。

联合用药方案：

①CC + HMG + HCG：同氯米芬的联合用药。

②HMG/FSH + HCG：于月经周期或撤退性出血的第 2～5 d 开始用药，HMG 或 FSH 的起始剂量为 75～150 IU，月经周期第 10 d 开始 B 超监测卵泡发育，如无优势卵泡发育，可每隔 5～7 d 增加 75 IU HMG 或 FSH，至卵泡成熟，主卵泡直径 ≥ 18 mm 时，肌内注射 HCG 5 000～10 000 IU。对促性腺激素水平正常的患者，起始剂量可用 75 IU，促性腺激素低下时起始剂量可用 150 IU。

③FSH + HMG + HCG：HMG 中含有 75 IU FSH 和 75 IU LH，FSH 是纯尿促卵泡激素，可以在前 3～5 d 用 FSH，以后用 HMG，特别是 PCOS 患者，血中 LH 水平高于正常，采用 FSH 制剂效果更好。

（3）促性腺激素释放激素及其类似物：促性腺激素释放激素（GnRH）是由下丘脑分泌的多肽类激素，它呈脉冲式分泌，每 90～120 min 释放 1 次，促进垂体 FSH、LH 的分泌。因为 GnRH 促进 LH 分泌的作用强于促进 FSH 分泌的作用，所以又称为黄体生成素释放激素（LHRH）。GnRH 已经人工合成，化学名为（gonadorelin）。促性腺激素释放激素类似物（GnRHa）是 GnRH 的高效类似物，它的作用比 GnRH 强 10～20 倍，给药初期促进垂体的促性腺激素分泌，持续给药可造成垂体降调节，即抑制垂体促性腺激素的分泌，由此可治疗一些雌激素依赖性疾病。常用的制剂有布舍瑞林（buserelin）、组氨瑞林（histrelin）、亮丙瑞林（leuprorelin）、那法瑞林（nafarelin）、高舍瑞林（goserelin）。可以滴鼻、皮下或静脉给药。GnRH 治疗的适应证是下丘脑功能障碍所致的闭经或排卵障碍。

用药方案：

①GnRH 脉冲治疗：月经周期或撤退性出血第 5 d 开始，用微量注射泵静脉或皮下给药，静脉给药效果好，剂量为每次脉冲 5～20 μg，频率为每 60～120 min 给药 1 次，用药过程中监测卵泡发育，在确定排卵后，基础体温上升第 2 d 时停用 GnRH，改用 HCG 2 000 IU 肌内注射，每 3 d 1 次，共 4 次。也可黄体期继续用 GnRH 脉冲给药刺激黄体功能。GnRH 脉冲治疗适用于下丘脑性闭经或排卵障碍的患者。

②GnRH 诱发排卵：HMG 或 CC 促进卵泡发育成熟后，给予 GnRH 可以刺激垂体分泌 LH 和 FSH，诱导排卵。方法为在卵泡成熟后，每天肌注 GnRH 100～200 μg，或 GnRHa 5～10 μg，连用 3 d，也可一次冲击给药。给予 GnRH 后，LH 的分泌仍然在正常范围内，可以避免由于大剂量给予 HCG 诱导排卵

而导致或加重 OHSS。

③GnRHa 可用于治疗雌激素依赖性疾病，用于辅助生殖技术中的超促排卵方案，还可以用于 PCOS 治疗的联合用药。

2. 对于不同排卵障碍的特殊治疗

（1）闭经：闭经患者应首先明确其程度和病因。雌激素水平极度低下的Ⅱ度闭经患者，应先用人工周期治疗 3 个月，使卵巢恢复对促性腺激素的敏感性，然后再用促排卵治疗。对于下丘脑性闭经和排卵障碍，氯米芬是首选和最简单的治疗方案，也可以用 GnRH 脉冲治疗。下丘脑-垂体功能障碍所致闭经和排卵障碍可以用 HMG 或纯 FSH 促排卵。

（2）高 PRL 血症：高 PRL 血症可导致无排卵和黄体功能不全。溴隐亭是特效药物。对于特发性高 PRL 血症或闭经溢乳综合征合并不孕的患者，可用溴隐亭治疗，开始为每天 2 次，每次口服 1.25 mg，连用 7 天，若无严重不良反应，可改为每天 2 次，每次 2.5 mg，与餐同服可以减少胃肠道刺激症状。服药 1 周后 PRL 开始下降，服药 2 周后可停止溢乳，服药 4 周常可恢复月经和排卵。服药过程中应监测血清 PRL 水平来调整用药量，当 PRL 水平正常后，可逐渐减至维持量，即能维持 PRL 水平正常的最小用药量：溴隐亭每天最大剂量为 10 mg，最小维持量为 2.5 mg，PRL 恢复正常后 3 个月内多能自然排卵并妊娠，仍无排卵者可加用 CC、HMG 等促排卵药。溴隐亭可抑制垂体催乳素瘤的生长，长期应用可使垂体催乳素瘤逐渐萎缩。对微腺瘤合并不孕患者，首选溴隐亭治疗；腺瘤或巨腺瘤可以考虑手术切除。我们曾用溴隐亭治疗数例失去手术机会（骨质浸润又有鞍上扩展）又迫切要求生育的患者，获得妊娠。但整个孕期应严密监测、随访。

（3）PCOS：PCOS 患者的内分泌特征为血中 LH 和 T 升高。氯米芬促排卵是一种安全有效的方法。氯米芬无效时可用促性腺激素。因为促性腺激素直接刺激卵巢，可以使多个卵泡同时发育，极易发生卵巢过度刺激综合征（OHSS），应特别谨慎，初始剂量要小，并且严密监测。PCOS 患者本身内源性 LH 过高，所以用纯 FSH 制剂促排卵效果优于 HMG。FSH 或 HMG 的初始剂量为每天肌注 37.5～75 IU。PCOS 患者体内过高的雄激素影响卵泡的发育，可先用肾上腺皮质激素或孕激素抑制雄激素的分泌，再促排卵效果更好，具体用法见高雄激素血症的促排卵治疗。

（4）黄素化未破裂卵泡综合征（LUFS）：LUFS 常在进行卵泡监测时发现，可能是某一周期偶然发生，若连续 2 个月经周期出现并且影响受孕，则应治疗。有两种治疗方法：①促发排卵：当 B 超监测卵泡成熟，直径达到 18～24 mm 时，肌注 HCG 5 000～10 000 IU，也可在用 HCG 的同时，加用 HMG 150 IU 或 FSH 150 IU。②促进卵泡发育：对于卵泡未达成熟大小即发生黄素化者，可用 CC＋HCG 或 HMG/FSH＋HCG 促排卵方案。

（5）黄体功能不全：治疗方法如下。

①补充黄体功能：外源性给予孕激素支持子宫内膜的发育，以利于受精卵的种植和发育，排卵后每日肌注黄体酮 10～20 mg，至妊娠 8 周后逐渐减量，国外采用黄体酮阴道栓剂，使用更方便，每日 50～100 mg。

②促进黄体功能：HCG 能促进和维持黄体功能，排卵后每日肌注 HCG 1 000 IU 或隔日肌注 2 000 IU。

③促进卵泡发育和黄体功能：因为卵泡发育不良可导致黄体功能不足，因此对于卵泡发育不良者用促排卵治疗效果好，可用 CC＋E＋HCG 或 HMG/FSH＋HCG 方案。

（6）高雄激素血症。肾上腺来源的高雄激素血症，可以用肾上腺皮质激素抑制，如月经周期第 2 天开始，每天口服地塞米松 0.375 mg，连用 22 天，同时加用促排卵治疗。卵巢来源的高雄激素血症，如 PCOS 患者，可用孕激素制剂对抗，常用有孕激素类短效口服避孕药和醋酸环丙黄体酮（达英-35）等，连用 1～3 个周期，待雄激素降到正常水平后，开始促排卵治疗。

3. 卵泡发育的监测

（1）B 超监测：用药前常规检查子宫、卵巢及盆腔状况，自月经周期第 10 天开始，隔日或每天监测卵泡的发育情况和子宫内膜的厚度。卵泡成熟的征象：卵泡直径 ≥ 18 mm，部分卵泡内壁可见半月形的突起，称"卵丘征"，提示 24 小时内将发生排卵。排卵征象：成熟卵泡消失或明显缩小、内部结构模糊，有时子宫直肠陷凹内可见游离液体。子宫内膜类型：A型，呈三线型，即在子宫中心纵切面有三条线型强回声；B型，内膜与周围肌层等回声，中线回声可见但不强；C型，内膜与周围肌层相比为均匀的强回声。A型、B型内膜，达到8 min以上，妊娠率较高，子宫内膜成熟延迟可能与激素水平不足或子宫内膜雌、孕激素受体缺乏有关。

（2）激素监测。

①雌二醇（E_2）：卵泡发育过程主要合成及分泌雌二醇，循环中95%的E_2来自优势卵泡。在卵泡早期E_2处于低水平，随着卵泡的发育，E_2的分泌增加，排卵前24~36小时E_2达高峰，排卵后，循环中E_2水平迅速下降，3天降到最低值，约为峰值的50%，排卵后7天左右黄体形成，E_2再度上升形成第二峰。在LH峰启动时，每个直径大于17 mm的卵泡最高E_2水平约为250~500 pg/mL。由于排卵前E_2上升经历6天时间，并且血中E_2测定不能很快得出结果，因此不易准确掌握E_2峰值的出现时间，应结合B超和其他方法来预计排卵时间。

②LH测定：卵泡成熟，血中E_2达高峰诱导LH峰出现，血LH起始峰在排卵前32 h，顶峰在排卵前16.5 h左右出现，须连续测定才能测得LH峰值。尿LH峰比血LH峰晚出现6~7 h，与血LH水平有很好的相关性，尿LH定性测定方法简便快速，预计卵泡近成熟时，每8 h测定一次，一般在尿LH峰出现后的14~28 h内排卵。

（3）宫颈评分：宫颈及分泌的黏液随E_2水平的变化呈现周期性变化，随卵泡发育，分泌E_2增加，宫颈口松弛张开，黏液量增多，清澈透明似蛋清样，拉丝度渐增，出现羊齿状结晶，排卵后在孕激素作用下黏液分泌量迅速减少、变稠，宫颈口闭合。宫颈评分（cervical score, CS）可反映卵巢的反应性和卵泡的发育情况，当CS≥9分时，结合B超监测，可判断卵泡成熟（表12-1）。

表12-1 宫颈评分法

宫颈因子	0分	1分	2分	3分
宫颈黏液	无	少量黏液，从宫颈管内取出	宫颈外口见光亮黏液滴	多量黏液，可从宫颈外口溢出
拉丝性	无	从宫颈口能拉丝到外阴1/4长度	从宫颈口能拉丝到外阴1/2长度	从宫颈口能拉丝到外阴全长
羊齿结晶	不定型物质	仅在某些部位有线形结晶，无侧支	有些部位有良好的结晶，另一些部位仅有线形结晶或无定形物	整个涂片表现羊齿结晶
宫颈	关闭		部分开放	充分开放，呈瞳孔样改变

4. **卵巢过度刺激综合征的处理** 卵巢过度刺激综合征（ovarian hyperstimulation syndrome, OHSS）是卵巢对促性腺激素超生理反应而导致的一种严重医源性并发症，其病理生理特点为大量血管内体液外渗导致血容量极度耗竭及血液浓缩，严重者可危及生命。在辅助生殖技术（assisted reproductive technique, ART）中，由于广泛应用超促排卵，轻度OHSS经常发生，并无危险，但对于中、重度OHSS应十分重视。近年来，由于促性腺激素释放激素激动剂（GnRHa）在控制性超促排卵中的合理应用、取卵技术的提高及对OHSS的进一步了解和预防，使OHSS的发生率明显下降。

（1）OHSS发生机制：OHSS的发生机制尚不十分明确，可能的机制为卵巢受促性腺激素过度刺激后导致多数卵泡同时发育，产生过多的雌激素，使肾素-血管紧张素-醛固酮系统被激活，前列腺素（PG）合成增加，并产生大量的组织胺、5-羟色胺类活性物质，与炎性介质及血管通透因子的共同作用，使毛细血管损害，促进血管通透性增加，血管内体液大量渗漏，导致腹水、胸腔积液、弥漫性水肿、蛋白丢失。而血管内循环血量减少，血容量降低、血液浓缩，肾灌注量减少，导致少尿或无尿、氮质血症、酸中毒、肝脏损害，同时伴有水电解质失调、低血容量休克。血液浓缩后，血黏稠度增加，血凝亢进可引起血栓形成，严重者危及生命。卵巢多囊状增大，有发生蒂扭转、破裂或出血致急腹症的危险。

（2）OHSS的高危因素。

①大剂量外源性促性腺激素的使用：在IVF-ET、GIFT及IUI等辅助生殖技术中，为了获取更多的

卵母细胞及较多高质量的胚胎，卵泡期一开始即使用大剂量的促性腺激素，来募集大批卵泡，多数卵泡同时发育，分泌过量的雌激素，诱发 OHSS 的发生。

②HCG 的触发作用：辅助生殖技术中需要应用大剂量的 HCG 促进卵泡的最后成熟和诱发排卵，排卵后应用 HCG 支持黄体。外源性 HCG 刺激 PG 的产生，使 5-羟色胺等活性物质被激活，触发 OHSS 的发生。如果妊娠、持续内源性 HCG 共同作用，更加重 OHSS，症状可持续 2～3 个月。

③卵巢过度敏感的高危人群：多囊卵巢综合征患者卵巢内有许多囊状小卵泡，在促性腺激素刺激下同时发育，易发生 OHSS。年轻瘦弱的妇女对促性腺激素的耐受性差，很容易发生过度反应。因此，治疗应个体化，对这两种人群应减少促性腺激素的用量，避免发生中、重度 OHSS。

（3）OHSS 的临床表现和诊断：OHSS 一般在排卵后 3～10 d 出现，临床上表现为胃肠道不适、恶心、呕吐、腹水、胸腔积液、少尿、胸闷、卵巢增大等症状。此综合征为自限性，若未妊娠，在 20～40 d 内症状消失，一旦妊娠可持续 6～8 周，若症状一度缓解后再次加重，妊娠可能性极大，排卵后第 9 d 症状加重多数与妊娠有关。根据临床表现和实验室检查，OHSS 的诊断并不困难，为了指导治疗和评估预后，常将 OHSS 分为轻、中、重三度。

①轻度：胃部不适，轻微腹胀或下腹痛、恶心。B 超检查卵泡数多于 10 个，卵巢直径 < 5 cm，少量腹腔积液，血 E_2 > 1 500 pg/mL。

②中度：恶心、呕吐、腹痛、腹胀加重。B 超检查卵巢直径 5～10 cm，黄素化囊肿，中等量腹水。血清 E_2 > 3 000 pg/mL。

③重度：腹胀加重，体重增加，严重少尿，心肺功能障碍，呼吸困难，大量腹水，严重者可有胸腔积液，甚至心包腔积液，深部静脉血栓。B 超检查卵巢直径 > 10 cm。实验室检查血液浓缩，血液黏稠度增加，血球压积 HCT > 50%，低蛋白血症，血液高凝状态，水电解质紊乱，肝肾功能损害。

（4）OHSS 的治疗。

①轻度：不需治疗，可自然缓解。鼓励患者多饮水、多小便，多进高蛋白饮食，适当限制活动。

②中度：卧床休息，适量进水和补充体液，对症处理，尽早确诊妊娠，观察病情变化，对于有病情加重倾向者，及早给予扩容和白蛋白治疗。

③重度：入院治疗，防止严重的并发症。治疗包括以下几方面。a. 卧床休息，每日测腹围、体重、血压，记出入量。尽早确诊妊娠，检查血尿常规，血液黏稠度，电解质，肝肾功能，血浆蛋白水平和凝血机制。B 超检查卵巢和胸、腹水情况。b. 保持胶体渗透压，静脉滴注白蛋白、新鲜血浆或血浆代用品，白蛋白每天给予 10～20 g。c. 补充液体，维持有效循环血量，防止血液浓缩及肾衰，保持水电解质平衡。可用低分子右旋糖酐 500～1 000 mL，生理盐水，葡萄糖液。对于体液大量潴留者，限制盐分及液体入量。酸中毒者可给予 5% 碳酸氢钠纠正。d. 降低毛细血管渗透性，阻止液体渗漏，可给予糖皮质激素，如泼尼松 5 mg，每日三次，或前列腺素拮抗剂，吲哚美辛 25 mg，每日三次，妊娠期慎用。近年来提出，马来酸氯苯那敏（扑尔敏），一种 H_1 受体阻断剂，对维持膜通透性的稳定性有一定作用。e. 严重胸腹水，伴心肺功能障碍，可于 B 超引导下穿刺放液，以改善症状。每次腹水引流量一般为 2 000～3 000 mL，应缓慢放液。可同时穿刺卵泡囊内液，减少血雌激素量，但要防止流产。f. 少尿处理，发病早期的少尿属肾前性，及时扩充血容量一般能维持正常尿量，病情严重有肾功损害而发生少尿者，可采用甘露醇利尿。多巴胺可以增加肾灌注量而增加尿量。在未充分扩容前，禁用利尿剂。g. 若血液呈高凝状态时，适当给予肝素化治疗有利。注意下肢活动，防止深部静脉血栓形成。h. 保守治疗无效时，可考虑终止妊娠。i. 若出现卵巢黄体囊肿破裂、出血或蒂扭转等急腹症，应剖腹探查，尽量保留卵巢组织。j. 全身情况不良者应预防感染。

（5）OHSS 预防措施。

①合理应用促排卵药物，促排卵药物起始剂量不能太大，刺激排卵数目不宜太多。警惕可能发生 OHSS 的高危因素，对氯米芬敏感者容易发生 OHSS，年轻、瘦弱的妇女及 PCOS 患者促排卵时要特别小心控制用药量。

②在超促排卵过程中，加强 B 超和血 E_2 监测，根据卵泡数目和 E_2 水平调整 HMG 或 FSH 剂量，若

排卵前 $E_2 \geq 1\,500$ pg/mL、B 超监测卵巢直径 ≥ 5 cm、3 个或更多卵泡直径 ≥ 17 mm，应慎用 HCG 诱发排卵；若 $E_2 \geq 2\,000$ pg/mL、B 超监测卵巢直径 ≥ 6 cm、4 个或更多卵泡直径 ≥ 17 mm，则放弃用 HCG 诱发排卵。

③在超促排卵周期，不用或慎用 HCG 支持黄体功能，采用黄体酮更合适。

④对于 LH 水平增高或 PCOS 患者，先用 GnRHa 造成垂体降调节后再使用 FSH 或 FSH-HP 促排卵，可以减少 OHSS 的发生，提高妊娠率。

⑤有学者报道，于 HCG 给药后 36 h 静脉滴注白蛋白 5～10 g，可以减少 OHSS 的发生和严重程度。

第二节 子宫性不孕不育

子宫和宫颈的形态及功能障碍，不但可导致受精、着床障碍，还可引起流产及早产。

一、先天性无子宫、阴道缺如或发育异常

常常首先表现为原发性闭经或性生活障碍。治疗方法根据病因而论。往往先予以矫形，恢复阴道、子宫的形态后，再考虑治疗不孕、不育。

对不孕、不育伴子宫畸形者，可考虑先进行手术治疗，一旦妊娠，给予保胎及重点产前监护，放宽剖宫产手术指征，预防早产及母婴并发症。

二、子宫肌瘤

目前认为，子宫肌瘤的发生常与性激素（E_2、P、T、PRL）、胰岛素、生长激素紊乱，并与遗传因素及某些细胞因子有关。多见于生育期妇女，可发生于宫颈、宫体、阔韧带内。在宫体又可区分为浆膜下、壁间及黏膜下子宫肌瘤。

子宫肌瘤导致不孕的原因是多方面的，除引起内膜发育不良，影响胚胎种植，导致流产外，肌瘤发生的内在因素本身常常导致排卵障碍、内膜发育不良或子宫及内膜微循环功能失调。根据症状、妇检，尤其是阴道 B 超、宫腔镜和腹腔镜检查，子宫肌瘤的诊断并不困难。但应同时明确子宫肌瘤的大小、部位、数目、有无变性及生长速度等。一旦确诊，大部分子宫肌瘤患者可行观察、随访。子宫肌瘤合并无排卵可考虑 CC，CC + hMG/FSH + HCG 或 hMG/FSH + HCG 治疗。子宫肌瘤合并月经过多、痛经者可适当选择他莫昔芬（三苯氧胺，tamoxifen）、米非司酮（mifepristone, RU486）、达那唑（danazol）及促性腺激素释放激素、激动药等治疗。

对药物治疗无效、要求生育、明显影响到子宫内膜的完整性及功能（如黏膜下肌瘤），或有变性、生长加速、局部不适时，应首选肌瘤挖除术。术中尽可能完整挖除所有肌瘤，但注意尽量不要涉及子宫内膜。术后常规避孕两年，以避免过早妊娠后子宫破裂的风险。考虑欧美学者认为妊娠是愈合子宫切口的最佳方法，并不要求术后常规避孕，目前国内部分学者建议患者避孕 6～12 个月。

三、宫腔粘连性不孕

宫腔粘连（intrauterine adhesion, IUA）是由于宫腔手术（如刮宫）、炎症而形成的子宫内膜形态及功能变化，严重时可导致宫腔闭锁。轻度 IUA 常常漏诊。由于 IUA 影响了胚胎的着床及生长，即使是轻度 IUA 即可引起原发或继发不孕不育。

宫腔镜检查是诊治 IUA 的最佳方法，术中可在明视下完全分离粘连。无条件者可行 HSG 或做子宫探针探查及探针子宫粘连分解，但手术不易彻底。术毕放置 IUD，同时给予雌/孕激素促进子宫内膜生长 3 个月，防止再次粘连。

四、宫颈性不孕

子宫颈在女性生殖系统的解剖及功能上有着十分重要的意义。它既是女性内生殖器的机械保护屏障，又是卵巢性激素的靶器官（分泌宫颈黏液）。子宫颈疾患，如宫颈畸形、宫颈炎症、宫颈黏液质、量异常，包括宫颈免疫异常等均可导致不孕症。

宫颈畸形常伴有子宫畸形，治疗方法应综合子宫畸形情况而定。宫颈炎症如宫颈糜烂、肥大可引起宫颈黏液的质、量异常及局部免疫功能失调而影响精子的通过，造成不孕。在排除癌变，养成良好的卫生习惯基础上，应予局部抗感染治疗。鉴于物理治疗可引起局部瘢痕及宫颈黏液分泌障碍，必要时考虑物理治疗，如射频、激光等治疗。

另外，全身内分泌失调，局部宫颈瘢痕（手术、分娩创伤、物理治疗后）亦可导致宫颈黏液质量及数量下降而致不孕。为此应针对病因进行治疗，必要时行宫腔内人工授精。

第三节　输卵管性不孕

正常受孕过程中，输卵管必须通畅，其平滑肌及上皮纤毛的定向运动功能必须完好。由于炎症、外伤或手术引起双侧输卵管阻塞或功能不全而导致的不孕，简称为输卵管性不孕。输卵管性不孕约占女性不孕的1/3，近年来，主要由于附件炎的增加，其发病率有上升的趋势。

（一）病因

输卵管性不孕常见于慢性输卵管炎（包括结核性输卵管炎）、宫外孕术后或输卵管结扎术后。慢性输卵管炎多见于人工流产、不全流产、产褥感染、性病（如淋病、沙眼衣原体）、盆腔结核之后，常因急性输卵管炎、急性盆腔炎、化脓性阑尾炎治疗不及时引起，有时可伴有明显的输卵管积水或积脓。

输卵管结核常继发于全身结核之后，同时可以伴有子宫内膜结核，除全身症状及慢性输卵管炎外，还表现为月经减少、痛经及内膜钙化、粘连等。

慢性输卵管炎常表现为下腹部、腰骶部酸痛、下坠感，常因劳累而加剧。可伴有白带增多、性交疼痛等。由于盆腔粘连，可能有膀胱、直肠充盈痛或排空时疼痛，或其他膀胱直肠刺激症状，如尿频、里急后重等。有时无明显症状，或无明显急性盆腔炎症病史。妇科检查可见双侧或单侧附件增厚或条索状轻压痛，可无明显包块。

（二）辅助检查

首先要尽可能找出炎症的病因，以选择有效的抗感染、抗结核治疗。在急性炎症缓解后，为了解输卵管阻塞的部位及程度，可选择做子宫输卵管碘油造影（HSG）、子宫输卵管超声造影，有条件者可做宫腔镜、腹腔镜及放射性核素子宫输卵管造影（RNHSG），了解宫腔、盆腹腔状况及输卵管的功能。

（三）治疗

首先在于预防，养成良好的个人卫生习惯，注意经期、人工流产后及产褥期卫生保健，避免生殖道感染，包括性传播疾病（STD）的感染。一旦炎症发生，应积极抗感染治疗。遗留轻度输卵管阻塞或功能障碍者，可考虑行中药活血化瘀、理疗及输卵管通液治疗，有条件者可行经宫颈输卵管导管疏通术。

对于双侧输卵管绝育术后，或明显输卵管阻塞者，可考虑手术复通。对明显的输卵管粘连、包裹及积水，可在腹腔镜下进行粘连分解、积水切开引流、造口。

经过上述药物、物理及手术等综合治疗无效者，应考虑体外受精 – 胚胎移植（in vitro fertilization and embryo transfer，IVF-ET），其治疗的效果令人满意，6周左右为1个疗程，每疗程的临床妊娠率可达30%~50%，费用为2万~3万人民币。值得提醒的是，"输卵管通而不畅"或"一侧输卵管明显阻塞、积水"，往往提示对侧或双侧输卵管蠕动功能不良及定向纤毛运动功能丧失，且这一功能是难以经任何物理或药物治疗恢复的。类似输卵管性不孕，在有条件时应用hMG/FSH + HCG正规促排卵治疗3个周期左右，若能如愿获得高质量的卵子及子宫内膜，同时精液正常，而未能获得任何生化妊娠，应积极推荐 IVF 治疗。切忌执意追求物理或药物治疗，避免患者经济及时间的损失。

(四) 注意事项

1. 输卵管积水患者　由于积水对胚胎的毒性作用，IVF-ET 前可在腹腔镜下行输卵管近端结扎、远端造口。术中应尽量减少对卵巢血供的影响。在胚胎移植日应常规做阴道 B 超，以了解子宫腔内有无积液反流或宫腔内膜性分离，若有，应放弃移植，并将胚胎冷冻保存，在行输卵管积水解除术后行胚胎移植。取卵手术前一周期，可行穿刺抽液术，术前、术后常规应用抗生素 5 d。当取净卵子后同时行输卵管积水穿刺抽液，但可能诱发感染，应予注意。取卵术后常规应用抗生素 2~3 d，预防感染。

2. IVF-ET 后的输卵管妊娠患者　再次 IVF-ET 前是否应行输卵管结扎术，目前尚有争议。有学者认为，输卵管结扎并不能减少输卵管妊娠尤其是间质部妊娠的可能，而且结扎术可能影响卵巢血供，降低卵巢对 IVF-ET 促排卵的反应。

第四节　免疫性不孕症

(一) 发病机制

正常生理情况下，男性自身或女性对精子或精浆并不发生明显的免疫反应。当血睾屏障受到破坏如创伤、手术、炎症时，男性可产生抗精子抗体 (anti-sperm antibody, AsAb)。男性自身抗精子抗体导致精子的凝集及运动障碍。精子抗原通过破损的女性生殖道黏膜，如黏膜损伤、经期性生活后可产生 AsAb，女性 AsAb，除在宫颈水平，影响精子穿透宫颈黏液外，还可阻碍精子、卵子的识别、融合等受精过程。

在女性，自身免疫性卵巢炎 (autoimmune oophoritis, AO)，可引起卵巢的内分泌及排卵障碍而致不孕。另外，女性体内的抗心磷脂抗体 (anticardiolipin antibody, ACA) 亦可导致不育。ACA 多见于组织损伤及炎症后，易致小血管内血栓形成而影响蜕膜及胎盘的生长及功能，继而导致不育。

(二) 诊断

在男性，精液液化后常可见精子头-头、头-尾或尾-尾相互凝集，甚至呈大片状凝集。同时精子活动能力明显降低，血清 AsAb 呈阳性。

在女性，可见血清 AsAb 阳性。性交后试验 (PCT) 提示宫颈黏液中精子数量少，活动差，典型者可见精子呈"颤抖"样运动。有条件者，可做血清 AsAb 检测定量测定，并在精子表面进行抗体定位。同时做抗心磷脂抗体 (ACA) 及抗卵巢抗体 (antiovarian antibody, AOA) 测定。值得注意的是，以上抗体的效价并不完全代表不孕的治疗难度。另外，在部分正常妊娠者中，亦可查见部分抗体阳性。

(三) 治疗

对 AsAb 阳性女性可采用下列治疗：避孕套避孕 6~12 个月，或同时加用小剂量泼尼松 5 mg，3 次/d，持续半年左右。考虑上述治疗周期长，应用激素又有不良反应，有条件者应考虑精液洗涤加宫腔内人工授精。如同时合并其他男、女不孕因素，可选择其他相应的辅助生殖技术。

对抗心磷脂抗体 (ACA) 阳性者，可试用小剂量阿司匹林或肝素进行治疗。

对明确的卵巢自身免疫不孕，应在进行肾上腺皮质激素治疗的同时，补充雌、孕激素，间隙使用促排卵治疗，以获得排卵及妊娠。

参考文献

[1] 叶芬, 徐元屏. 妇产科学. 重庆：重庆大学出版社, 2016.

[2] 李瑞英. 实用妇产科学. 长春：吉林科学技术出版社, 2016.

[3] 秦迎. 妇产科学实训教程. 西安：西安交通大学出版社, 2016.

[4] 杜惠兰. 中西医结合妇产科学. 北京：中国中医药出版社, 2016.

[5] 沈铿, 马丁. 妇产科学（第三版）. 北京：人民卫生出版社, 2015.

[6] 钟喜杰. 妇产科学临床新进展. 长春：吉林科学技术出版社, 2016.

[7] 赵萍, 陈晓敏. 妇产科学. 北京：科学技术文献出版社, 2016.

[8] 程芳. 现代临床妇产科学. 西安：西安交通大学出版社, 2015.

[9] 冯冬兰, 李改非. 中医妇产科学. 长春：吉林大学出版社, 2015.

[10] 崔丹凤. 妇产科临床指南. 长春：吉林科学技术出版社, 2016.

[11] 孔玲芳. 妇产科疾病诊疗程序. 石家庄：河北科学技术出版社, 2015.

[12] 薛晓英. 妇产科诊疗基础与临床处置要点. 长春：吉林科学技术出版社, 2016.

[13] 单鸿丽, 刘红. 妇产科疾病防治. 西安：第四军医大学出版社, 2015.

[14] 高玲. 现代妇产科学临床诊疗实践. 北京：科学技术文献出版社, 2015.

[15] 郭琳茹. 实用妇产科内分泌学. 长春：吉林科学技术出版社, 2016.

[16] 周铁丽, 郑飞云. 妇产科疾病的检验诊断. 北京：人民卫生出版社, 2016.

[17] 周剑利. 现代妇产科诊疗与手术学. 长春：吉林科学技术出版社, 2016.

[18] 卢慧. 妇产科疾病诊疗最新进展. 西安：西安交通大学出版社, 2015.

[19] 吕杰强, 等. 妇科学. 北京：中国医药科技出版社, 2017.

[20] 焦桂青, 王思思. 妇科炎症百问百答. 北京：化学工业出版社, 2017.

[21] 李廷俊, 郭力. 妇科疾病预防与调养. 北京：中国中医药出版社, 2016.

[22] 徐丛剑, 华克勤. 实用妇产科学（第4版）. 北京：人民卫生出版社, 2018.